OTIMISMO PRÁTICO

A arte, a ciência e a prática
do bem-estar excepcional

Dra. Sue Varma

OTIMISMO PRÁTICO

A arte, a ciência e a prática do bem-estar excepcional

Tradução de Bruno Cassoti

ROCCO

Título original
PRACTICAL OPTIMISM
The Art, Science, and Practice of Exceptional Well-Being

Copyright © 2024 by Sue Varma

Todos os direitos reservados.
Nenhuma parte desta obra pode ser reproduzida ou transmitida por meio eletrônico, mecânico, fotocópia, ou sob qualquer outra forma sem a prévia autorização do editor.

Nem a editora nem a autora se comprometem a prestar serviços ou aconselhamento profissional individual ao leitor. Ideias, procedimentos e sugestões contidas neste livro não pretendem substituir a consulta com um médico. Todos os assuntos relacionados à sua saúde requerem supervisão médica. Portanto, nem a autora nem a editora serão responsáveis por qualquer perda ou dano supostamente decorrente de qualquer informação ou sugestão neste livro.

PROIBIDA A VENDA EM PORTUGAL.

Direitos para a língua portuguesa reservados
com exclusividade para o Brasil à
EDITORA ROCCO LTDA.
Rua Evaristo da Veiga, 65 – 11º andar
Passeio Corporate – Torre 1
20031-040 – Rio de Janeiro – RJ
Tel.: (21) 3525-2000 – Fax: (21) 3525-2001
rocco@rocco.com.br
www.rocco.com.br

Printed in Brazil/Impresso no Brasil

Preparação de originais
MYLLENA LACERDA

CIP-BRASIL. CATALOGAÇÃO NA PUBLICAÇÃO
SINDICATO NACIONAL DOS EDITORES DE LIVROS, RJ

V43o

Varma, Sue
    Otimismo prático : a arte, a ciência e a prática do bem-estar excepcional / Sue Varma ; tradução Bruno Casotti. - 1. ed. - Rio de Janeiro : Rocco, 2025.

    Tradução de: Practical optimism : the art, science, and practice of exceptional well-being
    ISBN 978-65-5532-561-4
    ISBN 978-65-5595-364-0 (recurso eletrônico)

    1. Otimismo. 2. Atitude (Psicologia). 3. Bem-estar. I. Casotti, Bruno. II. Título.

25-97743.1
    CDD: 149.5
    CDU: 141.21

Meri Gleice Rodrigues de Souza - Bibliotecária - CRB-7/6439

A autora não mediu esforços para fornecer números de telefone, sites e outras informações de contatos precisos. Ainda assim, a autora e o editor não assumem qualquer responsabilidade por erros ou alterações que ocorram após a publicação desta obra. Além disso, o editor não tem qualquer controle e não assume qualquer responsabilidade pelos sites da autora e/ou de terceiros, nem de seus conteúdos.

Todos os nomes e características de identificação dos indivíduos
envolvidos foram alterados para proteger a privacidade dos mesmos.

Aos meus pacientes: sua coragem e seu compromisso com uma vida ótima me inspiram. Vocês são meus melhores professores.

A você — o leitor, meu amigo e companheiro Otimista Prático —, espero que este livro sirva como a fonte na qual você encherá seu copo todos os dias.

À minha família: seu amor e sua crença em mim reabastecem meu copo com uma abundância que me permite derramar para os outros.

E às pegadas na areia — minha própria jornada de Otimismo Prático —, vocês me ensinaram que não importa se o copo está metade cheio ou metade vazio. Sempre é possível reenchê-lo.

Sumário

Nota da autora ... 9

INTRODUÇÃO — *Kintsugi*: Beleza a partir do que está quebrado ... 13
CAPÍTULO 1 — Por que Otimismo Prático? ... 28
CAPÍTULO 2 — Propósito: Conectar-se com o que energiza e inspira você ... 47
CAPÍTULO 3 — Processamento de emoções: Nomear, evocar, domar (e ressignificar) ... 70
CAPÍTULO 4 — Resolução de problemas: Partir para a ação ... 95
CAPÍTULO 5 — Orgulho: Conhecer seu autovalor profundamente ... 119
CAPÍTULO 6 — Proficiência: Acreditar que você pode alcançar ... 152
CAPÍTULO 7 — Presente: Estar aqui agora ... 179
CAPÍTULO 8 — Pessoas: Criando relações enriquecedoras ... 207
CAPÍTULO 9 — Prática de hábitos saudáveis: Automatizando boas decisões diárias ... 242

Epílogo ... 281
Agradecimentos ... 287
Índice ... 291

Nota da autora

Os princípios do Otimismo Prático (OP) vão além de apenas reduzir o estresse ou nos ajudar a aguentá-lo. Juntos, eles levam à meta final do OP: um senso de autovalor seguro, equilibrado, resultando em mais confiança em nós mesmos e em nossas capacidades, ajudando-nos a liberar nossas forças e nossos talentos naturais e a construir uma vida de significado, propósito, conexão e alegria.

Espero que este livro seja profundamente útil a você. Porém, tenha em mente, por favor, que ele não tem a intenção de ser um manual para transtornos de saúde mental e seus tratamentos. E, embora suicídio, tristeza, ansiedade, depressão, perda, transtornos periparto, burnout, perdas na pandemia, discriminação e preconceito, incerteza social e política, trauma, longevidade excepcional, doenças crônicas, exercícios, sono, formação de hábito, bem-estar no trabalho, relações interpessoais, dinâmicas de casal e outros assuntos sejam discutidos em níveis variados, este livro não pretende ser uma discussão exaustiva e abrangente sobre esses tópicos.

Os casos desta obra são composições para assegurar confidencialidade e refletir diferentes experiências, e são usados para ilustrar pontos essenciais em cada Pilar de Otimismo Prático. Alguns podem causar mais empatia do que outros. Tenho uma dívida profunda com meus pacientes, com os quais aprendi muito e os quais respeito profundamente. Também tenho uma dívida com todos os pioneiros, citados ou não, cujo trabalho, pesquisa, conhecimento e filosofias informaram e influenciaram meu pensamento ao longo dos anos enquanto este livro tomava forma. Nosso entendimento científico sobre saúde e bem-estar está sempre evoluindo. Baseei-me no que é conhecido até o momento e anseio pela evolução e aplicação do Otimismo Prático à medida que continuamos a aprender mais.

As composições de casos foram condensadas e não refletem o processo de tratamento de saúde mental. Nenhum livro, por mais que seja útil, pode substituir a avaliação e o exame cuidadosos e completos de um profissional de saúde mental treinado, experiente e qualificado. Não há substituto para o trabalho feito em psicoterapia (seja em grupo, seja em família, casal ou individual), nem para os benefícios de medicações combinadas atenta e cuidadosamente ou de outras importantes modalidades de tratamento como parte de um plano de tratamento individualizado e abrangente, quando necessário/considerado essencial por você e pelo seu profissional de tratamento. O progresso está, com frequência, no processo, e o processo se desdobra com o passar do tempo.

Por mais que este livro seja sobre Otimismo Prático, há alguns obstáculos — como racismo, discriminação, preconceito, sexismo, vitimização, negligência, desigualdade, barreiras, disparidades de assistência médica, sistemas falhos ou quebrados, para citar apenas alguns — que podem fazer a praticabilidade de alcançar o otimismo (na filosofia ou na prática) parecer inatingível. A mensagem deste livro, sua visão positiva, suas dicas e estratégicas tangíveis não têm a intenção de minimizar ou negar a experiência de ninguém. O OP consiste em tentar descobrir o que funciona melhor para você, considerando suas próprias circunstâncias singulares, seu passado, suas experiências, suas metas e seus recursos. Às vezes o que precisamos não está muito claro. O OP o ajuda a tentar descobrir do que você precisa e então o ajuda a conseguir isso — tempo, perspectiva, aceitação, conhecimento concreto, descanso, autorrelaxamento, sensação de que é compreendido pelos outros, recursos materiais ou outras coisas. O OP visa a ajudá-lo a se lembrar de suas escolhas e expandir seu repertório de escolhas, habilidades e mentalidade, para você se sentir empoderado a considerar inúmeras possibilidades e opções. Não fique desanimado se as coisas não se revelarem claramente ou de acordo com certa cronologia específica ou suas expectativas. A meta é mostrar a você como o Otimismo Prático funcionou em minha vida, e espero, de todo o coração, que ajude na sua.

Dependendo de suas experiências, alguns dos tópicos discutidos podem despertar emoções angustiantes. *Você pode pular se o assunto parecer muito intenso ou pode se demorar mais tempo caso se sinta à vontade.*

Além disso, é importante ter em mente que muitas transições ou outras mudanças e escolhas importantes na vida também podem provocar períodos de dificuldade e desafios — e isso ainda estaria totalmente dentro do esperado. Por exemplo, o Capítulo 3, "Processamento de emoções", discute gravidez, nascimento e maternidade. As transições que acompanham essas fases da vida podem provocar sentimentos inesperados — desde sentir-se estressado e sobrecarregado até sentir-se triste e ansioso (além de momentos maravilhosos). Mesmo que sua mudança de vida seja algo de que você goste muito, se esses sentimentos persistirem, interferirem em sua vida diária ou impactarem seu funcionamento, minha sugestão é buscar ajuda. Em geral, digo a mães e àqueles que as apoiam para entender que transtornos de humor e ansiedade perinatais são comuns e tratáveis.

Independentemente de sua situação, *se você está com dificuldade, por favor, procure ajuda.**

---

* Em momentos de crise, você pode entrar em contato com o Centro de Valorização da Vida — 188 e www.cvv.org.br. Também pode buscar mais informações em https://www.gov.br/saude/pt-br/assuntos/saude-de-a-a-z/s/suicidio-prevencao.

INTRODUÇÃO

KINTSUGI
Beleza a partir do que está quebrado

Pendurei corretamente o jaleco, despi a roupa cirúrgica e vesti uma camisola hospitalar. Acomodando-me diante de uma mesa de exame no departamento de neurologia, fiz uma anotação mental para me lembrar do frio que sentia, de como estava vulnerável. Isso me deixaria mais próxima de meus pacientes, pensei.

Como residente, passava muitas horas por semana neste hospital, mas nunca antes fora paciente. Marcara uma consulta com um dos melhores neurologistas do hospital após começar a sentir fraqueza nas pernas — ficando literalmente fraca nos joelhos. No início acontecia apenas quando estava caminhando ou me exercitando, mas uma ou duas semanas depois comecei a me sentir à beira de um colapso com frequência. Eu me escorava na parede ou me sentava durante exames, esperando que meus pacientes tomassem isso como um sinal de intimidade, e não de enfermidade.

Quando as dores de cabeça constantes começaram, percebi que tinha de marcar uma consulta. Seria a síndrome de Guillain-Barré — um raro distúrbio autoimune — ou esclerose múltipla? Se doze anos de formação médica haviam me ensinado algo, era uma lista exaustiva de possíveis diagnósticos para eu enlouquecer.

Antes de trocar de roupa, eu estava respondendo a perguntas de triagem que estava acostumada a fazer.

— Algum estresse? — perguntou a médica.

Mas um rápido exame com o olhar já obteve a resposta: meu jaleco já havia visto dias melhores e estava permanentemente manchado de tinta, os bolsos inchados de atestados de alta, laudos de eletrocardiograma, barrinhas de proteína e manuais médicos de bolso.

— Vejo que estão mantendo você ocupada — disse ela.

Isso era verdade, mas havia mais. Enquanto eu vivia o esquema de trabalho mais massacrante de minha vida, minha mãe fora diagnosticada com câncer de mama em estágio três. As recomendações eram cirurgia, radiação e quimioterapia. No entanto, por causa de problemas cardíacos subjacentes (ela fizera um bypass quádruplo), ela não seria capaz de resistir à toxicidade cardíaca da quimio. Quando eu não estava no hospital, estava com ela, levando-a a um especialista após o outro em busca de um plano de tratamento que pudesse salvá-la.

— Sim — falei. — Um pouco estressada.

— Faremos alguns testes — respondeu ela. E então fui conduzida para a sala onde agora esperava.

A médica explicou que poria algumas agulhas em minhas pernas, realizando um eletromiograma (EMG) para testar a atividade elétrica (em resposta à estimulação de nervos) dos meus músculos. Após algumas picadas, espetadas e espera, ela me deu os resultados.

— Você está bem.

— Mas não estou bem. — Obviamente não estava. Já não conseguia sequer ficar em pé. — Eu tenho esses sintomas.

— Sinto muito, mas não estou encontrando nenhuma anormalidade em seus exames e testes.

Saí dali sentindo uma mistura desconfortável de alívio e frustração. Se não tinha nenhum problema neurológico debilitante, o que eu tinha?

Parecia que estava de volta à estaca zero. A metáfora dos meus problemas físicos refletindo minha situação de vida — ser incapaz de me erguer diante do que estava acontecendo comigo — não me passou despercebida. Às vezes, o corpo expressa o que a mente não consegue. Mas eu não tinha tempo para uma odisseia interna. Só precisava passar por aquilo — como sempre fizera. De algum modo.

Não acredito em coincidências, apenas em sincronicidade. Além disso, admito, estava ficando desesperada. Então, logo em seguida, quando um palestrante convidado falou para meu departamento sobre a terapia cognitivo-comportamental (TCC), tomei isso como um sinal.

Grande parte de minha formação e treinamento médicos até então se concentrara em psicofarmacologia e psicanálise. Eu encontrara sabedoria em ambas. Mas estava fascinada pela TCC: uma abordagem de saúde mental proativa, sistemática, eficaz e baseada em evidências, com práticas que as pessoas podiam usar para resolver problemas em tempo real de maneira que talvez, apenas talvez, eles não acontecessem de novo. Conhecimento do problema aliado a soluções em tempo real? Essa era uma ideia que eu podia aceitar.

No primeiro ano da minha residência em psiquiatria, dois anos antes, haviam sugerido (mas não exigido) que fizéssemos uma psicoterapia. Muitos de meus colegas residentes logo se inscreveram, em sua maioria com psicanalistas. Eu relutei. O programa não pagava nem deixava tempo sobrando para isso. Frequentar uma faculdade de medicina e morar em Nova York era caro, e a residência consumia a maior parte da minha vida. O pouco tempo livre que eu tinha era reservado para família e autocuidados: fazer exercícios, encontrar amigos, ver um filme ou um espetáculo da Broadway. Cheguei até a atuar em um (bem, um espetáculo off-off-Broadway). Embora acreditasse fortemente no poder da psiquiatria e da psicanálise — afinal de contas, estava fazendo disso uma carreira —, queria pelo menos que uma pequena parte de minha vida não envolvesse terapia. A ideia de gastar dinheiro e um tempo que eu não tinha para escavar antigas memórias de como meus pais (quase sempre bem-intencionados) agiram errado comigo não era muito atraente. Houve um momento, é claro, em que eles nos arrancaram de nossa vida confortável nos subúrbios de Nova York e nos jogaram em sua terra natal, a Índia, onde moramos dois anos em uma casa com eletricidade instável (leia-se: ventiladores intermitentes sob um calor de 40 graus) e bacia turca (tentei manter isso quando voltamos aos Estados Unidos e logo fracassei). Em nossa primeira manhã, acordamos com a casa inundada de água até o tornozelo, o que levou meu pai a abrir um dreno na varanda, fazendo um exército de dez mil baratas furiosas se espalhar por toda parte enquanto eu as golpeava freneticamente com uma *jhadoo*, uma vassoura de palha.

Mas o Fiasco das Baratas na Índia se tornara um folclore da família, algo do qual ríamos durante minhas visitas no fim de semana a meus pais que moravam fora da cidade. Será que eu queria mesmo passar uma de minhas poucas horas livres esmagando antigas memórias com uma *jhadoo* metafórica? Então adiei a terapia. E adiei...

Agora a vida enfim me empurrara para meu limite. Precisava encontrar paz e propósito naquilo que estava acontecendo comigo em termos pessoais e profissionais e lidar com meus sintomas físicos inexplicáveis. Depois da fala, abordei o palestrante em busca de orientação. Eu era uma terapeuta finalmente disposta a fazer terapia.

Depois de alguns meses de terapia e aprendendo a praticar TCC, estava mais empoderada do que nunca na vida. Esse sentimento só aumentou ao aplicar o que estava aprendendo para administrar estresses no trabalho e lidar com a crise de saúde de minha mãe. Eram técnicas com as quais eu podia contar. E os sintomas físicos estranhos? De repente… sumiram.

Aprendi a cuidar do meu bem-estar antes que aquilo se tornasse uma doença.

Mas a médica que havia em mim queria investigar mais a fundo. Eu queria entender como controlar meu estresse para este não aumentar e se manifestar como sintomas físicos. E queria usar esses métodos para ajudar meus pacientes.

MEU CAMINHO PARA O OTIMISMO PRÁTICO

Em 10 de setembro de 2001, eu era aprendiz em um hospital em Nova York. No dia seguinte, 11 de setembro, meu mundo, e o de todos, mudou para sempre. De repente, fiquei responsável por cuidar de meus companheiros nova-iorquinos — muitos deles trabalhadores de resgate, recuperação e apoio — enquanto todos nós lutávamos para encontrar sentido na vida após o maior ataque terrorista em solo norte-americano.

Mergulhei em um treinamento em terapia de trauma para poder ser a psiquiatra que as pessoas sob meus cuidados precisavam. Meu trabalho acabou me levando a uma função de liderança alguns anos depois, como a primeira diretora médica e psiquiatra responsável pelo atendimento no Programa de Saúde Mental do World Trade Center (WTCMHP, na sigla em inglês) do Centro de Assistência Médica do World Trade, no que então era chamado de Centro Médico da Universidade de Nova York/Hospitais Bellevue. E, enquanto tudo isso acontecia à minha volta, eu estava cuidando de pacientes muito doentes ao mesmo tempo que minha mãe enfrentava uma doença cardíaca grave e um câncer.

A diretoria foi um desafio transformador que também me deu uma perspectiva profissional singular. Como única psiquiatra atendendo tanto ao programa para civis quanto aos primeiros socorros no hospital na época, encontrei pessoas em todos os pontos do contínuo de estresse e trauma. Percebi que algumas tinham sido expostas a todos os aspectos de ameaça à vida naquele dia terrível, mas não correspondiam aos critérios para transtorno de saúde mental. A pergunta começou a me incomodar: como algumas pessoas sobrevivem, e até mesmo prosperam, apesar de desafios tão profundos? E como podemos maximizar e otimizar as coisas sobre as quais temos controle e ao mesmo tempo nos proteger do estresse?

Embora a TCC pudesse ajudar pessoas a lidar com sintomas de estresse, ansiedade e depressão, será que poderíamos impedir esses sintomas de acontecerem? Não seria maravilhoso se médicos pudessem não apenas ajudar seus pacientes a saírem de um estado disfuncional para um funcional — uma conquista importante e valiosa por si só —, mas também capacitá-los a dar o passo extra de ir de um estado funcional para um ótimo?

Encontrei-me em um território desconhecido como médica. Mas, com minha experiência pessoal de paciente sendo cutucada e espetada por uma fraqueza inexplicada nas pernas e como filha que levava a mãe a consultas médicas, senti que faltava algo naquilo que muitos pacientes estavam recebendo — pelo menos de minha perspectiva de estar nos dois lados da mesa de exame.

Vários anos se passaram até eu conseguir identificar que meu treinamento ocidental em medicina e psiquiatria me preparou para o que chamamos de *modelo de déficits* — consertar o que está quebrado e focar as patologias. Em contraste, um *modelo baseado em forças* busca maximizar nossas forças, recursos e habilidades não apenas para ajudar na recuperação, mas também para nos ajudar a ir além de apenas retornar à nossa linha de base. E, quando focamos o que é melhor em uma pessoa, temos uma probabilidade maior de despertar o melhor.

À medida que busquei respostas — por meio de minhas experiências com pacientes e mergulhando na literatura —, todos os caminhos me levaram ao otimismo. Mas como isso se traduzia na prática? Haveria maneiras de combinar um modelo de déficits (no qual eu já estava bem treinada) com um modelo baseado em forças (que eu estava determinada a aprender) para podermos ajudar pessoas — otimistas ou não — não apenas a ser resilientes, mas também a ter os meios para florescer? Embora a resiliência seja importante, florescer é ainda melhor.

PÉROLAS DE OP

Florescer é mais do que se recuperar da adversidade. É prosperar apesar dela.

A fase seguinte de minha vida profissional — primeiro como diretora médica do Programa de Saúde Mental do World Trade Center e depois como médica particular — se concentrou em aprender com pessoas que tiveram êxito apesar de tudo. No próximo capítulo, examinaremos em mais detalhes as bases do Otimismo Prático (OP), mas é suficiente dizer que o OP se desenvolveu a partir da reunião de várias linhas do meu trabalho. Meu trabalho com sobreviventes do 11 de Setembro, com famílias em luto e socorristas, somado aos anos de trabalho com centenas de pacientes, incluindo sobreviventes de violência doméstica, mulheres sem moradia, pessoas em prisões e outras em circunstâncias dolorosas, deu-me uma visão sobre como a vida diária pode ser difícil, bem como sobre a coragem e a perseverança necessárias para seguir um curso emocional estável, sobretudo diante do sofrimento emocional.

Além disso, meu trabalho como colaboradora médica, conselheira e consultora de mídia para problemas que vão desde tiroteios em massa até desastres naturais e atuação de pais na pandemia me deu a oportunidade de interagir com o público por meio de rádio, TV, redes sociais e palestras públicas. Vi como as pessoas estavam ávidas por informações claras, práticas e gentis sobre como encontrar sentido na tragédia e como enfrentá-la. A resposta impressionante que recebi em projetos de mídia para reduzir o estigma em torno da saúde mental reforçou minha convicção de que precisamos facilitar a ajuda a nós mesmos e às pessoas que amamos. Ademais, lecionar para estudantes de medicina, residentes e terapeutas em treinamento ao longo das últimas duas décadas me ajudou a perceber que clínicos podem se beneficiar de um treinamento mais robusto em formação de hábitos saudáveis, regulação emocional e habilidades de enfrentamento não apenas para nossos pacientes nos procurarem na doença, mas também para ajudar a promover a saúde e bem-estar de todos eles — e que nós, também, precisamos aprender a nos curar e permanecer saudáveis, assim poderemos ser as melhores versões de nós mesmos para os outros. Procurei combinar essas ideias com o melhor da ciência coletada em centenas de pesquisas publicadas ao longo dos anos, a fim de criar uma estrutura funcional, tangível e acessível.

Minha jornada na criação do Otimismo Prático alcançou todos os lugares. Portanto, imagine minha surpresa quando percebi que, de muitas maneiras, o modelo para o conhecimento que eu procurava estava diante de mim o tempo todo.

OTIMISMO PRÁTICO PERSONIFICADO

Se você pedisse a meu pai, um psiquiatra bem-sucedido em Nova York, para lhe contar sobre o começo na Índia, ele diria que nasceu com mais do que o suficiente daquilo que é essencial — amor, bondade e muitos livros! Mas qualquer pessoa que examine o início de sua vida poderá ver que ele nasceu com muito pouco. Apesar do começo humilde, meu pai teve uma infância vívida e vibrante, repleta de exóticos passeios de camelo, festas dançantes nas monções, noites no deserto, jantares em família à luz de velas, histórias de fantasma em volta do fogo (não havia eletricidade — apenas lamparinas) e festas de pijama no telhado, sob as estrelas, com os cinco irmãos e os pais. Durante toda a minha vida, meu pai sorria com uma afeição nostálgica cada vez que falava sobre isso: "Nunca fomos pobres no que importava, Sue: amor, educação, riso e visão."

O que é essa visão, pai? "Viver de maneira simples e com o pensamento elevado."

O que mais, pai? Eu questiono, como faria qualquer bom psiquiatra. "Que você *veja* o melhor em tudo, *faça* o melhor de tudo e saiba que tudo que aconteceu se desenrolou da *melhor maneira possível* para você."

Meu pai não nega que teve dificuldades. Ele fala de ter sido reprovado e precisar repetir a quinta série. De ter que se virar com o que estava quebrado, com o que era insuficiente ou inexistente, desde brinquedos até móveis e utensílios. De não entrar na faculdade de medicina quando se candidatou pela primeira vez. Mas esses desafios foram bases para aprender a ter persistência e resolver problemas: não desistir do ensino fundamental; fazer seus próprios brinquedos com os irmãos ao costurar cordas para fazer uma bola de futebol e jogar críquete usando galhos como *wickets* e pedaços de pau como tacos; tornar-se um mágico ao consertar ou improvisar utensílios e móveis — igual à vez em que, para desgosto de minha mãe, ele fez cortinas de blecaute para meu quarto usando tachinhas, fita adesiva e sacos de lixo de plástico preto. Quanto a candidatar-se à faculdade de medicina, ele insistiu e, no ano seguinte, foi aceito na faculdade estadual de medicina — a única (na época) em um dos estados mais populosos da Índia, com um grande número de candidatos (aproximadamente 4 mil por ano) e um dos índices mais baixos de aceitação na Índia (apenas cerca de oitenta vagas). Meu pai admite que havia jovens muito mais inteligentes do que ele que não conseguiram ingressar.

Isso não era ter uma positividade alegre ou recuperar-se de um ou dois reveses. Era um tipo de otimismo e resiliência focado, intencional, comprovado pelo tempo, real — do tipo que você construía com as partes quebradas da vida. Era florescer em sua melhor forma.

Pai, você nasceu assim? "Não. Mas que escolha eu tinha? Eu podia rir ou podia chorar", ele me diz, sorrindo como sempre faz, com um brilho travesso, mas firme, nos olhos.

Em relação à mentalidade, acho que ele teve uma escolha, sim. Eu também tive. Você também. Essa possibilidade, essa dignidade de escolha é o que o Otimismo Prático me ajuda a encontrar e dar a mim mesma e a meus pacientes, repetidas vezes. É isso que quero compartilhar com você.

OTIMISMO PRÁTICO EM POUCAS PALAVRAS

O Otimismo Prático é uma mentalidade única, um conjunto de habilidades e um conjunto de ações singulares que equipam você com ferramentas e técnicas baseadas em evidências para ajudá-lo a alcançar metas profissionais, financeiras, físicas, pessoais e de relacionamento mais rapidamente e a manter o impulso para metas futuras, em qualquer momento que esteja na sua vida.

O Otimismo Prático extrai seu poder da união do que muitos podem considerar duas ideias opostas. A parte do *otimismo* consiste em cultivar uma mentalidade fundamentada na crença no potencial positivo ilimitado de si mesmo e dos outros. A parte *prática* consiste em implementar as habilidades comportamentais essenciais que lhe darão acesso ao curso de ação mais razoável e racional entre todos os possíveis cursos de ação. Refere-se também ao fato de que o OP é uma *prática* — sim, o otimismo pode ser aprendido e implementado — igual ao aprendizado ou à prática de qualquer coisa em que você queira melhorar, seja um instrumento musical, seja uma habilidade no trabalho, um idioma ou um esporte. O Otimismo Prático é concreto e se torna mais natural com o tempo.

Capítulo a capítulo, nós nos aprofundaremos nos princípios e nas práticas que destilei no que chamo de Oito Pilares do Otimismo Prático:

Pilar 1 — Propósito. Identifica e investe em metas autênticas que energizam e inspiram você.

Pilar 2 — Processamento de emoções. Aprofunda a sabedoria e a consciência emocionais.

Pilar 3 — Resolução de problemas. Combina intuição, lógica e regulação emocional, tornando-se um solucionador de problemas magistral.

Pilar 4 — Orgulho. Desafia pensamentos e comportamentos negativos, e usa a autocompaixão para desenvolver um senso de autovalor estável e intrínseco.

Pilar 5 — Proficiência. Constrói confiança em suas capacidades e as torna melhores.

Pilar 6 — Presente. Elimina confusões mentais, afasta preocupações e traz seu tempo de volta.

Pilar 7 — Pessoas. Desenvolve uma prática de relação consigo mesmo e com os outros para reduzir a solidão e cultivar o pertencimento e a conexão.

Pilar 8 — Prática de hábitos saudáveis. Utiliza o Otimismo Prático e outros recursos endossados pela ciência para criar e manter novos hábitos.

Os princípios subjacentes do Otimismo Prático baseiam-se em anos de pesquisa científica e abordagens para tudo, desde tratar depressão e ansiedade até lidar com aflição e administrar estressores e desafios diariamente. Formam uma abordagem multidisciplinar que integra as melhores práticas e terapias baseadas em evidências com atenção plena, habilidades para lidar com a angústia, exercícios e mais, criando um modelo acessível para viver uma vida ideal. Foram testados na prática por mim e meus pacientes, mas também se baseiam em anos de pesquisas e teorias de cientistas e pesquisadores, autores e médicos, aos quais sou grata por me servirem de apoio e cujos trabalhos pesquisei diligentemente ao longo de minha carreira e da escrita deste livro. Juntos, esses princípios podem oferecer uma mentalidade para viver de maneira sábia que pode ajudá-lo a ficar firme em águas tempestuosas ou guiá-lo durante uma navegação suave.

Os pilares também podem servir como um plano de ação em oito passos — começando por ter uma visão, meta, ideia ou intenção (Propósito), terminando por tornar isso uma realidade (Prática de hábitos saudáveis) e lidando com o que quer que apareça entre um e outro, de processamento emocional até resolução de problemas; de ganhar proficiência até cultivar relações com pessoas que acolhem e apoiam você, entre outros. Quer você queira mudar de carreira, voltar para a escola, iniciar uma família, ficar saudável ou buscar um caminho na vida importante para você, o Otimismo Prático ajuda a estabelecer a visão; reunir dedicação, perseverança e apoio; desenvolver um plano de ação; e então automatizar esse plano de ação, com firmeza diante de obstáculos.

TEMPOS SEM PRECEDENTES PEDEM HABILIDADES DE ENFRENTAMENTO SEM PRECEDENTES

Quando pergunto a pacientes de todas as idades o que há na mente deles, eles compartilham que não estão apenas enfrentando estresse no dia a dia; estão também sentindo fadiga de pandemia, fadiga climática, fadiga política e exaustão financeira. Nos últimos anos, eventos mundiais desafiaram a todos nós. Agora, mais do que nunca, estamos tentando coletivamente sair de um período estressante equipados com habilidades para proteger e defender nossa saúde, felicidade e capacidade de resiliência. Considere apenas algumas constatações reveladoras:

- De acordo com uma pesquisa anual sobre estresse nos EUA,* os norte-americanos estão se sentindo abatidos por um monte de estressores que eles sentem estar fora de seu controle, incluindo divisão política, instabilidade econômica, racismo climático e preocupação com a violência. Participantes da pesquisa relataram notáveis sintomas físicos relacionados ao sofrimento emocional, entre eles dor de cabeça, fadiga, insônia e nervosismo.
- O relatório *Global Emotions* da Gallup, de 2019, incluiu resultados de entrevistas com mais de 150 mil participantes em 140 países. Constatou que 55% dos norte-americanos afirmaram sentir estresse durante "grande parte do dia", em comparação a apenas 35% de pessoas de todo o mundo. (Conforme o relatório, o estresse, as preocupações e a raiva haviam se intensificado, e isso foi *antes* do isolamento social, da perda de empregos, da tensão financeira, da perda de pessoas queridas e outros estressores da pandemia de covid-19, sem falar nas possíveis consequências desse evento em longo prazo.)

---

* Mais detalhes dessa pesquisa de outubro de 2022 podem ser encontrados no comunicado de imprensa da Associação Americana de Psicologia: "Stress in America 2022: Concerned for the Futures, Beset by Inflation". Disponível em: https://www.apa.org/news/press/releases/stress/2022/concerned-future-inflation. Ou, mais especificamente, no comunicado de imprensa da Associação Americana de Psicologia "Stress in America October 2022 Topline Data". Disponível em: https://www.apa.org/news/press/releases/stress/2022/october-2022-topline-data.pdf.

- De acordo com a Organização Mundial da Saúde (OMS), uma em quatro pessoas no mundo será afetada por uma condição mental ou neurológica em algum momento da vida, com muitas mulheres apresentando de duas a quatro vezes mais risco de transtorno mental — algo interpretado como decorrente, em parte, do número crescente de funções que elas desempenham dentro e fora de casa.
- Houve um aumento de 65% no uso de antidepressivos entre 1999 e 2014. Pesquisadores nesse estudo constataram que um em oito norte-americanos acima dos 12 anos havia tomado um antidepressivo no mês anterior.[*]
- Apesar da disponibilidade de numerosas opções de tratamento, a OMS cita a depressão como principal causa de saúde ruim e deficiência no mundo.
- Constatou-se que a depressão aumenta o nosso risco de morte precoce. Um grande estudo de longa duração mostrou que ter pelo menos um grande episódio de depressão está ligado à mortalidade maior de homens e mulheres. Aqueles com histórico de depressão tinham um aumento de 50% no risco de morte por qualquer causa, reduzindo o tempo de vida projetado para eles em uma média de dez a doze anos.
- Evidências atuais indicam que a qualidade das nossas relações está diminuindo, e cada vez mais pessoas relatam não ter nenhuma pessoa de confiança em suas vidas.

COMO (E QUANDO) USAR ESTE LIVRO

Você já pensou:

- *Será que eu poderia estar fazendo algo um pouco diferente para ser mais feliz?*
- *Quais são minhas metas e como posso alcançá-las? O que me deixará realmente realizado?*

---

[*] O maior uso de antidepressivos pode estar ligado a vários fatores — alguns positivos; alguns negativos. Pode sinalizar um aumento da consciência: mais pessoas estão sendo diagnosticadas e tratadas, com menos estigma e sigilo em torno de problemas de saúde mental (aspectos positivos). Pode sinalizar também um aumento nos índices de depressão e até, talvez, em sobrediagnósticos (aspectos negativos). É difícil apontar as razões exatas do aumento. Mas o que está claro é que as pessoas estão degenerando ou sofrendo e precisam de ajuda — melhores avaliações por médicos e especialistas em saúde comportamental treinados, mais serviços de saúde mental, melhores habilidades de enfrentamento e melhores relações. Para mim, tudo isso prova a necessidade de uma estrutura empoderadora como o Otimismo Prático.

- *Em alguns dias eu sinto como se estivesse fazendo as coisas por fazer.*
- *Estou tendo uma crise após a outra. Como posso manter um equilíbrio?*
- *Minha vida está em transição [novo trabalho/escola, novo pai/mãe, recém--solteiro, iniciando um relacionamento sério, casa vazia, cuidador etc.] e estou sobrecarregado. Preciso melhorar minhas habilidades de enfrentamento.*
- *Quero fazer algo pelas injustiças e pelos sofrimentos do mundo, mas é difícil manter a força, ou mesmo saber por onde começar.*

Caso se identifique com qualquer uma dessas afirmações, espero que o Otimismo Prático ajude você. Cada pessoa encontrará o Otimismo Prático em diferentes momentos e por diferentes motivos. Você pode adaptá-lo ao seu ritmo e às suas necessidades, caso esteja lidando com emoções em um período difícil, deseje encontrar abordagens mais produtivas em suas relações ou no trabalho, esteja querendo fazer algumas mudanças fundamentais na sua vida, anseie por aproveitar mais a vida ou busque ser o seu melhor e contribuir com o seu melhor para o mundo. As técnicas dos Oito Pilares podem ser transformadoras para aqueles que estão degenerando — não vivendo com um transtorno de saúde mental específico, mas sentindo-se insatisfeitos com a trajetória da própria vida. Pense nisso como a melhor forma de autocuidado, que nos ajuda a lidar com os problemas em tempo real, para que eles não se tornem estressores crônicos inadministráveis.

Também incentivo você a se familiarizar com as formas como exercícios, sono, nutrição e uma série de outras modalidades podem ser usados para maximizar seu bem-estar mental. Enquanto você está lendo este livro, peço que considere: *quais novas habilidades posso aprender e usar?*

Se você está sob estresse extremo, este livro ainda será de grande ajuda — embora seja bom considerar obter apoio e tratamento adicionais para saúde mental.

Você trará suas forças singulares para o Otimismo Prático. Talvez seja bom em resolver problemas, mas tenha dificuldade de estar totalmente presente durante cada momento. Ou esteja cheio de paixão e propósito, mas tenha deixado de lado suas práticas de saúde. Incentivo você a ler cada capítulo com atenção e usar aquilo que lhe serve. O Otimismo Prático pode valer como espelho e janela: uma chance para refletir e ganhar conhecimento sobre sua jornada, bem como para enxergar ideias, estratégias e habilidades lá fora que podem ajudar você a aproveitar ao máximo seu caminho na vida.

Digo a meus pacientes que, quando possível, é melhor aprender novas habilidades de enfrentamento nos períodos mais calmos da vida, para que essas habilidades, assim como boias de salvamento em um barco, estejam a bordo e prontas para serem usadas quando mares revoltos vierem. Vá sem pressa para absorver as ideias e praticar as ferramentas. Qualquer habilidade que aprendemos exige prática para ser incorporada e se tornar útil de verdade. Caso sua experiência seja parecida com a minha, sua rotina apresentará muitas oportunidades de praticar o Otimismo Prático. Ele está aqui para você.

Conclusão: o caminho e a prática do Otimismo Prático são tão individuais quanto você. Eu lhe dou boas-vindas nesta jornada, enquanto continuo a dar cada passo, todos os dias, com você.

KINTSUGI

Quando olho para trás, percebo que tive um lugar na primeira fila para o Otimismo Prático durante toda a minha vida. Meu pai foi meu primeiro estudo de caso sobre os benefícios de ser guiado pelos Oito Pilares. Enquanto crescia, não sabia que era algo especial. Apenas via que ele e minha mãe eram conduzidos por um senso de propósito: servir aos outros — sua família de origem, seus pacientes (no caso do meu pai), seus alunos e colegas (no caso da minha mãe), seus filhos e um ao outro — na saúde e na doença.

Meu pai foi um dos primeiros psiquiatras infantis treinados no Norte da Índia e um defensor dos direitos das crianças. Ele concluiu seu treinamento em psiquiatria nos Estados Unidos e teve uma carreira próspera em Nova York, mas retornava à Índia regularmente para, como voluntário, ensinar médicos, cuidadores de crianças, professores e assistentes sociais a cuidar de crianças com deficiências físicas ou de aprendizado, déficit de atenção ou problemas de comportamento — crianças que, até então, eram consideradas um fardo na comunidade e duramente punidas ou mandadas embora. Era um trabalho desafiador que só podia ser feito por alguém capaz de resolver problemas como ninguém.

Embora versatilidade, criatividade, flexibilidade e pensamento aberto pareçam ser uma configuração-padrão de meu pai, passei a ver que ele trabalha todos os dias para desenvolver seus recursos internos. Quando enfrenta desafios e obstáculos, processa as próprias emoções para continuar calmo, paciente e agradável. Em uma era de multitarefas e inumeráveis distrações, ele funciona à moda antiga, sem pudores, e domina uma estranha capacidade de permanecer no momento presente, fazendo uma coisa de cada vez. As pessoas sabem que ele lhes dedica atenção exclusiva, porque escuta, lembra e acompanha o que é importante para elas — coisas que elas nem se recordam de ter compartilhado — com um telefonema, um cartão, uma visita ou um e-mail.

Ele nunca esqueceu um dia de nascimento, um aniversário ou uma desculpa para comemorar e dar e receber a energia positiva que provém de estar com os outros. É um convidado importante em coquetéis, mas não pelos coquetéis em si (ele não bebe!); é a vedete do grupo de mensagens da turma da faculdade de medicina; e após cinco décadas se reconectou com antigos colegas de medicina na Ilha de Vancouver, em Heidelberg e em Udaipur. Sua prática diária de hábitos saudáveis desde que o conheço — meditação, ioga, treinamento de força, caminhadas diárias e mais — é em parte responsável por sua excepcional longevidade e, igualmente importante, por uma vida de saúde extraordinária. Ele não apenas ainda cuida de si mesmo perto dos 90 anos, como continua a cuidar de todos nós. Corta frutas e legumes para mim toda vez que o visito!

E nos momentos difíceis, quando o câncer de minha mãe me pôs quase literalmente de joelhos, meu pai usou todas as suas capacidades dos Oito Pilares do Otimismo Prático para permanecer presente, emocionalmente conectado e capaz de enfrentar as verdades difíceis, dedicando-se totalmente à minha mãe enquanto essa mulher determinada e supercapaz — uma importante educadora com quatro diplomas de bacharel, quatro diplomas de mestrado e um doutorado, cujas realizações na Índia receberam atenção nacional e que fez contribuições significativas para a educação e a saúde mental de crianças nos Estados Unidos — aceitava sua dolorosa realidade e se despedia desta vida.

Aprendi com meu pai que otimismo é o que um otimista faz. Essa união de positividade e pragmatismo forma o alicerce do Otimismo Prático.

Na sala de estar de meu pai há uma bela cerâmica que ele trouxe do Japão. *Kintsugi*, ele me disse quando eu era criança, é a arte japonesa de criar beleza a partir de cerâmicas quebradas. A ideia de rejuntar uma coisa fraturada e, no processo, restaurá-la e torná-la algo além de sua glória original me atraiu. Como agora percebo, é a própria essência do Otimismo Prático. Descobri logo em meus primeiros anos como psiquiatra que, quando via pacientes que se descreviam como "quebrados", não estava interessada em apenas ajudá-los a recompor suas vidas. "Melhor, mas não bem" não era bom o bastante. Eu queria ser uma conspiradora-adjunta para auxiliá-los a criar algo radicalmente mais durável e radiante do que eles ousavam esperar. O Otimismo Prático dá a você a capacidade de trabalhar com sua vida e todos os altos e baixos — imperfeições, rachaduras e quebras; promessas e potenciais —, empregando paciência, praticabilidade, criatividade, versatilidade, habilidade e amor ao aplicar a cola dourada que resulta em uma criação ainda mais belamente adornada e fortificada.

Este livro é um trabalho de amor para mim, uma destilação dos anos que passei ajudando pacientes a viver vidas mais saudáveis e felizes por meio das práticas destas páginas. É baseado em pesquisas e fatos, com claros aprendizados para você levar consigo e passos de ação úteis. O Otimismo Prático me ajudou não apenas a sobreviver, mas a prosperar nos momentos mais difíceis da minha vida. Melhorou a vida dos meus pacientes ao longo de minhas duas décadas de atuação. Mudou minha vida. E pode mudar a sua.

Para conferir as referências científicas deste capítulo, por favor, visite doctorsuevarma.com/book (em inglês).

≡ CAPÍTULO 1

POR QUE OTIMISMO PRÁTICO?

> *O pessimista reclama do vento; o otimista espera que o vento mude;*
> *o realista [Otimista Prático] ajusta as velas.*
>
> — William Arthur Ward
> (modificado pela autora)

Quando entram em meu consultório pela primeira vez, as pessoas têm um problema que querem resolver. Algumas podem estar passando por um dos momentos mais sombrios da vida. Outras apenas não conseguem respirar em meio às ondas de dificuldades e traumas que fazem parte da condição de ser humano. De qualquer forma, dizer-lhes para olhar o lado bom não seria um tratamento eficaz. Elas talvez concordassem educadamente (ou não tão educadamente!) e nunca mais voltassem — porque eu teria desconsiderado a gravidade daquilo que estavam enfrentando. Isso não é otimismo, é negação.

É bem aí que o Otimismo Prático entra. O OP incorpora a positividade resiliente na qual os otimistas são muito bons, sem a negação que pode às vezes causar problemas aos otimistas exageradamente alegres — *sem contar* os passos proativos na vida que levam ao florescimento. Os Otimistas Práticos encaram de frente e consertam o que está quebrado, mas vão além. Eles melhoram a situação.

O Otimismo Prático combina uma mentalidade de afirmação, agência e convicção de que podemos fazer uma diferença positiva na nossa vida e na dos outros com uma aceitação — e até apreciação — realista da incerteza e da impossibilidade de saber fundamentais da existência. Não importa se você o está usando para enfrentar a mais difícil das realidades, para administrar melhor os desafios de sua vida diária ou para levar adiante seus sonhos e metas: o Otimismo Prático se utiliza de sua resiliência natural e a estimula ao máximo.

OTIMISTAS PRÁTICOS SÃO FEITOS, NÃO NASCEM PRONTOS

Não estou certa se me consideraria uma otimista nata, mas tento pensar e agir como se fosse uma. O termo *otimista* geralmente se refere a uma pessoa que tende a olhar uma determinada situação de forma positiva, prevendo um resultado favorável. Podemos até conceitualizar os otimistas como tendo uma disposição naturalmente alegre, devido a uma inclinação positiva para as coisas. E, embora possam nascer com uma tendência maior a experimentar efeitos positivos por causa de suas interpretações mais generosas de situações, os otimistas não são mais felizes "porque sim" ou alegres "aconteça o que acontecer". Os otimistas têm altos e baixos de humor em resposta ao que está acontecendo em suas vidas e no mundo à sua volta, como todo mundo. Mas o que lhes permite experimentar um bem-estar e uma felicidade maiores e um humor geralmente bom é sua atitude — sobretudo em quais aspectos de uma situação eles se concentram e quais são suas interpretações do que está acontecendo ao seu redor. Os otimistas tendem a focar os pontos positivos de uma determinada situação e as áreas que estão dentro de seu controle, permitindo-lhes experimentar uma autoconfiança maior ao lidar com os desafios da vida. Eles também tendem a assumir a responsabilidade por sua parte em uma situação e deixar o resto para lá. Além disso, sua capacidade proativa de empregar estratégias de enfrentamento essenciais quando percebem que estão sob ataque (em vez de recorrer à vergonha ou à culpa) lhes permite ser capazes não apenas de resistir melhor ao estresse do que os pessimistas, mas também de retornar a esse ponto de ajuste mais elevado em seu humor após passar por adversidades ou reveses. Eles têm acesso a esses valiosos recursos psicológicos naturalmente. Os otimistas persistem diante do fracasso e, com frequência, se empenham em tentar ver as coisas de um ponto de vista mais aberto, flexível e esperançoso — e tudo isso lhes permite permanecer persistentes e proativos diante de possíveis obstáculos.

Mas você pode perguntar: como é que eles são naturalmente capazes de fazer isso? Bem, por meio do meu trabalho, aprendi que o otimismo não é apenas um termo para sentir-se bem. O otimismo tem uma base neural no cérebro. Um estímulo à atividade no hemisfério esquerdo do cérebro pode estar correlacionado à promoção do otimismo, a uma sensação de calma e agência, a pensamentos e comportamentos proativos. E, embora os dois hemisférios do cérebro, esquerdo e direito, funcionem juntos para criar uma experiência perfeita de nós mesmos e do mundo, saber que cada hemisfério desempenha uma função específica pode nos ajudar a abrir nosso caminho para melhores visões e resultados em nossas vidas. (Por exemplo, uma atividade maior no hemisfério direito — a parte do cérebro que escaneia o ambiente em busca de ameaças e perigos — está associada a pessimismo, depressão, passividade e evasão.) Cada um dos Oito Pilares do Otimismo Prático e os exercícios tangíveis associados aumentam o otimismo em um nível neurofisiológico, levando à postura positiva, esperançosa e proativa que os otimistas são mais prontamente capazes de alcançar, e isso todos nós podemos aprender a praticar, independentemente de nossas inclinações ou predisposições naturais. Os otimistas podem ser natos, mas os Otimistas Práticos são feitos.

Os otimistas também vivem mais, são mais saudáveis, levam menos tempo para se recuperar de estresse, lesões e doenças, e dormem mais e melhor. Na edição de setembro de 2019 da *JAMA Network Open*, uma das mais respeitadas publicações com revisão por pares no mundo, pesquisadores observaram que não apenas o otimismo está associado a um risco mais baixo de problemas cardiovasculares, como também pode reduzir mortes por todas as causas. Combinando os resultados de mais de 15 estudos diferentes, os autores foram capazes de analisar dados sobre mais de 200 mil indivíduos para chegar a essa conclusão. Uma meta-análise de 83 estudos sobre otimismo mostrou que o otimismo está associado a resultados benéficos no funcionamento do sistema imunológico, na saúde cardiovascular, no câncer, na gravidez, em sintomas físicos e na dor.

Além disso, os otimistas são mais bem-sucedidos e relatam melhores rendas e satisfação no trabalho, adotam hábitos mais saudáveis (têm dietas melhores, realizam de forma mais consistente atividades físicas, ficam menos propensos a ser fumantes), estabelecem relações mais fortes, demonstram maior satisfação com a vida e — mais importante — são mais felizes.

Mas eis um fato surpreendente: pesquisas mostram que, embora o otimismo seja até certo ponto genético, apenas 25% da propensão de alguém ao otimismo é herdada. Em se tratando de saúde psicológica, os genes podem predizer nosso destino, mas sozinhos não o determinam.

Portanto, se você nasceu otimista... isso é irrelevante.

Cada vez mais, estudos estão examinando as formas de usar o otimismo como uma intervenção, em vez de vê-lo como uma característica com a qual você nasce ou não. Algumas dessas intervenções nos pedem para visualizar resultados positivos no futuro — por exemplo, como seria a vida se tudo para o qual trabalhamos se concretizasse para nós.

Embora eu seja totalmente a favor desses exercícios para estimular o ânimo e aumentar a esperança, os resultados podem ser temporários. Para uma mudança duradoura, temos que mudar nosso jeito de ver o mundo quanto a maneira de interagir com ele.

De fato, os otimistas podem se beneficiar de seguir a cartilha do Otimismo Prático. Conforme mencionado, os otimistas não realistas podem se meter em problemas. Eles podem ser mestres do efeito avestruz: uma tendência a enterrar a cabeça na areia, ignorando informações desconfortáveis ou contrárias a suas crenças, fingindo que tudo está (ou ficará) bem. Ou podem usar essa atitude para abdicar de responsabilidades — por exemplo, assumindo um comportamento de risco, deixando de obter assistência médica preventiva ou subestimando perigos e superestimando sua capacidade de lidar com estes.

O Otimismo Prático faz mais do que nos incentivar a visualizar resultados positivos. Ele nos equipa com uma mentalidade, um conjunto de habilidades e de ações para alcançá-los — e com a capacidade de aplicar essas competências quando estas podem não vir naturalmente a nós, em especial durante desafios e adversidades.

O OTIMISMO PRÁTICO PODE REDUZIR O PESSIMISMO?

O dr. Martin Seligman, pioneiro no campo da psicologia positiva e no estudo do otimismo, constatou que, embora otimistas e pessimistas experimentem mais ou menos o mesmo número de eventos adversos na vida, os pessimistas se engajavam nos três Ps relacionados ao pensamento negativo: pessoal, penetrante e permanente. Quando algo ruim lhes acontecia, eles predominantemente culpavam a si mesmos por isso (levando as coisas para o lado pessoal), acreditavam que todos os aspectos de suas vidas estavam em risco (penetrante) e viam isso como uma perda permanente. Eu poderia acrescentar um quarto P: continuar passivo diante de obstáculos.

Aqui, mais uma vez, a genética é parte da história. Em 2011, pesquisadores da Universidade da Califórnia em Los Angeles (UCLA) constataram que o otimismo estava associado ao gene receptor de oxitocina, ou gene OXTR, e que esse gene também estava relacionado a ter bons recursos psicológicos. Quais são esses recursos? Os pesquisadores da UCLA os definiram como otimismo, domínio, um sentimento de controle e agência e um senso de autovalor.

A oxitocina é popularmente entendida como um hormônio de afago e vínculo, secretado quando uma mãe está criando vínculo com seu bebê, durante o nascimento e a amamentação, e durante a atividade sexual. Mas funciona também como um neurotransmissor no cérebro, que aumenta em resposta ao estresse e está associado a habilidades pró-sociais, como empatia, confiança, construção de relações e apreço pela companhia de outras pessoas. Além disso, acredita-se hoje estar ligado a ter recursos psicológicos essenciais que podem fazer a diferença entre experimentar decepção e tristeza temporariamente e cair em uma depressão prolongada.

Acontece que há variações nesse gene OXTR. Um indivíduo com a variante A (adenina) — com uma ou duas cópias — tem uma probabilidade maior de sensibilidade ao estresse, habilidades sociais reduzidas e piores resultados em saúde mental.

Não vou enganar você. Cair em depressão não faz bem à saúde. Os pessimistas tendem a ruminar sobre o passado e, assim, são mais predispostos à depressão. Também se preocupam com o futuro, o que os põe em um maior risco de ansiedade. De qualquer forma, eles raramente vivem o presente, o que torna difícil que relaxem e aproveitem os momentos alegres, e estão sujeitos a seguir roteiros velhos, datados e improdutivos do passado em sua vida diária, na qual podem ter dificuldade com assertividade e resolução de problemas.

Aqueles que mostram características de pessimismo podem ter algumas coisas em comum. Crenças negativas podem às vezes se interpor no caminho de formar relações próximas e confiáveis, ou eles podem perceber relações íntimas como exaustivas por vários motivos, incluindo, com frequência, sentir-se magoado ou rejeitado. Podem exigir de si mesmos e dos outros padrões muito elevados (às vezes arbitrários ou irrealistas), o que torna difícil dar, a si mesmos ou aos outros, crédito por resultados positivos. O cérebro e o corpo estão expostos a níveis altos de hormônios do estresse como cortisol, norepinefrina e epinefrina. A exposição a níveis cronicamente altos desses hormônios leva a maiores inflamações e danos em vasos sanguíneos, aterosclerose e elevação do risco de muitos males, de depressão a derrame, doença cardíaca e demência vascular, entre outros.

Contudo, há uma boa notícia: o gene OXTR não é o único determinante da sua capacidade de resiliência emocional. A maioria de nós pode, com alguma consciência e treinamento de habilidades, fortalecer os recursos psicológicos protetores contra o estresse, para assim florescer. Os pesquisadores da UCLA sugerem que, por meio de terapia cognitivo-comportamental (TCC), participantes do estudo puderam empregar esses recursos psicológicos para se proteger de estresse, depressão e ansiedade.

> ### O que é terapia cognitivo-comportamental (TCC)?
>
> A terapia cognitivo-comportamental é uma forma de tratamento psicológico bastante pesquisada e embasada que se mostra eficaz para uma ampla série de problemas, incluindo depressão, transtornos de ansiedade, abuso de substâncias, problemas conjugais, transtornos alimentares e doenças mentais graves.* Embora se valha de informações sobre o passado de um paciente, a TCC foca melhorar o funcionamento e a qualidade de vida no presente e tem demonstrado isso.
>
> A TCC se baseia na premissa de que nossas interpretações a respeito de pessoas, eventos, nosso futuro, o mundo e até nós mesmos importa, e problemas psicológicos são, com frequência, resultado de pensamentos defeituosos, padrões de comportamento desajustados ou inúteis (talvez baseados em modos de pensar antigos, antiquados ou distorcidos, às vezes chamados de roteiros) e emoções persistentemente negativas. Quando essas interpretações não estão alinhadas com a realidade, podem levar a pensamentos distorcidos, ruminação e preocupação excessiva, e com o tempo até resultar em defeitos de funcionamento — aí que entram a ansiedade e a depressão.

---

* O trabalho do dr. Aaron T. Beck na área de terapia cognitiva e terapia cognitivo-comportamental é reconhecido em todo o mundo; atualmente, esse tipo de terapia é usado para tratar uma série de problemas de saúde. Combinando elementos de base cognitiva e comportamental e expandindo pesquisas sobre behaviorismo e psicologia comportamental, a terapia cognitivo-comportamental é conhecida como uma terapia, mas também usada como um termo geral para todas as psicoterapias de base cognitiva. Isso inclui, entre outros, a terapia racional-emotiva comportamental, terapia cognitiva, terapia de aceitação e compromisso, e dessensibilização e reprocessamento por meio de movimentos oculares (EMDR, na sigla em inglês). Os trabalhos de Albert Ellis, B. F. Skinner, Joseph Wolpe, Claire Weekes e muitos outros gigantes da área têm desempenhado papéis importantes na atual compreensão sobre essas terapias. As origens da terapia cognitiva podem remontar a antigas filosofias, incluindo o estoicismo.

> Aprender a reconhecer esses padrões de pensamento inúteis e desafiá-los com pensamentos mais precisos, realistas e lógicos nos ajuda a sentir como se estivéssemos no banco do motorista. Pessoas que trabalham com técnicas de TCC em colaboração com um terapeuta irão desenvolver e testar o que é discutido em sessões fazendo o "dever de casa" fora das sessões. Pouco a pouco, elas expandem suas habilidades de enfrentamento para incluir uma ampla variedade de técnicas positivas e proativas, incluindo relaxamento, assertividade e reengajamento com pessoas e atividades, em vez de evitá-las. Elas podem usar registros de pensamentos — exercícios que nos levam a descobrir e desafiar pensamentos distorcidos, emoções angustiantes, padrões de comportamento desajustados e os eventos que os desencadeiam. Na TCC, diários de preocupações podem nos ajudar a nos tornar conscientes da natureza cíclica de nossas preocupações. Na verdade, muitas das situações com as quais nos preocupamos não são tão ruins quanto tememos ser, e com frequência somos muito mais capazes de lidar com elas do que imaginamos.

A ciência do otimismo tem chamado a atenção de pesquisadores em quase todos os campos da medicina — da psiquiatria à imunologia, cardiologia e cirurgia. Os Oito Pilares do Otimismo Prático estão fundamentados em abordagens baseadas em evidências e nas melhores práticas de diversas áreas, incluindo clínica médica, psiquiatria, neurociência, psicologia comportamental e positiva, ciências sociais, psiquiatria positiva, neurobiologia, ioga, atenção plena e até filosofia. Eles são formulados para ajudar você a construir suas reservas psicológicas e servem como habilidades a que pode recorrer em momentos de necessidade. Pense neles como absorvedores de choque emocional, amortecendo contra os inevitáveis solavancos e os (às vezes gigantescos) buracos na pista.

OTIMISTA OU PESSIMISTA? GERALMENTE É UMA MISTURA — QUE VOCÊ PODE INFLUENCIAR

A maioria das pessoas mostra tanto qualidades de otimismo quanto de pessimismo. Elas se sentem otimistas em algumas áreas da vida, mais pessimistas em outras, e às vezes as duas coisas ao mesmo tempo. Por exemplo, se você é a única pessoa de sua equipe que trabalha duro e seu bônus depende do desempenho de todo o grupo, talvez se sinta pessimista a respeito das relações com seus colegas e de seu futuro no trabalho, mas tenha um senso elevado de autoeficiência em sua vida. Isso não faz de você um pessimista — apenas alguém em contato com a realidade.

Conclusão: o otimismo e o pessimismo podem coexistir. Por isso é totalmente normal querer acreditar no melhor resultado possível, esperar por ele e, ainda assim, sentir medo e dúvida. A chave é ser capaz de aceitar o medo e a dúvida e ao mesmo tempo manter uma visão construtiva, aplicando fortes habilidades de enfrentamento e dando o seu melhor para fazer diferenças positivas nas áreas de sua vida que precisam de um estímulo.

Talvez você conheça a história dos "Dois lobos". Há diferentes versões, mas na que eu conheço um velho cheroqui está ensinando ao seu neto sobre a vida.

— Há uma luta acontecendo dentro de mim — diz ele ao menino. — É uma luta terrível, e é entre dois lobos. Um deles é mau. É raiva, inveja, mágoa, remorso, ganância, arrogância, autopiedade, culpa, ressentimento, inferioridade, mentiras, soberba, superioridade e ego.

Ele continua:

— O outro é bom. É alegria, paz, amor, esperança, serenidade, humildade, bondade, benevolência, empatia, generosidade, verdade, compaixão e fé. A mesma luta está acontecendo dentro de você, e dentro de todas as outras pessoas também.

O neto pensa sobre isso por um instante e então pergunta ao avô:

— Qual é o lobo que vai vencer?

O velho cheroqui responde simplesmente:

— Aquele que você alimentar.

Essa é uma história sobre a conexão entre responsabilidade pessoal e potencial humano. De acordo com um estudo publicado na *Psychology and Aging*, sobre o papel do otimismo e do pessimismo na recuperação de câncer de mama, era mais importante não ser pessimista do que ser otimista. Essa é uma constatação importante, porque, como dissemos, o pessimismo e o otimismo são, na verdade, dois caminhos que em geral coexistem. Cabe a você escolher qual caminho seguir, assim como qual lobo alimentar.

DA DEGENERAÇÃO AO FLORESCIMENTO

A história dos "Dois lobos" é válida também para nós como sociedade. Podemos cuidar melhor de nós mesmos e uns dos outros em muitos níveis.

Bem-estar é mais do que ausência de doença. A Organização Mundial da Saúde (OMS) define saúde mental como um estado de bem-estar em que o indivíduo percebe suas capacidades, lida com os estresses normais da vida, trabalha produtivamente e contribui para sua comunidade.

Estamos longe de fazer isso, o que leva a uma cultura de pessimismo. Em 2023, os Estados Unidos ficaram em 19º lugar no Índice Mundial de Felicidade. Também, como sabemos, as chances de alcançar e manter uma ótima saúde física e mental são quase sempre desfavoráveis para muitas pessoas. Os determinantes sociais de doença incluem todas as consequências da pobreza e da discriminação: acesso limitado à educação, emprego e assistência médica e pré-natal, e uma associação maior entre encarceramento, violência, transtornos de saúde mental, abuso de substâncias e mortalidade. O estresse crônico associado a esses problemas mina nossa capacidade de tomar boas decisões, estabelecer metas e resolver problemas.

Quando entramos em 2020, vimos simultaneamente um aumento da solidão, dos índices de suicídio e de transtornos por uso de opioides — e isso antes da pandemia de covid-19 (um período ao qual me refiro nostalgicamente como AC). Os inimagináveis eventos e pressões da pandemia aumentaram o sofrimento médico, emocional, social e econômico da família humana a ponto de a *Stress in America Survey* de 2022 mostrar que 65% a 80% das pessoas se estressam devido a uma ampla série de fatores — incerteza econômica e financeira, brigas e guerras políticas, saúde e mais.

Depressão e outros transtornos de saúde mental são a principal causa de deficiências no mundo e custam aos Estados Unidos aproximadamente 250 bilhões de dólares por ano. No país, mais da metade (54,7%) dos adultos com doença mental não recebem tratamento.

Aqueles que buscam ajuda para problemas de saúde mental podem achar que, por mais que nossas opções de tratamento de saúde mental possam mudar e salvar a vida de muitas pessoas, as medicações nem sempre funcionam de forma ideal para todos, embora as pesquisas prossigam. O que sabemos é que os insights desenvolvidos em terapia podem permanecer conosco durante anos e criar mudanças duradouras em nossas vidas e até mesmo em nossos circuitos cerebrais — criando novos padrões de aprendizado e promovendo uma reestruturação de pensamentos e uma modificação de comportamentos. É por isso que, quando eu (ponderada, cuidadosa e deliberadamente) receito medicações em colaboração (ou seja, por meio de discussão/participação) com meus pacientes, isso, em geral, se soma à terapia.

Para mim, a essência da minha terapia são as habilidades que carrego comigo e que posso usar pelo resto da vida: maior autoconsciência, autocompaixão e regulação emocional; estratégias de enfrentamento flexíveis e diversas; uma consciência mais sintonizada e atenta de como é o mundo. Embora nenhum livro possa substituir o trabalho individualizado e o entendimento construído em terapia, creio que é importante aprendermos habilidades essenciais na vida, iguais a essas. Quando praticadas de forma assídua, essas habilidades podem mudar o modo como vemos a nós mesmos, os outros e o nosso mundo de maneira positiva, alcançando resultados positivos. Recursos psicológicos fundamentais e iguais a esses podem servir como uma reserva de proteção contra o estresse e como fonte de emoções positivas e habilidades de enfrentamento, ajudando-nos a nos conectar com nosso propósito, processar nossas emoções, resolver problemas, nos beneficiar da consciência do momento presente e aprimorar nossas habilidades interpessoais. Isso forma o cerne do Otimismo Prático.

A beleza do OP é que ele é proativo, não reativo. O OP não sugere: "Vamos esperar que algo ruim aconteça. Então consertamos isso e pronto." Pense em uma lesão que você sofreu — talvez um braço quebrado. O gesso permite que o osso se cure, mas, quando é retirado, será que seu braço está funcionando perfeitamente? É preciso mais para isso. De forma semelhante, o tratamento de uma doença mental promove a cura, mas não confere bem-estar automaticamente. Significa que você está melhor, mas não que está bem. Embora uma em cinco pessoas possa ser diagnosticada com uma doença mental durante a vida, cinco em cinco — todos nós — têm o potencial de criar uma vida de significado, maestria, alegria e propósito. Para qualquer um de nós, alcançar uma alta qualidade de vida depende de vários fatores, incluindo nossa saúde, nossa rede de apoio, nossa equipe de tratamento, nossos hábitos de estilo de vida e, sendo bem sincera, nossa visão.

Muitos de nós estamos degenerando — um termo que profissionais usam para descrever a extremidade inferior do espectro de bem-estar mental, ou a atitude de contentar-se com um bem-estar mental moderado — quando a meta deveria ser florescer, ou o máximo bem-estar mental.

A degeneração vem com seu próprio conjunto de custos, incluindo problemas cardiovasculares, dias sem trabalhar, menos produtividade, menor qualidade de vida e maiores riscos de ansiedade e depressão. A degeneração, embora não corresponda a um critério de transtorno de saúde mental, ainda que não tenha um funcionamento ótimo — sentir-se entediado, oco, vazio, preso a uma rotina, estagnado —, passa, com frequência, despercebida pelo radar.

Como é florescer? É experimentar plenamente o significado, o prazer, a autoaceitação e a maestria em nossas vidas. É assumir desafios, crescer como pessoa e nos regozijar com nossas relações. É criar uma vida de alegria e propósito, melhorar os aspectos positivos e ao mesmo tempo tomar medidas para reduzir os negativos. É sentir que importamos, para nós mesmos e para os outros. Isso é alimentar o lobo bom. O florescimento e a resiliência, além dos passos tangíveis para praticar ambos, são a própria essência do OP.

Claramente, como sociedade, precisamos consertar nossas táticas em muitas frentes — mas o benefício mais imediato virá de uma abordagem multifacetada para a saúde mental e o bem-estar geral, incluindo fazer o que pudermos para desenvolver uma prática de bem-estar acessível e flexível para nós. O Otimismo Prático foi criado para ajudar a conectar o hiato entre doença e bem-estar ao oferecer uma abordagem singular combinando técnicas que podem servir a todos, quer você precise de mecanismos de enfrentamento durante uma crise, quer precise de combustível para florescer ou de uma maneira de levar sua vida para o próximo nível.

O PODER DO OTIMISMO PRÁTICO: VIVER PLENA E ALEGREMENTE EM UM MUNDO IMPERFEITO

Os Oito Pilares do Otimismo Prático têm fundamento em muitas das técnicas baseadas em evidências que usamos para tratar e reduzir sintomas de ansiedade e depressão por meio de uma administração de estresse e habilidades de enfrentamento eficazes. O OP pode ajudar você a lidar com o estresse e momentos difíceis, de modo que os pontos baixos não sejam tão baixos: você será capaz de manter a calma e trabalhar para impedir essa queda da próxima vez.

No entanto, conforme mencionado, impedir os pontos baixos é apenas uma parte da equação.

O Otimismo Prático combina um modelo de saúde baseado em forças e o tradicional modelo médico ocidental de déficits e doenças, em uma prática de bem-estar criada para atender às suas necessidades em termos de bem-estar e dar o empoderamento que o fará ir além ao reduzir o desconforto, ajudar a liberar suas forças e talentos naturais, e construir uma vida repleta de significado, propósito, alegria e conexão.

Como Otimista Prático, você estará treinando a si mesmo a não permanecer na adversidade ou em uma mentalidade de "regar suas ervas daninhas", evitando, assim, a ruminação, um fator de risco decisivo para depressão e ansiedade. Em vez disso, você adotará o hábito mais saudável de ficar pensando na possibilidade.

O Otimismo Prático lhe dá as ferramentas de autoconsciência tanto para tratar o que não está funcionando em sua vida como para desenvolver padrões de pensamento mais produtivos, respostas emocionais mais gentis e estratégias comportamentais mais eficazes. Também revigora seu senso de propósito. Não é um pensamento mágico, mas uma filosofia concreta e um conjunto de habilidades fundamentado nas melhores práticas.

Os Otimistas Práticos são solucionadores de problemas versáteis, realistas e ponderados. Como chefs de cozinha reunindo os ingredientes e as ferramentas de que precisam para fazer o trabalho correr tranquilamente, eles usam uma abordagem deliberada para resolver problemas. São capazes de decifrar justamente o que uma situação demanda, porque são autoconscientes e sabem o que precisam, reconhecem o que os outros precisam deles, confiam em suas capacidades e conseguem admitir o que não sabem, aprendendo o necessário para uma vida melhor.

A positividade autêntica dos Otimistas Práticos é positivamente contagiosa. Eles atraem boas pessoas e boas oportunidades. As pessoas os veem como ímãs de sucesso. Os Otimistas Práticos não esperam que o lado positivo apareça. Eles criam seus próprios lados positivos: identificando o que é positivo em eventos cotidianos, procurando maneiras de inverter eventos negativos e tornando situações boas ainda melhores. Eles têm a coragem de se afastar de oportunidades que não lhes servem ou não permitem que cresçam, não importa o quanto sejam atrativas. Dominam o poder libertador de saber como direcionar sua energia para onde ela é mais necessária, valorizada e merecida. Possuem algo de raro valor: os recursos internos para viver de forma plena e alegre em um mundo imperfeito.

Exercício: Otimismo Prático e você

O exercício a seguir tem a intenção de ajudar você a tirar o melhor proveito dos Oito Pilares do Otimismo Prático, fazendo uma amigável "selfie" da vida — a ser compartilhada apenas consigo mesmo — sobre áreas de sua vida que estão funcionando muito bem, um pouco bem ou talvez não tão bem quanto você gostaria. Por meio de uma reflexão sem julgamentos, podemos chegar a uma noção mais clara de onde precisamos focar nossos esforços.

Pode ser que você queira parar um instante agora para começar a fazer um diário ou anotações sobre a sua prática de OP, no qual você pode escrever suas respostas para este e outros exercícios, registrar insights ao longo do caminho e acompanhar seu progresso, se quiser. Tenha em mente que este exercício não pretende dar um diagnóstico.* Pense nele como um momento tranquilo consigo mesmo para avaliar áreas da vida que precisam de atenção, identificar fontes de desequilíbrio e adquirir uma noção de como você se sente em cada domínio do Otimismo Prático.

Em cada afirmação a seguir, escreva *sim* para indicar que é, em sua maior parte, verdadeira para você, ou *não* se sua resposta seria essa na maioria das vezes. Não há respostas certas ou erradas. Considere isso uma oportunidade de fazer uma reflexão calma, de dar um pouco de atenção às suas necessidades e às verdades que estão no fundo do seu coração.

1. Eu raramente me sinto entediado.
2. No geral, sinto-me bem-disposto e positivo pela manhã quando prevejo o dia à frente.
3. Eu me sinto energizado, satisfeito e realizado com as atividades na minha vida e tenho pelo menos uma atividade em que tenho uma sensação de fluxo ou de que estou totalmente concentrado.
4. Tenho um senso de direção em minha vida e boas expectativas para o futuro.
5. Eu me sinto como se estivesse fazendo contribuições à minha maneira.
6. Sou introspectivo e capaz de identificar e nomear meus sentimentos.
7. Quase sempre consigo indicar um gatilho ou antecedente de fortes emoções positivas ou negativas.

---

* Este exercício pretende trazer atenção para o seu nível de Otimismo Prático e não pretende substituir uma avaliação de saúde mental por um clínico treinado.

8. Mesmo quando minhas emoções negativas são desconfortáveis, consigo examiná-las e aceitá-las sem me tornar autodestrutivo ou sem usar mecanismos de enfrentamento que não são saudáveis.

9. Sou capaz de expressar meus sentimentos de maneira apropriada à família, aos amigos e a colegas de trabalho.

10. Não tenho tantos sintomas médicos inexplicados — isto é, meu médico fez todos os exames em mim e descartou a possibilidade de que esses sintomas (como dor de cabeça, palpitações cardíacas, fraqueza, fadiga etc.) estejam relacionados unicamente a estresse.

11. Quando estou diante de um problema, dou conta de encontrar algumas soluções possíveis com razoável facilidade.

12. Após chegar a soluções e opções, consigo delimitá-las e tomar decisões com facilidade.

13. Ao regular minhas emoções de maneira saudável, consigo me recuperar de reveses e decepções para que isso não interfira nas minhas tarefas diárias ou relações.

14. Quando não sou capaz de mudar uma situação que está me deixando chateado, tento encontrar uma forma de mudar minha atitude em relação à situação. Essa mudança de perspectiva me permite ressignificar o que seria uma situação desagradável para mim e torná-la uma experiência mais tolerável (e talvez até agradável!).

15. Persisto em uma tarefa até concluí-la — acredito que "com perseverança tudo se alcança".

16. Quando cometo erros, não fico me torturando nem passo muito tempo pensando no que "deveria" ter feito.

17. Ver outras pessoas tendo sucesso me dá um grande prazer, e consigo dar os créditos a quem os merece. Elogios verbais e reconhecimento do sucesso alheio saem de mim com bastante facilidade.

18. Não fico me culpando ou culpando os outros, nem internalizo ou levo para o lado pessoal o comportamento ruim de outras pessoas.

19. Eu me defendo de maneira respeitosa, porque sinto que tenho com o que contribuir e tenho valor.

20. Faço o autocuidado necessário e não sinto que preciso da permissão ou da aprovação dos outros para descansar.

21. Sei quais são minhas habilidades e me sinto confiante em relação a elas.

22. Se me sinto mais ou menos em alguma coisa ou se estabeleci uma nova meta para mim, sinto-me capaz e confiante em minha capacidade de aprender as habilidades necessárias para levar a meta ou a atividade adiante e até ter êxito nela.

23. Não deixo que meus temores, preocupações ou arrependimentos me impeçam de perseguir sonhos e metas. Em vez disso, escolho ver/usar reveses e desafios como oportunidades de aprendizado e sou proativo em relação a tentar novamente.

24. Não tenho medo de pedir feedback ou buscar conselhos de pessoas que me inspiram e de mentores, quando quero alcançar alguma coisa.

25. Sinto que estou no controle de meu ambiente, incluindo minha capacidade de regular minhas emoções em meio a situações angustiantes ou desafiadoras.

26. Limito distrações e interrupções, ou seja, com frequência desativo as redes sociais, silencio meu celular e estabeleço limites para quando responder às mensagens. Resisto a multitarefas e correria.

27. Não sou consumido pelo medo de ficar de fora e sou capaz de me concentrar nas atividades que escolhi — e nas pessoas diante de mim.

28. Raramente me comparo aos outros.

29. Não sinto o peso de arrependimentos passados.

30. Não me desgasto com preocupações acerca do futuro.

31. Eu me sinto satisfeito com a qualidade e a quantidade de amigos/relações importantes que tenho. Eu me sinto compreendido pelas pessoas que são importantes em minha vida e posso contar com o apoio delas.

32. Consigo equilibrar a diversão na companhia de outras e um tempo significativo sozinho.

33. Sou intencional em relação a fazer e manter novas amizades (em especial quando me sinto solitário) e posso fazer isso com facilidade.

34. Sou capaz de encontrar um equilíbrio entre me autoacalmar e recorrer aos outros para ter conforto emocional.

35. Nas relações, sou proativo para resolver conflitos e dar apoio e conforto emocional aos outros. Os outros me procuram em busca de conforto emocional.

36. Planejo (ou já estou encontrando maneiras de) cumprir muitas das minhas metas de saúde e bem-estar — e movimentar-me com regularidade é uma delas.

37. Eu me esforço ao máximo para ter o atendimento médico e realizar os exames de saúde de que preciso.

38. Tento ser intencional em relação a estabelecer novas metas e seguir os hábitos necessários para atingi-las.

39. Tento ser aberto a novos aprendizados.

40. Encontro tempo para ficar em silêncio e refletir.

Embora eu sugira a você ler este livro até o final, pode ser útil saber de antemão quais são as áreas que podem demandar mais atenção. Nesse sentido, cada afirmação no exercício está relacionada a um princípio específico de OP, da seguinte forma:

1–5 — Propósito
6–10 — Processamento de emoções
11–15 — Resolução de problemas
16–20 — Orgulho
21–25 — Proficiência
26–30 — Presente
31–35 — Pessoas
36–40 — Prática de hábitos saudáveis

O objetivo dessas afirmações é ajudá-lo a entender suas áreas de interesse específico à medida que você abordar os pilares. Você pode achar que algumas áreas estão funcionando bem, mas pode ter ignorado outras. Ou pode identificar uma área em que está tendo um desempenho excessivo — por exemplo, está indo bem no trabalho, mas trabalhando demais — e outra em que está tendo um desempenho inferior — como construir relações com família e amigos (o Capítulo 7, "Presente", e o Capítulo 8, "Pessoas", podem ajudar!). Os pilares funcionam em sinergia, portanto as áreas em que você está forte ajudarão a lidar com as áreas que precisam de ajustes.

Todo mundo — não importa o quanto seja capaz — tem vulnerabilidades e pontos cegos. Eu mesma sou assim. Então, ainda que você sinta que "domina" uma área específica, espero que decida ler o livro até o final, como sugeri. Enquanto estiver lendo os capítulos e praticando as técnicas, retorne a este exercício quantas vezes precisar, para avaliar como está se sentindo em relação às ideias centrais que estão sendo exploradas.

Muitas delas podem parecer ideais muito distantes, sobretudo em momentos de estresse. E isso é totalmente normal. Ou, caso não consiga se identificar com algumas dessas afirmações, não se preocupe!

O OP não é um curso intensivo ou um conserto rápido, e sim uma companhia constante e uma abordagem de bem-estar para a vida, e você pode adaptar às suas necessidades. Se essas questões atiçam sua curiosidade a ir mais fundo, incluindo considerar fazer isso em um ambiente individualizado com um profissional de saúde mental, espero que ache o OP útil nessa jornada.

Incentivo você a ler este livro em sequência, porque os pilares são construídos um sobre o outro, começando por considerar seu senso de propósito e terminando com a prática de hábitos saudáveis que ajudarão você a realizar seu propósito — os pilares intermediários servem de andaimes para a construção de consciência emocional, capacidade de resolver problemas, um senso saudável de orgulho pessoal, proficiência nas habilidades que você precisa e quer, uma consciência firme das maravilhas da vida e um senso de pertencimento que o ampare. Se você sente que deve ir diretamente para um pilar específico, faça isso, mas lembre-se de voltar aos outros, porque todos eles funcionam juntos para sustentar o edifício belo e singular que é *você*.

É possível revisitar pilares específicos quando se sentir empacado ou em conflito. Pergunte a si mesmo: "Qual é o Pilar de que preciso agora?" Processar pode ajudar quando as emoções forem avassaladoras. Vá ao Capítulo 4, "Resolução de problemas", para um refresco, caso você esteja lidando com um desafio. Não desanime. Procure áreas de força em sua vida. Elas estão sempre ali, em cada um de nós.

Os Oito Pilares do Otimismo Prático

E aqui estão eles! Dê uma olhada nestas descrições mais completas dos pilares que você conheceu na Introdução. E então nos aprofundaremos neles.

Pilar 1: Propósito. O pensamento deliberado e intencional pode resolver quase qualquer problema — incluindo a antiga pergunta "Qual é o meu propósito?". Examinaremos como conectar-se com seu propósito e encontrar metas autênticas que energizam e inspiram você. E contarei um segredo que os já Otimistas Práticos (OPs) sabem: nem sempre é preciso encontrar ou buscar sentido na vida. É possível *criá-lo*.

Pilar 2: Processamento de emoções. Identificar, expressar e liberar emoções com habilidade pode aumentar a energia, melhorar o humor, a memória, a concentração e a saúde em geral. Quando se tratar de emoções fortes, falaremos de como identificá-las, evocá-las e domá-las! Você aprofundará sua sabedoria e sua consciência emocionais, aprenderá a enfrentar emoções dolorosas ou negativas e a maximizar as positivas, e (o melhor de tudo) as deixará trabalhar para você, não contra você.

Pilar 3: Resolução de problemas. Apresentarei a você os Cinco Rs da regulação emocional e da resolução de problemas do mundo real, para ajudar a combinar intuição e lógica e se tornar um mestre solucionador de problemas, transformando obstáculos em oportunidades, engajando-se na resolução proativa de problemas, tomando decisões melhores... e aprendendo a deixar para lá — porque nem tudo e todos merecem sua energia.

Pilar 4: Orgulho. Mostrarei a você como desafiar pensamentos e comportamentos autodestrutivos e negativos, além de usar a autocompaixão para desenvolver um senso saudável de autovalor que permanece estável independentemente dos altos e baixos da vida. Resultado: uma vida mais feliz, autêntica e gratificante.

Pilar 5: Proficiência. Os Otimistas Práticos sabem como ir de "Eu quero fazer isso" para "Eu fiz isso!". Exploraremos por que sua crença em suas capacidades é tão (se não mais) importante quanto sua capacidade de fato, e como construir confiança em suas capacidades e melhorá-las.

Pilar 6: Presente. Aqui exploraremos o poder do foco para eliminar a confusão mental, afastar preocupações, livrar-se de ruminações e arrependimentos passados, destruir distrações e combater comparações. Trabalharemos as ferramentas necessárias para você retomar seu tempo aqui e agora, criar uma relação mais saudável com a tecnologia e as redes sociais, e manter longe a depressão e a ansiedade.

Pilar 7: Pessoas. Compartilharei maneiras de desenvolver uma prática de relação (consigo mesmo e com os outros) para reduzir a solidão, fazer novas amizades, consolidar vínculos existentes e cultivar um senso de pertencimento, mais alegria e satisfação nas conexões com pessoas queridas e no trabalho (dica: sintonização emocional é a receita secreta).

Pilar 8: Prática de hábitos saudáveis. Investigaremos por que os otimistas são mais saudáveis e têm uma longevidade excepcional, e como usar o op para criar novos hábitos. Compartilharei os Quatro Ms da Saúde Mental (maestria, movimento, engajamento significativo e atenção plena)[*] como

---

[*] Em inglês, *Mastery, Movement, Meaningful Engagement* e *Mindfulness*. (N. do T.)

hábitos embasados pela ciência para tratamento e prevenção de doenças. Também falarei por que a automaticidade é o segredo da longevidade.

Nos próximos capítulos, examinaremos em mais detalhes cada um dos Oito Pilares do Otimismo Prático. Apresentarei a você pacientes (cujos nomes e detalhes de identificação foram alterados para as composições de casos) que utilizaram esses princípios para mudar suas visões e vidas: Sam, um executivo com burnout que teme já ter passado de sua melhor fase e acha que seu casamento está enfrentando problemas; Nicole, uma mãe trabalhadora em conflito com decisões no trabalho e na família; Lina, que tem muito a oferecer, mas está com dificuldade de pedir para ser incluída; Shelly, que me procurou descrevendo-se como "quebrada" por um trauma; e outros. Compartilharei mais de minha própria história, quando busquei me reconciliar com meu darma — meu dever com a família, a sociedade e os pacientes — e com o sentimento de que merecia a mesma compaixão que estava oferecendo aos outros. No processo, você aprenderá maneiras de tornar o Otimismo Prático uma prática regular em *sua* vida.

O Otimismo Prático é uma atitude, uma escolha e uma prática, e eu o pratico todos os dias. Em alguns dias, passo apenas cinco minutos "exercitando o OP", e em outros, um pouco mais. Uma coisa é certa: é um exercício de fortalecimento. A incorporação do treinamento em Otimismo Prático em minha rotina médica se tornou parte integral de meu plano de tratamento para muitos dos meus pacientes, mas também foi transformadora em minha própria vida. Ajudou-me a me arriscar, a persistir apesar dos obstáculos e a ter êxitos que, durante algum tempo, julguei impossíveis para mim. Espero que o Otimismo Prático auxilie você a iluminar seu lugar no mundo.

Ao ler os capítulos e praticar os Pilares, saiba, por favor, que tudo neste livro é uma sugestão: se não funcionar para você, deixe para lá. Se ecoar por aí, experimente! Você vai notar que alguns pilares ressoam mais, com o passar do tempo. Minha grande esperança é que este livro sirva de compêndio e referência. Talvez o seu exemplo inspire outras histórias. É preciso apenas uma pessoa para mudar o mundo. Espero que seja você, meu amigo Otimista Prático!

Para conferir as referências científicas citadas neste capítulo, por favor, visite doctorsuevarma.com/book (em inglês).

CAPÍTULO 2

PROPÓSITO

Conectar-se com o que energiza e inspira você

> *Quando um homem não sabe para que porto navega, nenhum vento é favorável.*
>
> — Sêneca

Há uma breve discussão sobre suicídio nesta seção. Você pode pulá-la caso o tópico o afete demais, ou pode permanecer por mais tempo caso se sinta à vontade. Embora foque o papel do propósito como um pilar essencial do programa de OP, este capítulo também discute o que acontece quando sentimos que não temos um propósito.

SAM, UM EXECUTIVO DE MARKETING DE 47 ANOS, PROCUROU-ME POR INSISTÊNCIA da esposa. Ele estava perdendo a calma com ela e as crianças, e ela estava cansada disso tudo. De muitas maneiras, ele também estava.

Quando lhe perguntei o que o fazia feliz, o que o fazia levantar-se da cama toda manhã, ele disse: "Dra. Varma, eu me sinto como se tivesse perdido a direção. As horas no trabalho são longas e cansativas, assim como as duas horas e meia que levo para ir e voltar. Mas não estou recebendo o reconhecimento que mereço. Eu me sinto como se estivesse fazendo as coisas por fazer, apenas pondo mais dinheiro nos bolsos da empresa. Não era isso que eu imaginava para mim aos 47 anos."

Perguntei a Sam se ele se sentia desanimado de forma semelhante em casa. "Estou mais irritadiço", respondeu ele. "Minha mulher reclama que estou distante. Ela vai dormir antes de mim, em parte para me evitar, eu acho. Às vezes adormeço no escritório de casa. Não consigo me lembrar da última vez que saímos à noite ou nos divertimos. Mas, com três filhos, no fim do dia estamos exaustos."

Apesar da fadiga e dos sinais de burnout, algo estava preocupando Sam. "Há uma colega de trabalho mais jovem e atraente prestando muita atenção em mim. Não quero ser infiel. Amo minha mulher, mas, francamente, estou gostando. Essa mulher e eu saímos para beber algumas vezes, sempre com outros colegas. Também estou bebendo mais."

As palavras de Sam estavam dando pistas sobre vários problemas em sua vida que precisavam ser tratados, incluindo um conflito interno que ouço com frequência: ele se sentia desconectado de seu senso de propósito.

A busca por sentido, propósito, profundidade ou direção é um anseio humano universal. É um tema na mitologia, em textos sagrados e na literatura popular — provando que muitos de nós não nascemos cientes do nosso propósito. Se você sente que não tem um propósito claramente definido, pode ter certeza de que não está sozinho.

Sam também estava perdendo oportunidades de alegria e diversão. Alegria *mais* propósito leva a florescimento — uma meta essencial para os Otimistas Práticos. Buscar um propósito à custa de alegria pode parecer uma tarefa penosa mesmo quando o que você está fazendo vale a pena e faz sentido, como trabalhar, cuidar de filhos, cuidar de uma pessoa amada ou servir à sua comunidade. Buscar a felicidade sem um propósito pode, no fim das contas, parecer algo superficial. A falta das duas coisas — o caso de Sam — leva à degeneração e até mesmo à infelicidade. Se esse estado se prolonga, pode fazer a pessoa perder a esperança e qualquer senso de agência. Quando isso acontece, a depressão é um risco real.

Notei que, quando o propósito e a alegria diminuem, as pessoas vêm falar comigo. Acho que foi isso que finalmente me levou para a terapia. Eu tinha toneladas de propósito em ajudar os outros. O que eu não tinha tanto era treinamento para buscar alegria. Eu era boa em dar. Não era tão boa em receber o que eu precisava para poder continuar dando.

Como é ter propósito e alegria? É ter prazer em nossas relações (na maior parte do tempo!), encontrar maneiras de tornar nosso trabalho significativo (possivelmente refazendo nossa função — mais sobre isso adiante) e buscar atividades em que sentimos o que é conhecido como estado de fluxo.

O fluxo, descrito por Mihaly Csikszentmihalyi em 1975, é a experiência de pessoas se engajarem em atividades por prazer, mesmo quando não são extrinsecamente recompensadas (isto é, com dinheiro ou fama). O fluxo envolve engajar-se profundamente, mergulhar em algo que oferece prazer e desafio. Aqui, consciência e ação se encontram: estamos absorvidos, alertas, energizados

— e nada mais parece importar. Nosso nível de habilidade e o desafio da tarefa estão quase perfeitamente alinhados. Parece o estado máximo de maestria e de estar totalmente concentrado — você está aprendendo, crescendo *e* tendo prazer. O fluxo parece o casamento perfeito entre propósito e alegria.

A chave para alcançar uma vida de significado, alegria e fluxo é buscá-los propositalmente. Compartilharei como desenvolver seu roteiro pessoal para o propósito, por meio de um plano concreto em três passos que chamo de os Três Caminhos para Reacender seu Propósito. Eles se traduzem no acrônimo AIM (veja a página 58).

DEFININDO PROPÓSITO

Defino *propósito* como uma maneira de se tornar muito intencional e atento em relação ao que você quer fazer. Propósito é o que faz você se levantar de manhã. Ele o motiva, anima e impulsiona de forma positiva. Quando está animado com alguma coisa que beneficia os outros e quando a busca dessa meta também é benéfica à sua saúde e ao seu bem-estar, você sabe que tem um senso de propósito.

Quando vivemos com propósito, outras coisas tendem a se encaixar. É mais fácil tomar decisões (*Será que isso se alinha ao meu propósito?*) e dizer não — algo que muitos têm dificuldade de fazer. Propósito é uma proteção contra inveja, comparações e o medo de ficar de fora (FOMO). Propósito é nosso primeiro pilar, porque é tanto o quadro dos sonhos para mapear sua vida quanto o andaime para construí-la como um Otimista Prático.

A falta de propósito pode se manifestar de várias maneiras. Igual a Sam, podemos nos sentir como se estivéssemos fazendo as coisas por fazer. Incerteza, dúvida e irritabilidade podem ser nossas companhias diárias. Distração ou comportamentos de escape — como a atração de Sam pela colega de trabalho ou sua tendência a beber em excesso — podem ser sinais de um propósito frouxo combinado à falta de alegria, manifestado em certos comportamentos que podem contradizer nossos valores centrais.

Com meus pacientes, escuto frases cruciais. Eles dizem a mim, a seus amigos ou a seus parceiros coisas como: "Eu costumava me empolgar com as coisas que estou fazendo, mas não estou mais aprendendo/crescendo/gostando/satisfeito… Estou evitando ou procrastinando… Eu me sinto perdido, entediado, cético, constantemente irritado, desvalorizado."

Às vezes esses comentários são parte de uma constelação maior de sintomas que sinalizam depressão e/ou burnout no trabalho (em particular a constelação de ceticismo, falta de autoeficácia, medo de trabalho e exaustão física e mental), e é por isso que uma avaliação cuidadosa é necessária. Para Sam, seu trabalho era um dos vários estressores. Agora, ele temia que as coisas não melhorariam em muitas áreas. Esses fatores, e o modo como eles estavam começando a prejudicar seu funcionamento e sua qualidade de vida, sugeriam depressão.

Sam confessou que houve um breve momento em que até questionou seu propósito de viver — perguntando-se se sua família ficaria melhor sem ele. Ele me disse que não estava pensando ativamente em pôr fim à própria vida, ou planejando isso, nem jamais chegara a esse ponto. Depois de ele me tranquilizar que não tinha nenhuma intenção ou plano de fazer mal a si mesmo, fiz perguntas mais profundas sobre esses pensamentos (e continuaria a avaliar e monitorar isso com perguntas específicas ao longo de nosso trabalho juntos, pronta para responder a elas com o tratamento apropriado quando necessário).

A ciência ainda está trabalhando para melhorar nossa proficiência na detecção precoce e na prevenção de suicídio,* sobretudo porque uma característica central é a impulsividade. Portanto, embora eu tivesse feito uma completa avaliação de risco, como faria com qualquer paciente, e embora tivesse avaliado que o risco de suicídio era baixo para Sam, também sabia que algo em sua vida precisava mudar para manter aquilo assim. A linha entre níveis de risco pode às vezes mudar e pode ser precedida por um senso de inutilidade e um sentimento de ser um fardo para os outros. Eu sabia que, como parte da depressão, sentimentos fortes de culpa e vergonha podem tomar conta e se somar a sentimentos de impotência e desesperança. Ter um plano claro preparado pode ser crucial quando o nível de risco muda, e Sam e eu abordamos o assunto.

Quando perguntei a Sam se ele se sentia assim há um ano ou mais, ele disse: "De forma alguma. Na verdade, eu estava empolgado para fazer 50 anos."

---

* O que você está aprendendo sobre Sam é uma versão condensada de sua história. Tive de selecionar aspectos relevantes do caso e do tratamento para os objetivos deste capítulo, que foca a importância de criar ou se conectar com o propósito, a alegria, o fluxo ou o significado em nossas vidas. A jornada de cada indivíduo é única. Não é minha intenção sugerir ou tentar apresentar uma discussão abrangente sobre depressão, burnout, problemas conjugais, saúde mental de funcionários e dinâmicas em local de trabalho, fatores de risco para suicídio ou tratamentos médicos e/ou de saúde mental disponíveis (nem sugerir que eles são amplamente disponíveis a todos os indivíduos, considerando as disparidades em assistência médica e na sociedade em geral). É importante discutir suas próprias preocupações com seu profissional de saúde.

Ele olhou para baixo, lágrimas brotando em seus olhos. Sam estava deprimido e, pelo que dizia, estava se sentindo sem propósito. Temi que isso pudesse logo se tornar desesperança, o que poderia resultar em uma trajetória mais decrescente para sua saúde mental.

Pode ser difícil separar a depressão do sentimento de falta de propósito. Uma pessoa pode estar fazendo um trabalho significativo, mas enfrentando o peso da depressão — isso mostra que você não pode apenas "ter o propósito" de sair de um transtorno médico como a depressão. Pelo contrário, a depressão pode obscurecer seu senso de propósito. A falta de propósito pode parecer deprimente. E ter propósito sem alegria pode tornar a vida vazia e sem sentido ou substância. É por isso que trabalho cuidadosamente com pacientes iguais a Sam, usando uma abordagem para a pessoa como um todo, o que inclui uma investigação médica completa, uma avaliação de risco e, quando indicado, medicações somadas a terapia e a intervenções no estilo de vida.

Compartilho isso não para alarmar você, mas para enfatizar a importância de não ignorar esses sentimentos. Cultivar um senso de significado ou propósito é vital para a saúde mental e pode ser uma proteção contra sintomas de saúde mental ou, em conjunção com outros tratamentos baseados em evidências, pode pelo menos aliviar o fardo deles e ajudar a nos estabilizar enquanto tratamos de um transtorno de saúde mental com um terapeuta, quando necessário.

Geralmente, porém, na ausência de outros sinais de alerta, a insatisfação, a procrastinação persistente ou um sentimento de estagnação ou degeneração me dizem que meus pacientes precisam voltar a se dedicar a seus propósitos e ver se há uma maneira de, ao mesmo tempo, obter mais prazer. Isso pode ser tão sutil quanto pais se voluntariarem na escola dos filhos para se envolverem mais na vida das crianças, acrescentando a isso uma saída à noite com outros pais, depois das reuniões. Vi esse combo propósito/prazer tomar a forma de uma sessão de exercícios para arrecadar fundos seguida de um jantar em grupo. Ou alguém cujo trabalho está consumindo suas noites e fins de semana decidindo reaver seu tempo e retribuir ao se voluntariar em uma horta comunitária aos sábados. O esforço não precisa ser grande. Basta fazer uma pergunta-chave:

Como posso agregar valor aos outros por meio dos meus talentos inatos e dos meus interesses, ao mesmo tempo que invisto em mim mesmo, para aumentar minha alegria ao longo do caminho?

Às vezes nosso anseio de encontrar propósito em nossas vidas assume a forma de um interesse ou desejo de tentar algo novo, uma aspiração a algo mais profundo ou uma vontade de contribuir de maneira significativa — para tornar nosso mundo um pouco melhor e mais luminoso.

Forças externas também desempenham um papel. Vemos pessoas fazendo coisas inspiradoras. Talvez nosso novo chefe seja um exemplo de propósito combinado à profissão. Eventos mundiais também podem nos incitar a agir. Para muitas pessoas, a pandemia de covid-19 mudou seu propósito e suas prioridades.

Família e raízes culturais podem influenciar nosso propósito. Meus pais tiveram carreiras prósperas nos Estados Unidos, mas sempre acreditaram que seu propósito, seu trabalho e a comunidade a que tinham a intenção de servir estavam na Índia. Para os hindus, a palavra *darma*, derivada do sânscrito, é a crença na retidão, incluindo desde a conduta ética, religiosa e moral até o que se considera a maneira certa de viver. O darma nos chama a exercer essa retidão. Só então teremos cumprido nosso objetivo na vida. Meus pais acreditavam que cada pessoa tem um darma a cumprir. O darma de minha família era aprender a humildade e oferecer ajuda. Meus pais sentiam que retribuir ao mundo — procurar grandes necessidades e buscar supri-las de maneiras alinhadas com seus interesses, talentos e tendências naturais — avivava a eles e àqueles em volta.

Na Índia, eles seguiram sua missão de pôr a saúde mental de crianças à frente, assegurando que a avaliação e o tratamento de deficiências no aprendizado estivessem disponíveis em sistemas escolares por meio de um modelo baseado em forças, no qual crianças, independentemente de deficiências ou distúrbios, recebessem as mesmas oportunidades acadêmicas, artísticas e culturais em salas de aula integradas, e não separadas. Isso foi revolucionário, considerando os significativos estigmas e a discriminação que essas crianças haviam experimentado previamente.

Quando retornamos a Nova York, minha mãe, para preencher o vazio criado por termos deixado nossas atividades focadas em propósito na Índia, fundou o Instituto Cultural Indiano, onde ensinou hindi, cultura indiana e dramaturgia indiana a crianças de nossa comunidade. Ela escrevera um de seus artigos de pesquisa sobre as vantagens do aprendizado bilíngue de crianças e acreditava que um forte senso de identidade, comunidade e pertencimento era importante para a autoestima de uma criança. O instituto combinou essas filosofias para melhorar a vida de crianças na nossa comunidade. Ela continuou seu trabalho como supervisora de uma equipe de apoio a escolas de Nova York, bem como realizando testes educacionais com estudantes para avaliar suas necessidades de aprendizado. Também defendeu testes educacionais nos primeiros idiomas das crianças. Quando eu era pré-adolescente, ela me incentivou a lecionar para crianças apenas um pouco mais novas do que eu, já que na Índia eu absorvera a cultura e a história indianas e aprendera a falar, ler e escrever fluentemente em hindi. Tive muitos empregos desde então — no varejo; em serviços alimentares; em organizações de assistência médica, educacionais e comunitárias. O exemplo de meus pais e minhas antigas lembranças de trabalhar pela melhoria dos outros me ajudaram a encontrar significado e satisfação em meus empregos, ciente de que estava levando conforto e ajuda àqueles que servia.

Talvez a leitura disto esteja lhe dando ideias sobre influências da vida que se conectam com seu propósito. As perguntas de autoavaliação que estão adiante neste capítulo ajudarão você a se aprofundar.

Três conceitos equivocados sobre propósito
Existem três conceitos equivocados sobre propósito que, para mim, nos desviam da busca por ele.

Conceito equivocado 1: O propósito deve vir por meio de nosso trabalho.
Novo conceito 1: O propósito é mais que um salário.

O propósito provém de muitos aspectos da vida, incluindo hobbies, interesses e relações. É maravilhoso quando nosso senso de propósito é satisfeito por meio de um trabalho, mas, se sua situação no trabalho muda (ou você muda — mais sobre isso em breve), seu senso de propósito pode sofrer um golpe.

Embora tenha sido a relação com a esposa que levou Sam a me procurar, seus problemas começaram com o estresse e o burnout no trabalho, que afetaram sua autoestima. Filho de pais gregos que trabalharam incansavelmente em benefício dos filhos, Sam foi o primeiro de sua família a obter um diploma de pós-graduação e era lembrado com frequência a não "desperdiçar" isso. "A satisfação no trabalho não fazia parte do pensamento de meus pais. Eles pensavam em pavimentar o caminho para a qualidade de vida da geração seguinte e em dar a ela oportunidades que gerações anteriores não haviam tido: 'Estude; arrume um emprego bom e estável; mantenha esse emprego.'" Grande parte do autovalor e da identidade de Sam derivava de seu trabalho.

Como o trabalho não estava indo bem, isso teve um impacto sobre sua vida familiar. Ele começou a se sentir impotente e desesperançado em relação à situação no trabalho e então começou a questionar seu senso de autovalor.

Lembrar que seu propósito é portátil e não depende de um salário pode ajudar você a permanecer em contato com ele não importa o que esteja acontecendo no trabalho. Aumentamos nossas oportunidades de florescer quando buscamos significado e propósito em diversas fontes, incluindo nossas relações (com um parceiro, nossos filhos, amigos e colegas de trabalho) e nossos hobbies e interesses.

Portanto, se nosso trabalho é "só um trabalho" — como é verdade para muitos de nós —, não se preocupe. Propósito não precisa ser pago.[*]

Conceito equivocado 2: Propósito significa fazer algo "grande" e "importante" (ou que deve ter a aprovação/concordância dos outros). Novo conceito 2: Nosso propósito não precisa ser grande, glamouroso ou aprovado por ninguém.

Nosso propósito não precisa ser glamouroso ou aparecer nas redes sociais. Não precisa ser maior que o do vizinho. Não precisa se alinhar com o que os outros pensam que você deveria estar fazendo.

Sam estava condicionado a fazer o que fosse preciso para apoiar sua família, mesmo que isso não fosse gratificante. Toda vez que ele considerava abrir seu próprio negócio, o pensamento era rapidamente descartado por seus pais ou sua família estendida, da qual ele era muito próximo. "Eles não querem que eu passe dificuldades como eles passaram."

"Será que estou sendo autoindulgente por querer algo diferente?", perguntou ele. "Estou fazendo isso para fazer minha família feliz, mas está causando exatamente o efeito oposto."

Cabe a você conceber seu propósito e realizá-lo. Ele precisa parecer importante apenas para você.

---

[*] Dito isso, cuidado ao julgar que, só porque você é pago, o trabalho não pode trazer um senso de prazer e propósito. Em seu livro *Beyond Boredom and Anxiety*, de 1975, Mihaly Csikszentmihalyi escreve que nos tornamos condicionados a pensar que "o que se precisa fazer não pode ser agradável. Então aprendemos a fazer uma distinção entre trabalho e lazer: o primeiro é o que temos de fazer na maior parte do tempo, contra nosso desejo; o segundo é o que gostamos de fazer embora seja inútil. Portanto, nós nos sentimos entediados e frustrados em nossos trabalhos, e culpados quando estamos no lazer".

Conceito equivocado 3: O verdadeiro propósito dura a vida inteira.
Novo conceito 3: Nosso senso de propósito pode mudar com o tempo.
O propósito pode mudar e crescer, assim como nós. Depois de retornarmos da Índia, minha mãe traduziu seu senso de propósito para nossa vida nos Estados Unidos fundando o Instituto Cultural Indiano, trabalhando como avaliadora educacional no sistema de ensino público e defendendo professores do Sul da Ásia por meio de uma organização que ela criou com meu pai. Realinhar seu propósito com nossa vida em Nova York a levou a um novo e rico campo de coisas boas que pôde fazer.

Seu propósito aos 18 anos será diferente de seu propósito aos 80. Isso é natural. Um estudo longitudinal publicado na *Psychology and Aging* que analisou pessoas ao longo de um período de 63 anos mostrou que, embora a personalidade mude aos poucos durante a vida, sua personalidade quando você fica mais velho pode ser bem diferente da que tinha na infância.

A consciência de que suas necessidades mudam pode ajudar você a se alinhar melhor ao seu propósito. Gosto de pensar nisso como uma atualização de software. Com frequência, vejo pessoas ficando empacadas, pensando que perderam o senso de propósito. Na realidade, elas estão agarradas a um propósito que já não lhes cabe mais.

PROPÓSITO FAZ BEM A VOCÊ: A CIÊNCIA DE RETRIBUIR

Viver com propósito pode melhorar cada aspecto de sua vida, desde sua saúde pessoal até seu êxito na educação, na carreira e na comunidade.

Em um estudo publicado na *Lancet*, os participantes que haviam expressado um senso de significado e propósito tiveram uma probabilidade 30% menor de morrer durante o período médio seguinte de oito anos e meio, em comparação àqueles com menos bem-estar.

Um estudo de 2013 publicado na *Journal of Behavioral Medicine* mostrou que, para cada aumento de um ponto em uma escala de seis pontos que media propósito na vida, adultos com doença cardíaca tiveram um risco 27% menor de sofrer um ataque cardíaco ao longo de um período de dois anos. E na *Journal of Psychosomatic Research*, para adultos mais velhos, um ponto de diferença em propósito significou um risco 22% menor de ter um derrame! Estudos também mostraram que a dor física diminui por meio do altruísmo.

Um senso de propósito aumenta seu tempo de vida! Você sabia que fazer um trabalho voluntário por pelo menos duas horas semanais aumenta a longevidade e melhora a saúde mental? De acordo com um estudo publicado na *American Journal of Preventive Medicine*, conhecido como Health and Retirement Study, em uma amostra grande (com diversas perspectivas de vida), além de nacionalmente representativa, de quase 13 mil participantes acima dos 50 anos, aqueles que fizeram trabalho voluntário durante cem horas em um ano ou mais em benefício dos outros tiveram um risco 44% mais baixo de morrer do que aqueles que não o fizeram — e relataram um efeito positivo maior, um senso de propósito maior, mais otimismo e menos desesperança, depressão e solidão.

Levar adolescentes a se voluntariar também beneficia a saúde deles. Um estudo randomizado publicado na JAMA *Pediatrics* mostrou que adolescentes que fizeram trabalho voluntário semanalmente (nesse estudo, o trabalho era ajudar crianças do ensino fundamental com o dever de casa, artes e artesanato, culinária e esportes) reduziram seu risco de doença cardiovascular — em específico, menos inflamações, colesterol mais baixo e menos incidência de obesidade. Estudos estão mostrando que dar apoio pode até ser mais benéfico para nossa mortalidade do que recebê-lo! (Embora eu pense que as duas coisas são igualmente importantes para nosso bem-estar e nossas relações.)

Conectar-se com uma visão maior do mundo pode nos ajudar a administrar os inevitáveis altos e baixos da vida. Pessoas com propósito têm baixas quantidades de cortisol e epinefrina — hormônios relacionados ao estresse — na urina, mostrando que ter propósito se traduz em ter níveis mais baixos de estresse. Ter um senso de propósito também nos protege contra depressão, ansiedade, pessimismo e burnout no trabalho, permitindo-nos experimentar alegria e prazer mais plenamente. Ter um senso de propósito é associado a um sono melhor, a um risco mais baixo de demência e a uma probabilidade maior de tomar medidas de saúde preventivas, como vacinas contra a gripe, mamografia e colonoscopia.

O estresse causa mudanças em um nível celular, e às vezes o estresse excessivo pode causar danos de tal forma, que sua idade biológica se torna maior do que sua idade cronológica (isto é, você tem 50 anos, mas tem uma saúde de alguém muito mais velho). Sabemos que um sinal de envelhecimento biológico é o encurtamento de nossos telômeros — as capinhas nas extremidades dos genes que naturalmente tendem a ficar mais curtas conforme envelhecemos.

O encurtamento de telômeros também pode sinalizar envelhecimento devido a estresse psicológico.

Mas um estudo sobre mães altamente estressadas que participaram de uma meditação mostrou que elas impediram o encurtamento de seus telômeros — e a prática de meditação foi associada a apoiá-las, renová-las e ajudá-las a se identificar com um senso de propósito! Como veremos no Capítulo 3, meditação é mais do que sentar-se em silêncio e limpar a mente. Pode ser um processo reflexivo que ajuda a guiar nossas ações.

Ter um senso de propósito cria hábitos melhores na educação e no trabalho. Por exemplo, estudantes incentivados a considerar a educação relevante para suas vidas têm uma tendência maior a se esforçar mais em aulas que acham entediantes ou difíceis. Por ter me inscrito em um desafiador programa pré--medicina aos 16 anos, enquanto trabalhava em horário integral para pagá-lo, posso atestar que minha conexão com meu senso de propósito foi uma força motora em minha educação.

Propósito faz bem aos negócios. De acordo com um relatório anual sobre o estado do local de trabalho norte-americano da Gallup, negócios que põem o propósito à frente dos lucros tendem a ser lugares mais agradáveis e mais bem-sucedidos financeiramente para seus funcionários no longo prazo. Empresas com s24senso de propósito são capazes de criar ambientes mais envolventes para os funcionários, o que significa melhor saúde mental, maior produtividade, mais prosperidade, longevidade na carreira e menos absenteísmo e "presenteísmo" (quando o funcionário comparece ao trabalho, mas é incapaz de ser produtivo ou comete muitos erros).

Ter propósito é bom para nós como indivíduos, mas também é coletivamente benéfico. Nossas ações impulsionadas por propósito nos aproximam mais daqueles que são servidos por elas. Pesquisadores verificaram que trabalhadores de hospitais ficavam 45% mais inclinados a fazer uma boa higiene ao lavar as mãos, quando eram informados de que isso ajudava a impedir que pacientes pegassem doenças, em comparação com quando lhes diziam que isso ajudava apenas a eles próprios. Conectar seus hábitos com um propósito voltado para um serviço inspirou um comportamento melhor. Ter um propósito — e um propósito com uma inclinação altruísta — está ligado a um senso de bem-estar geral melhor. Como aprendi em meus diferentes empregos iniciais, quando ressignificamos nosso trabalho ou nossos feitos diários em termos de como eles beneficiam os outros, muitas partes do dia que parecem maçantes podem ganhar um brilho de satisfação e propósito.

Portanto, considerando os benefícios do propósito para a saúde, vamos seguir para os Três Caminhos para Reacender Seu Propósito.

TER OBJETIVO NO PROPÓSITO:
OS TRÊS CAMINHOS PARA REACENDER SEU PROPÓSITO

Aim é um substantivo e um verbo.* Algo que você tem, algo que faz. Como substantivo, descreve a intenção, meta, propósito ou resultado desejado. Como verbo, refere-se a escolher uma direção, um alvo ou um objetivo. *Aim* é apropriado para estruturar a vida humana: somos o que pensamos e o que fazemos. É apropriado para estruturar nossa busca por propósito, que é moldada internamente pelo que sentimos, pensamos e decidimos; e externamente pelo que fazemos. "Encontrar nosso objetivo" significa perguntar: "Aonde queremos ir e como queremos chegar até lá?"

Em meus Três Caminhos, AIM quer dizer: Reconheça, Identifique, Siga em Frente.**

> **Reconheça:** Reconheça suas decisões na vida, incluindo aquelas que lhe trouxeram para onde você está agora. Embora possa ter arrependimentos e insatisfações, reflita sobre o que isso lhe ensinou e como o preparou para este momento. Quando você reconhece onde está agora, libera recursos mentais essenciais para ir de onde está rumo a onde quer estar — apesar da ambivalência ou da tristeza que às vezes acompanha a troca do velho pelo novo.
>
> **Identifique:** Identifique o que está funcionando e o que não está, o que lhe traz significado e alegria e o que precisa acontecer para acrescentar mais desses aspectos à sua vida.
>
> **Siga em frente**: Dê passos ativos na direção que o leva a um senso de significado — desde explorar seu passado em busca de ideias até consultar seus mentores, pessoas inspiradoras e amigos para comemorar cada passo e sentir alegria e entusiasmo por sua mudança de trajetória.

---

* Em inglês, objetivo e objetivar. (N. do T.)
** Em inglês, *Acknowledge, Identify, Move Forward*. (N. do T.)

Saber seu objetivo lhe permite deliberar sobre o que você assume. Permite a você assumir responsabilidade por escolhas passadas: "Eu escolhi este caminho, não o outro" (note que eu não disse *melhor* — porque talvez aquela estrada tenha ajudado a trazer você para o caminho que está escolhendo agora).

Saber seu objetivo significa perceber que o propósito nem sempre segue um caminho linear. Algumas das pessoas mais interessantes e sábias que conheço são aquelas que deram muitas guinadas e voltas ao longo do caminho — e que podem apreciar isso como parte do belo passeio. Isso permite a você aproveitar ao máximo essas guinadas e voltas, colher lições com elas, escolher novas trajetórias e deixar para lá aquelas que já não lhe servem.

Ao ler cada seção e completar as autoavaliações abaixo, espero que você sinta seu objetivo adquirindo um foco mais nítido.

Caminho 1: Reconheça

A vida da maioria das pessoas é tão ocupada, que o desenvolvimento pessoal fica em segundo plano. Quando Sam ingressou em seu emprego, entregou 200% de si mesmo — e ficou esgotado. Ele subiu de posição rapidamente, mas à custa de ficar sem muito tempo para a família e atividades, hobbies e recreações que teriam renovado sua energia e acrescentado dimensão e alegria. Sem alegria e propósito, Sam ficou infeliz, mas agora percebia que também estava tornando sua família infeliz, assumindo o papel de mártir e se matando de trabalhar em um emprego pouco gratificante. Sua esposa reagiu, dizendo: "Nunca imaginei que você ficaria infeliz. Pensei que você queria isso." Sam percebeu que também pensara que queria aquilo. Mas agora aquilo não era suficiente.

O grande avanço de Sam foi responsabilizar-se pela própria vida. Em vez de culpar o emprego e a família, ele foi capaz de reconhecer, em essência: "Essas foram as escolhas que fiz. Foi bom por um tempo, e sou feliz por ter feito isso. Aprendi muito com esse trabalho." Sam passou a valorizar a oportunidade, a experiência, o progresso profissional e a estabilidade financeira proporcionados pelo trabalho duro e por aquele emprego. Mas também passou a reconhecer o que perdera: criar lembranças e comemorar marcos importantes com a família e os amigos. Ele precisou lamentar essas perdas enquanto avaliava a situação e seguia em frente.

Reconhecer o ocorrido não é castigar a nós mesmos por meio da culpa ou tentar "consertar". Às vezes ninguém tem culpa. Às vezes não podemos consertar. Só podemos aprender as lições e ser intencionais em relação para onde vamos a partir daí.

Com essas ideias em mente, considere estas perguntas:

- Existem situações em minha vida pelas quais preciso assumir mais responsabilidade?
- Qual foi minha contribuição para minha situação atual?
- Quais foram as circunstâncias que me fizeram escolher o caminho em que estou? [Eis alguns exemplos: era o que eu queria na época, mas não quero mais; era a única escolha que eu tinha/que minha condição financeira permitia; minha família queria; era a melhor opção na época.]
- Pode ter havido algum benefício em seguir o caminho que me trouxe até aqui, talvez até pessoas ou oportunidades às quais posso me sentir grato, mesmo que já não queira estar aqui?
- O que eu preciso aceitar em minha vida para ser capaz de mudá-la?

Fique sabendo

Propósito e burnout

Você pode estar tão ocupado realizando alguma coisa, que outras áreas de sua vida estão sofrendo. Mesmo realizações direcionadas por propósito podem cobrar um preço, como mostra a história de Sam (e a minha!).

Como acontece com nosso corpo, músculos desenvolvidos demais em alguns aspectos da vida (hipertrofia) podem levar a capacidades pouco desenvolvidas ou negligenciadas (atrofia) em outros. Esse desequilíbrio pode criar problemas com o passar do tempo. Às vezes, estamos investindo muito em nosso propósito — trabalhar, servir — e não o bastante em nossa alegria.

Quando nosso trabalho — incluindo nosso importante trabalho em nossas famílias e lares — começa a parecer pesado, isso pode significar várias coisas. Embora possa sinalizar nossa necessidade de nos reconectarmos com o propósito (isto é, ver o valor daquilo que já estamos fazendo), pode também sinalizar o início de um burnout que, se não for tratado, pode levar à degeneração e até mesmo à depressão.

O burnout inclui sentimentos de esgotamento de energia e exaustão, sentir-se cético e negativo em relação ao trabalho e ser menos eficaz e produtivo, como resultado.

Embora fazer contato com o que dá propósito, significado e alegria à sua vida possa protegê-lo de um burnout, ninguém está imune. Você pode ter um propósito forte e sentir profunda satisfação, até mesmo alegria, em seu trabalho e ainda assim estar suscetível a um burnout. Se há fatores além do seu controle — por exemplo, tarefas maçantes, formalidades ou burocracia absorvendo seu tempo; obstáculos constantes e frustrantes; discriminação; excesso de trabalho o tempo todo; padrões de injustiça, de falta de apoio ou de não ser reconhecido, valorizado ou devidamente remunerado; ou outros fatores que se põem entre você e as partes significativas do seu trabalho ou que tornam o trabalho significativo insustentável —, o burnout pode assumir o controle e, se não for avaliado, pode gerar pessimismo e depressão. Eis o melhor exemplo: o burnout entre profissionais de saúde causado pelos estresses constantes da pandemia de covid-19 somados às pressões já existentes em nosso sistema de saúde.

É muito importante fazer verificações frequentes consigo mesmo, com sua família e com seu local de trabalho, quando apropriado. Prevenir um burnout às vezes exige mudanças em fatores sistêmicos maiores, mas ao mesmo tempo em menor escala, e sentir-se reconhecido, valorizado e apreciado por seus esforços pode ser muito útil. Buscar ativamente oportunidades de crescer e agregar valor (a várias áreas de sua vida) para que você seja visto como valioso — e se sinta assim — também é importante. Sentir-se reconhecido e apreciado por seus esforços — no trabalho, na comunidade ou em sua vida diária — é essencial para prevenir um burnout. Procure também oportunidades de reconhecer os esforços de outra pessoa e, quando apropriado, faça-a saber do impacto positivo que ela tem no trabalho ou em casa. Em pilares que veremos adiante, você encontrará estratégias e práticas de autocompaixão para ajudar a aliviar quando houver obrigações demais, ou "saturação de darma" (Capítulo 5, "Orgulho"), e a reduzir o ritmo para aproveitar o momento (Capítulo 7, "Presente"). Você também encontrará a minha favorita para o autocuidado, os Quatro Ms (Capítulo 9, "Prática de hábitos saudáveis").

Caminho 2: Identifique

Com frequência, meus pacientes se surpreendem ao constatar que examinamos a interação entre muitos aspectos de suas vidas como parte do tratamento. Quando Sam fez isso, ficou impressionado com o efeito dominó que viu. A insatisfação no trabalho estava criando tensão em casa e vice-versa, e as duas coisas estavam estimulando (ainda mais) sua atração pela colega. O longo tempo de deslocamento entre casa e trabalho não lhe deixava nenhum tempo para se divertir, tornando mais atraentes a colega e os drinques à noite. Ele não estava dedicando tempo à sua saúde, o que drenava mais energia, aumentando o sentimento de que seu auge havia passado, enquanto aproximava-se dos 50 anos. Embora fosse grato por sua segurança financeira, Sam ficou chocado ao perceber que estava com dificuldade em várias áreas de sua vida.

Reconhecer situações que aconteceram é o benefício de uma vida bem vivida. E uma vida bem vivida deveria, na minha opinião, incluir pelo menos um ou dois arrependimentos. Apenas parte disso é brincadeira. Afinal de contas, se você não tem nenhum arrependimento, será que de fato viveu? Muitas vezes, tomamos as melhores decisões que podemos, considerando o conhecimento e as ferramentas que temos na ocasião.

Portanto, examine com cautela estas perguntas:

- Minha família ou meus antecedentes culturais influenciaram meu senso de propósito?
- Meu caminho atual ainda me serve? Ou será que preciso/quero fazer uma mudança? Como ela poderia ser? [Eis alguns exemplos: afastar-se de relações que não são saudáveis, de funções que já não lhe interessam ou de expectativas obsoletas, ou investir em outras relações.]
- Sabendo o que sei hoje, qual caminho *escolherei* desta vez?
- O que estou arriscando e/ou do que estou desistindo ao ter um objetivo diferente?
- O que posso ganhar ou aprender?
- Que ajuda eu precisaria para o que vem a seguir?
- Se eu visualizar uma balança antiga, com minha vida em um prato e minha alegria de viver no outro, a balança fica equilibrada ou pesa para um dos dois lados?
- Quais são as atividades que eu adoro, que me empolgam ou que acho satisfatórias ou gratificantes? Qual foi a última vez que as realizei?
- A quem eu gostaria de ajudar ou retribuir?
- Quando e onde (e/ou com quem) eu experimento um estado de fluxo? De aprendizado? De crescimento? De inspiração? [*Nota*: Sua lista de pessoas inspiradoras pode incluir pessoas vivas ou não, bem como personagens de ficção ou históricos.] Por que esses lugares, atividades e/ou pessoas me inspiram?

Se você está tendo dificuldade com essas perguntas, pare um pouco. E então retorne à tarefa em seu próprio ritmo.

PÉROLAS DE OP

- Tudo bem expressar gratidão, mesmo por coisas que você já não quer, e lamentar a perda de coisas que você um dia escolheu. Dor e gratidão podem coexistir.
- Tudo bem tomar um caminho diferente da vida que você construiu e que tem agora.
- Tudo bem escolher um caminho diferente do caminho das pessoas à sua volta ou um caminho que ninguém além de você compreende.
- Tudo bem reservar um tempo para ter alegria e significado — você não precisa servir aos outros à custa de seu bem-estar.
- Tudo bem ir com calma.

Caminho 3: Siga em frente

Depois que Sam passou a ter uma ideia mais clara de sua situação, seus sentimentos e suas necessidades, examinamos o que ele poderia fazer para trazer mais significado e satisfação para sua vida.

Como o senso de si de Sam era altamente baseado em sua vida profissional, ele queria começar a se tornar proativo em tentar criar um senso de propósito no trabalho atual. Embora receber uma boa remuneração ainda fosse prioridade, havia outra: sentir que seu trabalho ajudava outras pessoas e tinha um impacto. Sam perguntou ao chefe sobre administrar marcas focadas em sustentabilidade, educação ou mensagens sobre saúde, ou com um braço beneficente, refletindo seus valores.

Quando Sam viu que os projetos nos quais trabalhava estavam fazendo bem ao mundo, seu senso de propósito começou a se consolidar em torno de contribuir para algo maior do que si mesmo. Isso o levou a ver como suas ações podiam afetar positivamente outras pessoas, o que o ajudou a contrariar sua tendência anterior de focar como as ações alheias o afetavam.

Quando Sam se conectou com um senso de propósito, sua atitude começou a mudar. Sua irritabilidade diminuiu. Ele já não se ressentia por ninguém estar aplaudindo seus esforços, nem se preocupava que pessoas estivessem questionando qual valor ele estava adicionando enquanto pessoas "mais jovens e dispostas" ingressavam na empresa com metade de seu salário. Sua atitude mudou à medida que discutimos como suas percepções sobre envelhecimento estavam interferindo em encontrar seu propósito. Quando fez um esforço consciente para ser mais gentil e paciente, elogiar os outros e se tornar mais disponível como mentor aos executivos de contas mais jovens e novatos, antes vistos como concorrentes, Sam foi reconhecido por ajudar colegas juniores a se desenvolverem.

Também trabalhei com Sam para ajudá-lo a desenvolver uma vida mais significativa em casa, melhorando sua comunicação com a esposa (em vez de investir na colega de trabalho), aumentando a intimidade entre os dois e expandindo sua rede de amizades. Todas essas ações foram contribuições positivas para sua cesta de alegria e não contribuíram em nada para seu estoque de trabalhos enfadonhos! Também trabalhamos para ajudá-lo a criar tempo para relaxar, aprender e se exercitar. Quando se sentiu mais descansado, ele pôde participar mais das atividades dos filhos. Começou a se voluntariar na escola e a auxiliar os times esportivos deles.

Ao se comprometer com o processo e fazer as coisas um pouco de cada vez, Sam fez grandes mudanças para ter uma vida com mais propósito e alegria. A alegria era almoçar com colegas no trabalho, sair à noite com a esposa e fazer palhaçada com os filhos.

Algumas de suas ações foram internas, como quando Sam desafiou suas suposições negativas sobre envelhecimento e reduziu sua irritabilidade (mais sobre administração de emoções nos Capítulos 3 e 4, "Processamento de emoções" e "Resolução de problemas"). Outras foram externas, como quando Sam pediu um trabalho alinhado ao seu senso de propósito, passou a cuidar mais da saúde — para estar mais presente na família e ser mais paciente com todos eles — e procurou maneiras de se tornar um mentor no trabalho.

Seu próximo passo é desenvolver um plano de "propósito em movimento". Esse é um componente de propósito acionável. O propósito pertence a você, mas também depende de você. O que você fará para promover propósito em sua vida? Quando coisas negativas acontecerem, o que você aprenderá, decidirá e fará para dar um significado construtivo a elas?

Não se pressione a descobrir seu propósito já. A jornada em si com frequência dá pistas. Apenas comece! A seguir estão algumas ideias. Procure dedicar alguns minutos do dia a uma ou duas dessas atividades que promovem propósito. Espero que elas ajudem você a explorar as muitas maneiras de encontrar significado e alegria por meio de curiosidade, aprendizado, serviço, conexão, movimento e tempo na natureza, para citar apenas algumas!

1. **Cultive a curiosidade** por meio de livros, filmes documentários, podcasts, revistas científicas ou artigos. Mantenha uma lista de recomendações de amigos. Perceba o que você lê e vê — quais são os interesses que surgem continuamente?
2. **Encontre mais fluxo por meio de desafios de escolha.** Curiosidade e um pouco de desafio nos ajudam a desenvolver empolgação, combater a complacência, e servem como um antídoto à degeneração e ao burnout. Inscreva-se em uma aula ou treinamento. Desenvolva suas habilidades e candidate-se àquela promoção. Melhore seu domínio de um idioma ou seu desempenho em um esporte. Essa é a parte crescimento/aprendizado/maestria do propósito.
3. **Tente uma dica chamada ativação comportamental.** Se você não está certo sobre qual propósito escolher, ponha o carro na frente dos bois: deixe que uma ação proposital leve você ao propósito. Comece enchendo seu calendário de atividades que você acha que podem estimular e cultivar motivação, energia, significado e interesse, mesmo que no momento você não esteja se sentindo muito disposto a isso. Será que você está interessado em passar um verão no exterior, mas não sabe bem por onde começar? Enquanto pesquisa opções, inscreva-se em aulas de um idioma que o ajudará a se comunicar quando estiver lá. Esse pequeno passo pode preparar você para situações futuras.
4. **Conecte-se com o maravilhamento.** Lembrar a nós mesmos de que fazemos parte de algo maior pode nos ajudar a nos conectar com um desejo de contribuir para essa grande teia de vida da qual fazemos parte. Tente as práticas do Capítulo 7, "Presente", em particular aquelas para saborear e se maravilhar.
5. **Arrume um mentor, seja um mentor.** Pergunte a três pessoas que conhecem bem você o que elas acham que você faz melhor. Às vezes precisamos de ajuda para permanecermos responsáveis por nossas metas. Peça a alguns amigos que se preocupam com seu bem-estar para ajudá-lo a permanecer em seu jogo. Anteriormente você listou pessoas

que o inspiram. Quais padrões de pensamento e/ou ações o aproximariam mais dos ideais que elas representam? Quais de suas habilidades e paixões poderiam beneficiar os outros?

6. **Você poderia encontrar mais significado procurando reformular uma função no trabalho?** Talvez seja falar com seu chefe sobre acrescentar um trabalho que pareça inovador — um processo conhecido como redesenho de tarefas — e transferir algumas obrigações para outra pessoa, ou investigar outra divisão ou departamento onde o trabalho seria mais gratificante. Às vezes, trata-se de ver ou fazer o mesmo trabalho de maneira diferente — talvez assumindo uma iniciativa, projeto ou papel social da empresa que seria divertido/significativo para você ou que se alinhe aos seus valores — ou lembrar a si mesmo de como seu trabalho já ajuda outras pessoas (um processo chamado de redesenho cognitivo). Você também pode tentar fazer um teste on-line para definir quais são suas forças.

7. **Encontre um propósito em conjunto.** Ingresse em um grupo de networking, no Rotary Club, em um grupo de encontros ou em um clube de livros — ou crie e receba você mesmo um grupo.

8. **Transforme sua dor em propósito.** Sua dor levou a conhecimento ou transformou seu pensamento de um modo que possa ser útil aos outros? Conheço pessoas cujas experiências de vida extremas exigiram enfrentar perda, trauma e dificuldades — e compartilhar o que aprenderam se tornou uma parte importante de suas jornadas de cura. Sabemos que o altruísmo pode ser terapêutico para aqueles que passaram por um estresse severo. Vários dos meus pacientes manifestaram interesse pelas áreas de aconselhamento no luto, reabilitação e terapia — ajudar pessoas com problemas desde lesões físicas até transtornos por uso de substâncias resultantes de suas próprias experiências, perdas, provações e triunfos. Se retribuir parecer uma atitude difícil, sobretudo em meio à sua dor, tudo bem também. Se ou quando você estiver pronto, perceba que o que você dá não precisa ser um grande gesto ou algo que esgote você. Muitos dos meus pacientes no Programa de Saúde Mental do World Trade Center simplesmente acompanharam outros em consultas médicas no centro. A presença deles foi um grande presente a seus companheiros humanos.

9. **Inicie uma prática de "movimento para propósito".** É verdade! Exercícios nos ajudam a gerar mais propósito — e ter propósito promove exercícios e movimento (veja a Conexão Movimento-Propósito na página 68). Pelo menos três dias por semana, dedique tempo a um exercício de sua escolha. Registre em diário o modo como o movimento impacta seu humor, memória, concentração e motivação. Será que isso ajuda você a criar metas em outras áreas de sua vida?
10. **Dê a partida em sua prática de alegria.** Descarte tarefas que o deixam para baixo; acrescente tarefas que o põem para cima. Isso exigirá que você peça ajuda, talvez no trabalho (veja o número 6 desta lista), a seu parceiro ou a outras pessoas. Propósito é reivindicar o que é importante para nós — incluindo seu tempo e foco por meio de autocuidado, alguma diversão e redução de interrupções constantes (incluindo nossos hábitos de multitarefas ou distração). Você pode aumentar seu propósito reduzindo o ritmo e apreciando as nuances e o valor das tarefas em que está envolvido, suas conversas e seu efeito no mundo (mais sobre isso no Capítulo 7, "Presente"). Estar na natureza renova minha energia e alegria. Em dias ocupados, minha prática de alegria pode ser tão simples quanto sair para um café da manhã rápido ou um almoço entre reuniões, trabalhar em meu laptop do lado de fora ou trazer o lado de fora para dentro, pondo uma planta ou flores frescas em minha escrivaninha. Registrar seu tempo em um diário, notar os picos e vales emocionais e prestar bastante atenção aos contextos e às atividades que lhe trouxeram mais alegria pode revelar pistas para possíveis fontes de propósito.

Ampliando o pensamento

- Imagine sua vida daqui a um ano, cinco anos e dez anos. Como seria para você uma vida significativa e bem vivida nesses momentos específicos?
- Do que você gosta tanto, que faria de graça? (Você não precisa realmente fazer de graça, mas isso ajuda no processo de buscar ideias.)
- Do que o mundo precisa ou o que o mundo poderia usar neste momento?

> **A Conexão Movimento-Propósito**
>
> Sou fascinada — e entusiasmada — pelo poder dos exercícios de promover propósito. Sempre digo a meus pacientes para pensarem em exercícios como um antidepressivo natural. Depois que começam a se exercitar, eles passam a dizer que isso funciona mesmo.
>
> Exercícios são antídotos para a procrastinação e promotores de propósito. Como parte do Health and Retirement Study mencionado anteriormente — um projeto envolvendo cerca de 13 mil adultos com mais de 50 anos —, participantes responderam a perguntas que visavam avaliar seu senso de propósito na vida e a quantidade de exercícios que realizavam com frequência. Os autores definiram senso de propósito como "ter metas e objetivos que dão direção e significado à vida".
>
> Ter senso de propósito leva a um nível maior de atividade física e, em geral, aqueles que realizavam mais atividades físicas mostraram um senso de propósito mais forte!
>
> Exercícios dão estrutura, significado e um senso de realização, além de melhorar nosso senso de autovalor e nossa proficiência. Melhoram o humor, a memória, a concentração, o processamento de informações e a criatividade — nos deixando mais abertos às possibilidades. Ao aumentar nossa motivação, criam um círculo virtuoso: ajudam-nos a concluir tarefas que nos determinamos a fazer, aumentando nosso compromisso com nossas metas, o que fortalece nosso propósito. Bônus: exercícios e senso de propósito contribuem para uma longevidade excepcional.

SEJA FLEXÍVEL EM SEU CAMINHO, MAS FIRME EM SEU PROPÓSITO

Em seu livro *O homem em busca de um sentido*, o renomado psiquiatra austríaco Viktor Frankl fala sobre o que aprendeu como sobrevivente dos campos de concentração de Auschwitz — a importância de ter propósito na vida. "Pobre daquele que não viu mais nenhum sentido em sua vida, nenhum objetivo, nenhum propósito em continuar. Logo ele se perdeu."

Embora a maioria de nós nunca tenha vivido ou testemunhado as dificuldades de um campo de concentração, ter um senso de propósito nos conduzindo é um elemento vital para proteger nossa saúde, felicidade e relações. O filósofo Daniel Dennett já disse: "Encontre algo mais importante do que você e dedique sua vida a isso."

Espero que este capítulo tenha posto você em um caminho intrigante para buscar o que nutre sua alma; confirmado e revitalizado um propósito que o conduz; conectado você com fontes de alegria para nutrir propósito. Apropriar-se do seu presente e do seu futuro dessa maneira é a essência do Otimismo Prático.

Pesquisas mostram inequivocadamente que precisamos de um senso de propósito para ter uma vida longa, saudável e significativa. Espero que sua busca por propósito energize e nutra você. Confie que, quando encontrar e sentir essa onda especial de energia, esse brilho de satisfação na alma, você saberá. Esse sentimento é realmente único.

Para conferir as referências científicas deste capítulo,
por favor, visite doctorsuevarma.com/book (em inglês).

CAPÍTULO 3

PROCESSAMENTO DE EMOÇÕES
Nomear, evocar, domar (e ressignificar)

> *Qualquer coisa que é humana é mencionável, e qualquer coisa mencionável pode ser mais administrável.*
>
> — Fred Rogers

"Dormir quando o bebê está dormindo é um bom conselho...", disse-me Nicole durante nossa primeira sessão, vários anos atrás, "mas provavelmente é de alguém que, na verdade, nunca viu um bebê".

Eu sorri. Se meus pacientes pelo menos soubessem como às vezes eu me identificava com suas experiências!

Nicole era alguém que de algum modo conseguia administrar uma lágrima e um brilho nos olhos ao mesmo tempo. Ela me procurou quando estava experimentando ansiedade e depressão após o nascimento do primeiro filho. Conversamos sobre a transição para a maternidade — as mudanças na identidade e no corpo depois de dar à luz o primeiro bebê; como ela se sentia surpreendentemente despreparada para tudo isso — e sobre a desgastante mistura de amor, interesse e preocupação que a afligia e a impedia de "dormir quando o bebê estava dormindo".

Trabalhamos juntas até seu segundo filho completar 1 ano, quando Nicole foi capaz de continuar praticando sozinha as habilidades que aprendera, e nós duas concordamos que era um bom momento para encerrar a terapia, cientes de que nos falaríamos no futuro, se fosse necessário.

Nicole estava em um bom lugar e pronta para "voltar completamente ao jogo com o trabalho e as amizades" quando encerramos a terapia. Então, algum tempo depois, recebi uma mensagem de que ela e o marido (que eu conhecera em nosso trabalho juntas) haviam tido o terceiro filho vários meses antes: "Precisamos conversar."

Agora Nicole era uma mãe de três filhos com idades inferiores a 6 anos e que trabalhava. Há pouco tempo, ela matriculara a filha de oito meses, Emma, em uma creche e voltara a trabalhar em horário integral depois da licença-maternidade.

"Eu me sinto arrasada, mas é diferente da depressão pós-parto", ela me disse. "Agora sei o que está me incomodando, mas ainda não sei o que fazer. Sinto um peso, como se um elefante estivesse sentado em meu tórax."

Com os dois primeiros filhos, disse Nicole, ela e o marido haviam conseguido equilibrar a rotina diária de escola, esportes e encontros das crianças com amiguinhos, para brincar. Com três filhos, esse hábil malabarismo estava mais parecido com um monte de bolas caindo. Emma era propensa a infecções no ouvido, exigindo que Nicole e o marido — mas principalmente Nicole — se afastassem do trabalho para ir a consultas médicas e cuidar dela em casa. Depois de Emma passar por vários ciclos de medicação, os médicos pensaram que uma cirurgia no ouvido poderia diminuir as infecções. Em um último esforço para evitar uma cirurgia, o pediatra de Emma sugeriu mantê-la em casa por dois meses. Sem exposição a outras crianças na creche, seus ouvidos poderiam se recuperar melhor.

Isso pareceu um soco no estômago de Nicole. Como ganhava menos, seria ela a pessoa que sacrificaria o trabalho para ficar com Emma.

Eu sabia que Nicole preferia a creche em vez de uma babá, citando a estrutura da instituição e a socialização como prioridades no cuidado infantil. Agora eu estava descobrindo que havia outras questões envolvidas.

Nicole entendia que contratar alguém para cuidar de Emma em casa lhe permitiria continuar a trabalhar e ao mesmo tempo reduziria a exposição da filha. Felizmente, a família tinha condições para isso. Mas algo a estava impedindo: "Uma voz dentro de mim diz que não sou uma boa mãe se contrato uma pessoa para me ajudar."

Os transtornos de saúde mental periparto (isto é, aqueles que ocorrem antes ou depois do nascimento) são complexos e ocorrem dentro de um contexto social mais amplo. Embora Nicole estivesse usando ativamente o trabalho na terapia para manter esses sintomas afastados, às vezes até mesmo as melhores habilidades de enfrentamento podem parecer insuficientes quando não nos sentimos apoiados, em especial diante de barreiras (sistêmicas) maiores.

Nicole e eu discutimos os desafios e o apoio em grande parte limitado que muitas mães e famílias jovens experimentam em nossa sociedade, incluindo como a diferença de salário entre os gêneros se traduz em reveses nas carreiras de muitas mulheres, que abrem mão de um trabalho com remuneração menor, para cuidar da família. Acrescente a isso a expectativa irrealista de que as mulheres sejam perfeitamente profissionais, mães e parceiras, e você tem um padrão impossível combinado a um sacrifício irritante.

Mas, embora seja reconfortante saber que não estamos sozinhas, que o que estamos vivenciando é parte de uma construção social maior que está quase toda fora do nosso controle ou da nossa responsabilidade, podemos, sim, controlar algumas variáveis. É importante maximizar nossa percepção de que temos opções. Às vezes, saber que temos escolhas (mesmo que sejam limitadas) promove um senso de agência em nossa situação, ajudando-nos a combater a impotência que pode nos levar ladeira abaixo (como na depressão).

Eu era sensível ao contexto social, mas via que algum processamento emocional era necessário. Era importante examinar por que Nicole não se sentia capaz de agir em um contexto no qual sabia haver soluções em potencial. Possibilidades e soluções estavam do outro lado da represa que ela erguera contra algumas das fortes emoções evocadas por essa situação, que estava ameaçando transbordar.

Se eu tivesse que capturar a essência do Otimismo Prático, seria isto: administre suas emoções, senão elas irão administrar você. Explicando de maneira simples, administrar emoções é ser capaz de nomeá-las, evocá-las, domá-las e então ressignificá-las para que atuem como um feedback valioso, ajudando-nos a resolver problemas e melhorar nossas relações. Existem duas maneiras principais de fazer isso: processamento emocional e regulação emocional.

O processamento emocional, como exploraremos aqui, requer ter consciência do que estamos sentindo e de como nossas emoções se conectam com experiências passadas.

A regulação emocional, que discutiremos no próximo capítulo como parte da resolução de problemas, requer perceber e administrar nossas exatas emoções a cada momento nas situações, em tempo real. O processamento emocional e a regulação emocional são pilares distintos, mas relacionados, do Otimismo Prático. Você precisa de ambos para ser plenamente eficaz.

Se não processamos nossas emoções, ficamos à mercê delas, reagindo de forma reflexiva à vida por causa de nossos sentimentos intensos, necessidades não atendidas, roteiros datados e receios. Podemos ter dificuldade de escolher a resposta mais racional às situações. Ou, como Nicole, podemos ficar tão atolados em nossas emoções, que nos sentimos incapazes de agir. Esse pilar foca entender nossos sentimentos, para que possamos resolver problemas melhor, de forma mais eficaz, e defender a nós mesmos, trabalhando com tanta eficiência quanto somos capazes, dentro das circunstâncias existentes — e percebendo que, às vezes, temos um pouquinho mais de controle do que pensamos, mesmo que seja apenas sobre nossa reação a uma situação.

Neste capítulo, examinaremos como podemos nos tornar amigos das nossas emoções, reconhecê-las, respeitá-las e entendê-las, além de usá-las.

O EFEITO ICEBERG

Há um velho ditado que diz: "Levei quinze anos para me tornar um sucesso da noite para o dia." O marketing inteligente e as redes sociais podem fazer o sucesso parecer fácil. Mas, quando olhamos para alguém que consideramos inspirador e bastante eficiente, estamos vendo a ponta do iceberg: alguém que é calmo, confiante, habilidoso, decidido e empático. Somos atraídos por sua energia positiva e suas ações. Não vemos o trabalho interno que ele faz para aumentar seu potencial e o dos outros.

Esse é o trabalho do processamento emocional. Livres de emoções intensas e dolorosas, esses indivíduos podem tomar decisões com clareza e têm uma forte influência positiva sobre outras pessoas.

Nicole era brilhante e muito capaz. No trabalho, estava constantemente apagando incêndio para os outros. Mas e a combustão interna que pode nos impedir de sentir e fazer o nosso melhor? Será que estamos avaliando as situações com precisão, e não projetando descontentamentos e traumas passados em nossa vida atual? Será que nossas respostas são apropriadas, alinhadas aos nossos valores e às nossas metas planejadas? Tenho pacientes que dizem: "Quero me aproximar mais do meu parceiro, mas eu o estou chateando com minhas palavras. O que está acontecendo?"

Se você não está em contato com suas emoções, não pode responder de forma apropriada, porque suas emoções, goste ou não, estão atrapalhando sua avaliação; estão controlando você.

O verdadeiro sucesso requer não apenas habilidades tangíveis, mas também capacidade de administrar bem a mais intangível de todas: nossa própria mente. Esse é o jogo interno do processamento emocional.

FERRAMENTAS DO NEGÓCIO: COMO AS EMOÇÕES NOS AJUDAM

A palavra *emoção* vem do francês *emouvoir*, que significa "uma perturbação (social) comovente, inquietante ou física", abrangendo estados mentais previamente caracterizados como apetites, paixões e afeições ou sentimentos.

Historicamente, as emoções eram vistas como intrusões com as quais nenhum indivíduo com respeito próprio e autocontrole iria querer ter algo a ver. A ciência revela uma história diferente.

Embora cientistas ainda estejam elaborando como as emoções surgem e interagem com nossa consciência, podemos pensar nelas como experiências biológicas breves, intensas e espontâneas que ocorrem quando nossa reação a algo no ambiente se correlaciona com um processo fisiológico em nossos cérebro e corpo. Algumas, como o medo, geralmente duram de segundos a minutos. Outras, como a tristeza, podem durar até duas horas (ou muito mais). Emoções que permanecem por horas ou dias são chamadas de humores.

Ao contrário da crença histórica, as emoções servem a um propósito. Estão intimamente ligadas à nossa motivação e aos nossos impulsos. Impulsos podem mobilizar emoções a produzirem um resultado específico por meio da promoção de certos comportamentos. Charles Darwin acreditava que as emoções eram adaptações que permitiam aos humanos e animais sobreviver e reproduzir. O medo pode nos motivar a fugir de uma ameaça; a raiva pode nos motivar a confrontá-la. Motivada pelo amor ou pelo desejo de senti-lo, uma pessoa pode buscar um parceiro e se reproduzir. Nossas emoções nos ajudam a priorizar, planejar e focar aquilo que demanda nossa atenção, influenciando os processos de pensamento. Assim, as emoções servem para maximizar nossas chances de sobrevivência, permitindo-nos evitar o perigo, prosperar correndo riscos oportunos e apropriados e, por fim, transmitir esse acúmulo de riqueza, sabedoria e conhecimento a futuras gerações. Constatou-se que os únicos 46 movimentos faciais reconhecidos pelos especialistas Paul Ekman e Wallace Friesen podem ser combinados em mais de 7 mil formas diferentes. Parece evidente que não teríamos um conjunto tão surpreendente de capacidades de expressão, se as emoções não tivessem nenhum papel positivo para desempenhar.

De uma perspectiva evolutiva, nossa sobrevivência depende de nossas relações em comunidade. Emoções podem promover a coesão de um grupo, ajudando-nos a entender uns aos outros.

Apesar dos pontos em comum no modo como experimentamos emoções, pode haver diferenças transculturais em nosso jeito de expressá-las — normas sociais que internalizamos na infância. Em um experimento clássico, pesquisadores observaram em segredo participantes japoneses e norte-americanos assistindo a imagens e vídeos repulsivos e violentos, incluindo amputações e cirurgias. Pessoas com os dois tipos diferentes de vivência mostraram expressões faciais, caretas e reações de repugnância semelhantes.

Porém, quando um cientista estava na sala enquanto os participantes assistiam a essas cenas, os japoneses tiveram uma probabilidade maior de mascarar seus sentimentos com sorrisos. Em geral, na cultura japonesa julga-se menos aceitável demonstrar fortes emoções negativas diante dos outros (em especial se esses outros podem ser vistos como figuras de autoridade ou como alguém com um título formal) do que na cultura norte-americana. Mascarando suas expressões, os espectadores japoneses estavam aderindo às (tradicionais) regras de expressão emocional de sua cultura. Portanto, embora muitas expressões de emoção sejam inatas, pressões sociais, influências culturais e experiências passadas podem moldar isso.

Se as emoções servem para todos esses propósitos positivos, por que elas podem ser tão disruptivas? Temos mais neurônios em nosso córtex cerebral do que qualquer outro animal. E podemos agradecer ao nosso córtex cerebral por nossas capacidades sofisticadas — autoconsciência, linguagem, resolução de problemas, pensamento abstrato, funcionamento executivo, visão espacial, entre outras. Mas com todos esses talentos vem um lado negativo: a capacidade de se preocupar, perseverar e projetar no futuro coisas que muito provavelmente nem vão acontecer.

PÉROLAS DE OP

Nosso cérebro foi feito para nos manter vivos — não necessariamente sempre felizes.

O Otimismo Prático nos ajuda a maximizar as capacidades positivas do nosso cérebro e ao mesmo tempo estabelece limites em torno dos nossos processos de pensamento menos produtivos. Você pode pensar que preocupação ajuda, mas há uma diferença entre sentir preocupação que leva ao planejamento e à prevenção de problemas e ficar preso a preocupações excessivas.

Conforme mencionado, a maioria das emoções é breve — mas, se uma situação negativa é importante, a emoção tem grandes chances de persistir. A tristeza pode continuar por bem mais tempo, pois com frequência está relacionada a circunstâncias de vida prolongadas ou que se modificaram, como uma perda ou uma privação. Emoções podem persistir em torno de eventos ligados à nossa identidade, ou talvez em torno de uma situação que nos forçou a questionar o que acreditamos que é verdade ou, inversamente, que confirma isso.

É importante perceber a natureza passageira das emoções para não ficarmos mergulhados nelas ou temermos abrir as comportas emocionais. Pense nas emoções como visitantes: deixe-as vir e ir. Somos a única espécie que pode agir de forma contrária às nossas emoções. Temos o feedback rápido da consciência emocional *e* o lastro mensurado do pensamento racional. Muitas vezes, as emoções diminuem em questão de minutos se apenas observamos os pensamentos, os sentimentos e as sensações físicas que estão ocorrendo e deixarmos para lá. Compartilharei exercícios para fazer isso.

Sinto que as emoções dão informações valiosas e podem nos ajudar a tomar decisões — *se* (a) estamos em contato com elas e (b) podemos regulá-las. Pense em sua escala emocional como o teclado de um piano. O piano tem 87 teclas espalhadas por mais de sete oitavas, proporcionando um poder de expressão singular. Você pode tocar notas altas e baixas, até mesmo juntas. Nossa meta é sermos versáteis em termos emocionais, como um piano belamente afinado.

COMO EMOÇÕES NÃO PROCESSADAS PODEM NOS PREJUDICAR

Emoções não processadas podem prevalecer a ponto de não mais nos proteger ou nos conectar, mas sim ferir a nós e aos outros. Quando não são processados, a dor da perda; a agitação da ansiedade crônica; e a vergonha, o medo e a raiva, que são o legado tóxico do trauma, nos põem em risco de uma série de problemas de saúde física e mental. Aprendi isso em primeira mão quando minhas pernas literalmente não me sustentaram durante a sobrecarga de estresse/tristeza do treinamento médico combinado à doença de minha mãe.

A seguir estão alguns padrões que costumo ver e que me dizem que as emoções precisam ser processadas.

Superestimar a ameaça: subestimar nossa capacidade de lidar com ela

Quando superestimamos a ameaça e subestimamos nossa capacidade de lidar com ela, podemos responder com ansiedade, medo, retraimento ou fuga, e nada disso retifica o problema ou nos ajuda a lidar com nossa angústia.

Pessoas vulneráveis a essa resposta emocional podem ser mais sensíveis a nuances e influências externas e ter uma probabilidade maior de considerar uma série de resultados em potencial. As possíveis ramificações das situações podem ganhar grande importância. Mesmo estímulos neutros ou de baixa ameaça podem ser vistos como mais perigosos do que são, o que põe esses indivíduos em maior risco de ansiedade e depressão.

São muitos os exemplos. Ouvi incontáveis razões pelas quais as pessoas temem pedir um aumento de salário: "Vão me dizer que não mereço/é cedo demais/tenho sorte por ter um trabalho." Elas correm logo para os piores resultados imagináveis, ignorando as evidências que lembro a elas: "Você segurou as pontas no departamento no ano passado... Semana passada estavam elogiando e agradecendo a você...Você é bastante capaz de pedir o que precisa." Nicole temia negociar um salário para alguém cuidar dos filhos, perguntando-se como colocar um preço no cuidado de uma criança. Lembrei que ela trabalhara no RH durante anos, negociando salários e responsabilidades no trabalho. Embora isso parecesse ser uma situação completamente diferente, Nicole tinha as habilidades. Apenas não estava dando crédito a si mesma por elas. (No próximo capítulo, você aprenderá a tratar de processos de pensamento distorcidos que mantêm esse ciclo.)

Estresse demais *versus* o bastante

Pequenas quantidades de estresse controlável fazem bem a nós, gerando um crescimento neural, ou neurogênese, no hipocampo. Alguns exemplos incluem um trabalho extra, um hobby ou um projeto que você assumiu de bom grado, ou outro filho. Mas mesmo desafios positivos se tornam problemáticos quando ultrapassam nossa capacidade de responder a eles e de nos recuperarmos. Estresses crônicos incontroláveis causam um declínio da neurogênese no hipocampo que é associado à depressão e aos problemas de memória. De fato, a própria definição de estresse é de demandas externas e expectativas que sobrecarregam nossa capacidade e nossos recursos internos para lidar com elas.

Mas recusar desafios por temermos que eles nos estressem pode nos impedir de perseguir metas e sonhos. Muitos internalizam a ideia de que nossas emoções são "demais". Mas não é a presença ou ausência de emoção que prediz o sucesso. É se a quantidade de emoção é administrável.

A ansiedade em pequenas quantidades — o bastante para motivar, não para paralisá-lo — pode ajudar. Níveis baixos de epinefrina e adrenalina (pense: um pouco de agitação) levam a uma cascata de respostas biológicas, culminando em níveis cerebrais de norepinefrina que facilitam a memória e o aprendizado. Níveis de estresse administráveis combatem o tédio e nos motivam, fomentando picos de desempenho e produtividade. Em contraste, quantidades significativas de estresse fazem exatamente o oposto, impedindo a retenção de memória. Um experimento interessante com estudantes universitários estudando para uma prova constatou que, em pequenas quantidades, o aumento dos níveis de ansiedade estava, até certo ponto, relacionado a um melhor desempenho. Depois desse ponto, qualquer estresse ou pressão externos a mais levaram a um aumento da ansiedade, resultando em uma queda de produtividade ou desempenho.

Processamento emocional é aproveitar o poder das situações de pressão de modo que as condições sejam favoráveis para você fazer o seu melhor. Como Cachinhos Dourados na casa dos três ursos, procurando o mingau, a cadeira e a cama "certos", precisamos encontrar o nível "certo" de desafio estimulante.

Mas eis um segredo do OP: o estresse não é de fato um problema. O problema é a nossa percepção dele. Se percebemos que algo é administrável, provavelmente será. Pense no poder que isso tem! Começa com saber qual é a quantidade certa de ansiedade para nós. Desenvolvemos essa consciência não evitando, mas aprendendo a conviver com nossos sentimentos e a processá-los de maneira controlada e gentil. Então podemos aproveitar e usar nossa ansiedade para nos impulsionarmos para a frente.

Portanto, quando pacientes dizem que não querem fazer algo porque isso os deixa ansiosos, respeito seus sentimentos, mas também os exploramos: "Há algum valor em fazer isso?" Se há algo a ser ganho, examinamos o nível de ansiedade. Se é um desconforto moderado, mas que impulsione o crescimento, então realizar a atividade pode valer a pena.

"Ciclos emocionais": ruminação

Embora as emoções costumem durar pouco, há algumas notáveis exceções. Emoções negativas, em especial, são associadas à ruminação, um processo de pensamento repetitivo que repassa eventos e suas respectivas emoções negativas. Digamos que você fracassou em uma prova ou não conseguiu uma promoção importante. Você ficou abatido durante dias. Isso é um ciclo emocional. O pensamento condutor pode ser algo como: *não consigo fazer nada direito*.

Às vezes, sentimos a angústia desses ciclos. Outras vezes, mal os notamos até que o processamento emocional nos sintoniza com o ruído mental suportado por nós. Percebi que alguns ciclos emocionais de longa duração estavam subjacentes à ansiedade paralisante de Nicole em relação a contratar alguém para cuidar de Emma.

Como muitas mulheres, Nicole sentiu uma tremenda pressão para amamentar os filhos. "Entre minhas amigas e aqueles que me dão assistência médica, 'o melhor é o peito', e acredito nisso", disse ela. Mas Nicole disse que não recebera suporte no trabalho em relação aos seus horários para retirar leite após a licença-maternidade. Quando conseguia reservar vinte minutos da sua agenda repleta de reuniões, para usar a bombinha, não havia um local reservado para isso. Com frequência, ela bombeava leite na despensa de material, encostando-se à porta na esperança de que ninguém viesse procurar canetas. Seus horários irregulares para bombear leite e os níveis de estresse levaram a uma queda considerável na quantidade produzida, exacerbando sua ansiedade: "Eu não pude amamentar Emma por tanto tempo quanto os outros dois — talvez ela não tenha tido os benefícios do leite materno para o sistema imunológico."

Nicole também vinha de uma família que julgava duramente as mulheres que contratavam ajuda de fora. A família e os amigos estigmatizavam as creches — mas a percepção da família era de que ter alguém para cuidar dos filhos em casa em horário integral era algo para mulheres privilegiadas que não queriam ter o incômodo de criar os próprios filhos. As mulheres da família, disse Nicole, pareciam fazer "tudo sozinhas".

Muitas mulheres se culpam por terem dificuldades na maternidade, em vez de perceber que precisam mesmo da ajuda de todos para criar um filho. A capacidade de uma mulher de cuidar de um bebê enquanto está trabalhando exige apoio. Decisões sobre os cuidados com os filhos são estressantes — e parece que todos têm alguma opinião. É fácil entrar em um ciclo emocional de: "Não estou fazendo isso certo. Não estou fazendo o bastante. Não sou uma boa mãe."

O pequeno mecanismo de não poder: impotência aprendida

A impotência aprendida ocorre quando nos sentimos impotentes para impedir resultados negativos. Experimentos realizados em várias espécies de animais

— com ratos, cães e humanos entre os mais bem estudados — demonstraram o fenômeno. Em 1967, os psicólogos norte-americanos dr. J. Bruce Overmier e dr. Martin Seligman descreveram a impotência aprendida baseando-se em experimentos que constataram que cachorros que recebiam choques elétricos fora de seu controle não conseguiam, depois, aprender a escapar de choques em uma situação diferente, na qual escapar era possível. Logo em seguida, Seligman e o dr. Steven F. Maier realizariam experimentos confirmando a hipótese de que a passividade dos cães advinha da natureza incontrolável e inescapável dos choques originais.

Embora esses experimentos tenham estabelecido importantes fundamentos sobre a relação do pessimismo e da passividade com a ansiedade e a depressão, mais de cinquenta anos de pesquisas em neurociência nos deram uma compreensão mais clara e atualizada. Em um artigo intitulado "Learned Helplessness at Fifty: Insights from Neuroscience",* Seligman e Maier escrevem que sua equipe havia entendido a teoria de trás para frente. Cinco décadas depois, eles explicam que a passividade e a ansiedade em consequência ao choque não são aprendidas (como pensavam antes), mas sim a resposta padrão de mamíferos a condições adversas prolongadas. O que aprendemos, portanto, não é a impotência, mas o controle. Podemos superar a regulação padrão de passividade utilizando nossa agência e nossa percepção de controle.

Como isso acontece no cérebro? A atividade do córtex pré-frontal ventromedial (CPFVM), envolvido na percepção e na detecção de controle, é crucial para inibir a atividade serotoninérgica no núcleo dorsal da rafe (NDR), que faz surgir a ansiedade e a passividade devido aos eventos aversivos contínuos. É como se nosso cérebro anterior mais racional (que evoluiu mais tarde) estivesse dizendo ao nosso tronco cerebral mais reativo (que evoluiu mais cedo), nas palavras de Maier: "Acalme-se, tronco cerebral, temos a situação sob controle." Treinar nosso cérebro a ativar o CPFVM para melhorar a percepção de controle nos tranquiliza e encoraja a sair da posição de "impotência" padrão que concebe o estresse como incontrolável. Aí, entra o OP — que nos ajuda a detectar e promover um senso de controle por meio de várias modalidades. Resolvendo problemas, promovendo proficiência, desafiando distorções e ressignificando pensamentos negativos, o OP ativa nosso "circuito de esperança".

Quando as experiências da vida nos condicionam a acreditar que não há nada a fazer nessas situações, podemos nos tornar espectadores passivos

---

* "Impotência aprendida aos cinquenta: insights da neurociência". (N. do T.)

das nossas vidas. Quando a vida constantemente nos chuta para o meio-fio, interferindo na nossa capacidade de retomar o passo e o fôlego, nós nos tornamos céticos, e até pessimistas, em relação à nossa perspectiva de mudar o futuro. Começamos a nos sentir tristes, sem esperança, impotentes, presos na autodúvida, questionando nosso autovalor e às vezes até o propósito da nossa existência: "A vida não vai melhorar/só pode piorar." Então sei que preciso intervir rápido, uma vez que a depressão pode tomar conta e o risco de suicídio pode aumentar rapidamente.

Dissonância cognitiva: Nós contra o mundo

"Quero manter meu trabalho", disse-me Nicole. "Trabalhei duro demais para chegar até aqui." Ela também entendia que a maioria das famílias precisa de duas rendas. Mas tinha dificuldade de contratar alguém para ajudá-la em casa "por causa das expectativas com as quais fui criada".

De acordo com Nicole, "boas" mães podiam acordar às cinco e encontrar um tempinho para malhar e fazer sexo com o marido antes de se arrumarem — cabelo, maquiagem e roupa impecáveis — e prepararem, às sete, panquecas sem glúten no café da manhã e lanches escolares dignos de redes sociais, para então levarem os filhos à escola, sentando-se à mesa de trabalho (remoto ou presencial) a tempo de uma reunião às oito. Tudo isso sem ajuda de fora ou sem suar.

Todos nós conhecemos mulheres assim — pelo menos nas redes sociais. Raramente vemos a história por trás da história. De fato, Nicole é o tipo de mãe que os outros poderiam pôr em um pedestal — vibrante, sexy, em forma, estilosa — quando, na verdade, é um ser humano vulnerável às dúvidas e inseguranças existentes em todos nós. Isso só mostra que é melhor não comparar nosso interior com o exterior alheio.

Quando nos sentimos divididos, como Nicole se sentia, entre os atuais desafios da vida e os papéis e as expectativas condicionados, o resultado é chamado de dissonância cognitiva. Mesmo quando não aceitamos por completo as expectativas da sociedade, ainda assim podemos nos esforçar, em algum nível, para alcançá-las.

De acordo com os economistas Rakesh Sarin e Manel Baucells, entender e administrar expectativas é uma questão fundamental de bem-estar. No livro *Engineering Happiness*, eles compartilham esta equação:

$$\text{Felicidade} = \text{Realidade} - \text{Expectativas}$$

Ela se maximiza para a felicidade de uma ou duas maneiras: se sua realidade é melhor do que você esperava, ou se suas expectativas foram restringidas (por você ou outra pessoa).

Nicole esperava estar à altura dos padrões inalcançáveis da sociedade, mas eu me perguntei se ela mantinha baixas suas expectativas em relação aos outros como uma técnica de sobrevivência, no intuito de permanecer feliz. "Se não esperamos muito das pessoas, elas não podem nos decepcionar", diria ela.

Nicole tinha uma relação complicada com a mãe, que "bebia álcool de mais e ficava má quando fazia isso". Ela percebia que a mãe a criticava (sobretudo quando bebia demais) e a julgava por suas decisões sobre cuidar dos filhos, sem nem oferecer ajuda. A relação de Nicole com o pai era igualmente complicada. Não havia ninguém de sua família estendida a quem ela pudesse recorrer para ficar com as crianças. E o marido, disse ela, "já faz muito", trabalhando muitas horas, como ela, e compartilhando as responsabilidades de cuidar dos filhos. "Ele ganha mais, o trabalho dele tem uma pressão maior. Não posso pedir mais." Ela sentia que qualquer ajuste em seu próprio horário de trabalho resultaria em ser levada menos a sério em termos profissionais — já haviam aceitado com má vontade sua licença-maternidade de seis meses.

Parecia que a realidade de Nicole estava aquém até mesmo de seu padrão mínimo. Mas suas expectativas para si mesma eram implacáveis como sempre. Uma realidade que não a satisfazia, com um senso de apoio limitado em relação à família e ao seu empregador, além das expectativas bastante altas para si mesma — às quais ela sentia que não estava correspondendo —, resultava em uma nítida infelicidade. Esse tipo de pensamento é um caminho perigoso para a depressão e o pessimismo. Produz outro tipo de dissonância cognitiva...

Dissonância cognitiva: Nós contra nós

Às vezes, os maiores estressores advêm de um choque entre nossos próprios valores. Nicole valoriza lidar com as coisas sozinha, mas precisa de ajuda. Valoriza mulheres que falam o que pensam, *mas*, como filha do meio que desempenha na família o papel de pacificar e agradar às pessoas, acha difícil sair dos trilhos. Esses interesses contrários apontavam para aspectos centrais de sua identidade: "Quero fazer X, mas haverá custos e consequências, e isso também vai contra meus valores." Nicole precisava atualizar seu software para lidar com a atual realidade: precisava estabelecer limites e pedir ajuda. Era como se a "antiga Nicole" estivesse lutando boxe com a "nova Nicole" — e, a depender do dia em que você perguntasse a ela, uma Nicole diferente vencia.

A dissonância cognitiva — seja *Nós contra o Mundo*, seja *Nós contra Nós* — é desconfortável e pode gerar fortes emoções. A dissonância cognitiva de Nicole causava uma ansiedade considerável. Ela paralisava e chorava. Querer coisas e não se sentir capaz de pedir por elas pode levar a ressentimento e raiva. A energia necessária para suprimir essas emoções tinha um custo alto: Nicole sentia o peso disso como um elefante sobre o tórax.

NOMEIE, EVOQUE, DOME E RESSIGNIFIQUE: QUATRO PASSOS PARA A AUTOCONSCIÊNCIA

Com frequência me pego tranquilizando mulheres bem-sucedidas como Nicole, dizendo a elas que "reclamar" (palavra de Nicole) de suas vidas e experiências como mães não significa que elas amam menos suas vidas ou seus filhos. Significa que elas são seres humanos racionais em contato consigo mesmas. Tento validá-las e ser empática com elas — mas tenho o cuidado de não passar muito a mão na cabeça delas. Isso pode interferir na necessidade e capacidade ou tendência inata das pessoas de processar emoções desconfortáveis. Quero que os indivíduos saibam que suas experiências são normais, mas também quero lhes dar as ferramentas para processarem suas emoções e encararem novos desafios. Autoconsciência é o primeiro passo.

A autoconsciência começa com ser capaz de prestar atenção a nossas emoções sem precisar reagir ou mudar as coisas. Como escreveu Rumi, "Você faz visitas regulares a si mesmo?". Costumamos nos isolar dos nossos sentimentos por meio de entorpecimento, distração ou automedicação. Isso envia ao nosso cérebro a mensagem de que as emoções devem ser evitadas em vez de compreendidas, processadas e reguladas. Acabamos tendo dor de cabeça, fraqueza nas pernas, ansiedade, depressão, insônia, gastrite, pressão alta, dor e inflamação crônicas, doença autoimune e doença cardíaca.

Todos nós temos maneiras de evitar lidar com emoções fortes. Às vezes, eu brinco: "Como posso evitar minhas emoções? Vou contar todas as formas possíveis!"

Nossas respostas de fuga tendem a ser táticas que desenvolvemos no passado e que podem não ser saudáveis para nós e às vezes para os outros, antes ou agora. Elas costumam estar entranhadas devido à necessidade de nos adaptar a situações com as quais nos sentimos impotentes para lidar.

Podemos suprimir nossas emoções, como Nicole, empurrando o peso delas lá para dentro. Podemos buscar refúgio em comportamentos destrutivos —

comer demais, beber e outros. Podemos ficar irritáveis e estourar, como vimos que acontecia com Sam no Capítulo 2.

O que você faz com sentimentos intensos? Aqui está uma abordagem em quatro passos para ajudar você a sintonizar seus padrões emocionais e processar emoções, em vez de reprimi-las ou estourar: nomeie, dome, evoque e ressignifique cada uma.

Passo 1: Nomeie

Emoções podem ser reconhecidas como sensações físicas. Permitir que sua mente e seu corpo experimentem emoções e então rotulá-las diminui a reação ao medo, reduzindo os níveis de atividade na amígdala, nosso centro do medo. Quando você fala sobre as coisas, diminui o poder delas sobre você. A rotulagem afetiva, como isso é chamado, pode ser incrivelmente libertadora.

Guardar sentimentos consome energia, exigindo um processo ativo de inibição. De acordo com uma pesquisa, esse esforço pesado está associado a mais doenças, à disfunção autonômica (a resposta de luta ou fuga fica desordenada) e a uma função imune menor. Quando as pessoas iniciam a psicoterapia, vemos também que suas consultas médicas por preocupações com saúde física diminuem. Falar ou escrever sobre experiências dolorosas ou traumáticas não apenas alivia o fardo associado aos eventos incitantes, como também nos permite assimilar ou dar sentido ou significado ao que aconteceu conosco.

Rotular emoções pode parecer incômodo de início, e prepare-se para algumas sensações físicas estranhas, como aconteceu com Nicole quando pedi a ela para rotular algumas de suas emoções.

— Estou triste — disse ela.

Concordei, compreensiva, e ficamos quietas.

— Nicole, estou me perguntando se você estaria aberta a explorar um pouco esses sentimentos. Alguma outra coisa está vindo à cabeça neste momento?

Pude ver que ela estava tendo dificuldade, então perguntei:

— Posso dizer a você o que estou ouvindo?

Ela concordou.

— Nicole, eu ouço um bocado de tristeza. Ouço também notas de rejeição, decepção, traição, frustração e raiva no que você compartilhou hoje e em outras sessões, mas também compaixão por sua família.

— São pessoas boas — ela falou, lágrimas escorrendo.

— É claro, Nicole, são seus pais e você os ama. E você também está com raiva deles. Eu entendo, isso parece difícil agora. Eu admiro você estar compartilhando e se conectando às suas emoções. Isso é um passo enorme e importante para você.

Quando você consegue nomear suas emoções e não fazer nada com elas, é porque está no comando. Você pode se sentir furioso com alguém, mas ser capaz de dizer "Estou realmente com raiva e isso e aquilo", e não precisar chamar a pessoa imediatamente e gritar com ela. Isso é libertador! Agora é possível passar para a real resolução do problema: "O que servirá melhor a essa situação?" Isso constrói uma importantíssima *pausa* — algo que exploraremos no próximo capítulo — para podermos contornar uma reação reflexiva, quase sempre destrutiva, e *escolher* nossa resposta: não enviar um e-mail impulsivo, dar a nós mesmos um intervalo com nosso parceiro ou filhos, ou acalmar os ânimos durante uma reunião tensa.

Exercício: Nomeando suas emoções

Sente-se em silêncio. Quando se sentir pronto, pense em uma situação ou pessoa que lhe causa algumas emoções negativas — para iniciantes, escolha algo que gere sentimentos de nível médio.

Você tem sensações em seu corpo? Tórax rígido? Perturbação no estômago? Maxilar contraído? Mãos ou pés tensos?

Consegue encontrar alguma linguagem para a emoção que está sentindo? Veja se consegue rotular essa emoção.

Pense um pouco nesse rótulo. Existem facetas nessa emoção? Experimente dizer a si mesmo: "Diga-me mais." Por exemplo, se está sentindo raiva, "Diga-me mais" pode trazer mais detalhes: "Eu sinto que fui tratado de forma injusta. Eu me sinto mal compreendido. Eu me sinto humilhado."

Continue até se sentir completo em relação a como nomeou essas emoções específicas. Em seguida, reflita ou complete as afirmações abaixo. O que você sente e onde sente, incluindo as sensações físicas?

- Quando sinto uma forte tristeza, eu _____.
- Quando sinto uma forte mágoa, eu _____.
- Quando sinto um forte medo, eu _____.
- Quando sinto uma forte raiva, eu _____.

Passo 2: Evoque

Este passo vai mais fundo nas causas e nos gatilhos que estão na raiz de nossas emoções. Pesquisas mostram que, quanto mais "granulares" somos ao rotular, diferenciando e sabendo o que desencadeou nossas emoções, melhor as administramos e mais bem-sucedidos somos no mundo externo. Você está saindo de um amorfo "sentir-se mal" para se conectar com emoções específicas a situações. "Quando ele fez/disse X, eu me senti humilhado."

Quando entende suas emoções e o que as desencadeou, você tem o controle sobre as situações às quais é vulnerável, e pode reconciliar o passado com o presente e fazer um plano para o futuro.

Exercício: Evocando suas emoções

Escreva suas respostas às seguintes perguntas:

- Há emoções que são mais difíceis de sentir do que outras ou são "proibidas" para você?
- Há situações que parecem avassaladoras ou que você teme que lhe deixem estressado?
- Quais são os ciclos emocionais nos quais você tende a ficar preso?
- Com que frequência você se sente impotente para mudar uma situação?
- Quais são suas expectativas para si mesmo? Quais são suas expectativas para os outros? Como você pensa que sua vida "deveria" ser? Como você se sente quando suas expectativas para si mesmo, para os outros ou para sua vida não são cumpridas?
- O mestre zen Thích Nhất Hạnh disse: "Deixe sua raiva ser o adubo do seu jardim." O que essa afirmação significa para você?
- O que você pensa que suas emoções intensas podem estar tentando lhe dizer?

Lembre-se da força que trouxe você aqui — onde pode escolher fazer as coisas de forma diferente.

Passo 3: Dome

Há várias maneiras de "domar suas emoções". Estas são as quatro práticas que uso para desenvolver os músculos do processamento emocional:

1. Rompa padrões emocionais não saudáveis com os Quatro Cs do enfrentamento saudável.
2. Rompa ciclos emocionais negativos por meio da descentralização.
3. Seja amigo da sua mente e do seu corpo.
4. Esvazie sua pasta de spam de ansiedade em um diário de preocupações.

Vamos elaborar cada um desses tópicos.

Rompa padrões emocionais não saudáveis com os Quatro Cs do enfrentamento saudável

Uma tática-chave para domar emoções é ter mecanismos de enfrentamento saudáveis e flexíveis para ajudar você a trabalhar com suas emoções, em vez de evitá-las.

Um mecanismo de enfrentamento eficaz deve fazer você se sentir melhor, e não pior. Deve passar nesse pequeno teste e ser:

1. **Compassivo.** Um mecanismo de enfrentamento eficaz é suave. (Fora, autoflagelação!)
2. **Corretivo.** Deve tratar o problema subjacente, ou pelo menos não piorá-lo. Comportamentos de fuga (comer compulsivamente; cortar-se; abusar de substâncias; entorpecer-se com jogos; usar mídia ou celular em excesso; comprar demais; entrar em apostas etc.) levam apenas à vergonha, a mais sofrimento emocional ou a problemas além do problema subjacente.

    Uma estratégia de enfrentamento corretiva pode ser um insight. O discernimento ajudou Nicole a combater sua culpa em relação a obter ajuda para cuidar dos filhos: "Acho que esses valores ultrapassados de fato não beneficiaram ninguém na minha família. Quando eu era pequena, não havia necessidade de babá. Duas tias minhas moravam perto. Primos mais velhos estavam por ali. Quando minha mãe não estava em casa, eu cuidava dos meus irmãos. Ela não ficava nos vigiando 24 horas por dia. Toda a vizinhança tomava conta de nós."

3. **Calmo.** Um mecanismo de enfrentamento saudável deve criar uma distância calma da raiva, da ansiedade ou da agressão, para você poder resolver o problema. Uma resposta de raiva habitual é um sinal de que alguém não consegue processar ou regular as emoções, com frequência porque lhe ensinaram ou ele aprendeu por meio de antigas experiências que raiva e agressão eram as únicas maneiras de ser visto e ouvido. Desenvolver uma prática simples, porém regular, como exercícios de respiração, atenção plena, meditação ou escrita em um diário, pode nos ajudar a recuperar a calma. Alguns recorrem à natureza, a exercícios, à ioga, à culinária ou à jardinagem. Certifique-se de que a atividade escolhida seja realizada em doses moderadas e seja uma distração saudável. E, é claro, busque ajuda profissional se estiver aflito.
4. **Conectivo.** O ideal é que nossos mecanismos de enfrentamento busquem nos conectar melhor, levando a uma comunicação melhor com as pessoas com as quais queremos ou precisamos interagir (pense no chefe, no colega de trabalho ou em um membro da família).

Rompa ciclos emocionais negativos por meio da descentralização

Ficamos presos em ciclos emocionais nos agarrando a uma emoção e acrescentando nosso próprio ponto de vista ou interpretação. Quando apenas observamos e não reagimos, a resposta fisiológica costuma diminuir.

Descentralizar é uma estratégia de mudança fundamental da terapia cognitiva baseada na atenção plena (MBCT, na sigla em inglês),* que compreende dar um

---

* A MBCT, uma abordagem da psicoterapia que usa métodos da terapia cognitivo-comportamental (TCC) em colaboração com práticas meditativas de atenção plena, foi desenvolvida como método para prevenção da reincidência de depressão. Interrompe o ciclo de autocrítica, ruminação e desânimo que costuma causar os padrões de pensamento negativos e as espirais descendentes que desencadeiam episódios depressivos subsequentes na depressão crônica. A MBCT pode ser usada em ambientes de terapia em grupo ou individual e pode ser usada para uma ampla variedade de transtornos de saúde mental, incluindo vício, doenças crônicas e estresse crônico. A redução do estresse baseada na atenção plena (MBSR, na sigla em inglês), apesar de semelhante, é usada como uma abordagem mais geral para a redução do estresse, não necessariamente para transtornos de saúde mental, e é muitas vezes usada para dor, vício e programas pré-natal em geral (embora sem a parte de psicoterapia que a MBCT oferece). Muitos dos meus pacientes tiveram imenso alívio por meio dos dois programas. *Mindfulness contra a depressão*, dos pioneiros no campo Mark Williams, John Teasdale, Zindel Segal e Jon Kabat-Zinn, é uma leitura obrigatória se você estiver interessado em aprender mais. Na MBCT, a meta é interromper os processos cognitivos automáticos que nos levam para um buraco de negatividade e observar, prestar atenção e, espera-se, deixar para lá.

passo para fora das nossas experiências mentais e vê-las de uma posição neutra, sem julgamentos. Permitimos que nossas emoções e nossos pensamentos negativos sejam vivenciados como eventos mentais transitórios (ou visitantes) em vez de nos agarrarmos a eles, personalizando-os, ou vendo-os como reflexos de nós mesmos ou da realidade externa. Na terapia cognitiva, contestamos os pensamentos irracionais (às vezes chamados de distorções cognitivas). Na prática de atenção plena, os pensamentos são notados sem julgamento e em seguida são afastados.

PÉROLAS DE OP

Você não precisa acreditar em todos os seus pensamentos.

Vamos retornar a um exemplo anterior: você fracassou em uma prova ou não conseguiu aquela promoção. Foi capturado em um ciclo emocional de raiva e vergonha.

Na MBCT, você identifica o pensamento por trás desses sentimentos — talvez *não consigo fazer nada direito*. Com a prática, aprende a limitar a extensão desse pensamento: *tive um problema com essa coisa. Não está certo dizer que não consigo fazer nada direito. Veja como estou indo bem nesses outros aspectos da minha vida. Tenho sentimentos fortes porque isso é importante para mim, como seria para a maioria das pessoas. Com prática e ajuda, posso fazer melhor.*

Seja amigo da sua mente e do seu corpo

Neste passo para domar, abrimos espaço para nossas emoções — como se as convidássemos para um jantar ou para um chá, recebendo-as, prestando atenção nelas sem julgamentos.

Nicole estava reprimindo sua raiva da situação, convergindo toda aquela energia para a ansiedade. Era como bater repetidamente em uma tecla de seu piano emocional. Meu trabalho era ajudá-la a receber todo aquele conjunto de emoções — incluindo raiva, um sentimento que ela tinha dificuldade de aceitar e expressar — e a entender que podia acomodar todas elas. Só assim seria possível começar a tocar uma melodia diferente.

Estes exercícios para "fazer amizade" podem ser realizados a qualquer momento — de manhã para dar o tom do seu dia, antes de uma reunião importante, para relaxar depois do trabalho ou antes de dormir. Ou experimente fazê-los antes ou depois de uma situação estressante.

Fazer estes exercícios regularmente, e não apenas quando você estiver se sentindo para baixo, ajuda a fortalecer sua consciência das emoções momento a momento — algo importante para regular emoções em tempo real no mundo.

Se você estiver vivenciando uma angústia ou um trauma significativo ou agudo, talvez seja bom fazer alguns destes exercícios sob a orientação de um terapeuta. A intenção não é desencadear nada, mas, às vezes, quando temos feridas consideráveis, podemos precisar de um pouco de ajuda e apoio extras durante essa jornada.

Exercício: Ficando amigo da sua respiração

Encontre um lugar tranquilo. Sente-se em uma cadeira, com os pés relaxados sobre o chão. Deixe os ombros encolherem de leve e caírem de forma natural.

Feche os olhos suavemente. Inspire aos poucos pelo nariz, contando até cinco, e, em seguida, expire lentamente pela boca, contando até cinco. Se quiser, ponha uma das mãos sobre o abdômen, sentindo-o expandir-se ao inspirar. Isso incentiva uma respiração mais profunda, diafragmática (uma respiração que começa na barriga, não no tórax).

E é isso. Não há maneira certa ou errada de experimentar esse exercício.

Exercício: Ficando amigo do seu corpo

Comece com o exercício anterior, "Ficando amigo da sua respiração". Quando se sentir pronto, direcione a atenção para seu corpo. Você nota alguma sensação? Na cabeça, nos braços, nas pernas ou na barriga, você nota alguma rigidez, tensão, fraqueza ou dor? Como está sua respiração (superficial ou profunda)? Você está suando? Apenas note.

Note qualquer sentimento que possa vir: tristeza, preocupação, raiva, calma. Crie espaço para todos eles, enquanto continua a respirar.

Não há maneira certa ou errada de fazer isso. Você está trabalhando no reconhecimento dessas sensações, mas não permanecendo nelas. Note... solte.

Esvazie sua pasta de spam de ansiedade em um diário de preocupações

Nossa autoconfiança leva um golpe quando a ansiedade chega de repente. Liberar nossos medos escrevendo-os em um diário de preocupações — um exercício usado na terapia cognitivo-comportamental (TCC) — é uma das maneiras mais saudáveis de domar emoções. Acredite ou não, constatou-se que estudantes que puseram todas as suas preocupações para fora se saíram melhor em um teste de matemática, alguns deles com ótimos desempenhos. Se você vai encarar uma prova, uma apresentação ou qualquer coisa com consequências, reserve dez minutos para escrever sobre quaisquer aspectos do evento que geram preocupação.*

Por que passar um tempo preocupando-se, quando você está tentando *parar* de se preocupar? Porque:

- **É um alívio.** Assim como levantar a tampa de uma panela que está fervendo libera vapor. Segurar coisas exige mais energia do que soltá-las.
- **Você alcança uma importante percepção.** Na maioria das vezes, as coisas que nos preocupam não acontecem. Mas, quando acontecem, estamos mais bem equipados para lidar com elas, porque escrevê-las ajuda a nos dessensibilizarmos em relação a elas com o passar do tempo. Isto se chama terapia de exposição.
- **Você vê padrões.** Nossas emoções têm uma probabilidade menor de nos atacar quando vemos os padrões. "Aí está outra vez aquela preocupação de fracassar (embora eu esteja sempre preparado). Aí está aquela preocupação de parecer carente (embora as pessoas fiquem felizes por ajudar)."
- **Você pode estacionar suas preocupações.** Ao tirar as preocupações da cabeça e as colocar na página, elas têm menos poder sobre você.

Passo 4: Ressignifique

Este passo final no processamento de emoções é um que você deve continuar praticando e aprimorando ao longo do tempo. Podemos dizer que ele faz parte de um projeto de longo prazo chamado viver.

---

* Manter um diário tem benefícios mais gerais: um estudo de 2013 publicado na *Psychosomatic Medicine* mostrou que escrever no diário durante vinte minutos, três vezes por semana, levou a uma cura mais rápida de feridas, após uma biopsia medicamente necessária.

Em essência, ressignificar é procurar entender ou ver algo de um ângulo diferente. É tentar enxergar da perspectiva de outra pessoa ou buscar algo positivo para levar consigo — um lado positivo, uma lição aprendida, um desvio de uma bala, uma crise evitada.

Ressignificar usa empatia e uma compreensão compassiva de nós mesmos e dos outros para liberarmos emoções negativas que nos mantêm presos. Permite-nos abrir a mente para um monte de possibilidades e ideias que poderíamos jamais ter encontrado usando nosso ponto de vista anterior. Torna-nos mais adaptáveis, mais aptos a resolver problemas e mais capazes de nos curarmos de sofrimentos. Ressignificar é a mais difícil tarefa para domar as emoções, mas a ciência mostra que é poderosa, sofisticada e duradoura.

Ao praticarmos o processamento emocional, podemos ver como nossos conflitos interpessoais às vezes derivam de emoções alheias não processadas. Nicole passou a ver que o "elefante" em seu tórax (seu médico lhe dera um diagnóstico de que sua saúde estava boa) era sua raiva não expressada de, entre outras coisas, o modo como os problemas emocionais não resolvidos da mãe afetavam Nicole e sua família. Embora parecesse que mulheres da geração de sua mãe priorizavam a família e se saíam bem, Nicole percebeu que isso tinha um custo. Ela suspeitou de que a mãe tivesse tido depressão pós-parto e ansiedade não diagnosticadas/não tratadas. Isso, combinado ao entendimento de Nicole sobre as pressões sociais na época, a ajudou a ressignificar a raiva não processada e as limitações da mãe (e as maneiras não saudáveis pelas quais isso se manifestava — isto é, as bebidas e o comportamento crítico): *Talvez, se não tivesse sentido pressão para trabalhar tão duro para se adequar às expectativas da sociedade, ela não tivesse tanta raiva o tempo todo. Posso me identificar com isso. Também sinto as pressões da sociedade. Não foi tudo culpa dela.*

Nicole também tinha problemas com a raiva. Ela a reprimia: "Eu não lido bem com a raiva. Acabo chorando." Ela também tinha raiva do papel de autossacrifício que as mulheres ainda são pressionadas a exercer com tanta frequência, e se ressentia do quanto trabalhava para corresponder a um padrão furado: espera-se que as mulheres trabalhem como se não fossem mães e cuidem dos filhos como se não trabalhassem.

Aprender a expressar suas necessidades de maneira saudável em vez de deixá-las transformar-se em uma raiva profunda e reprimida seria crucial para o êxito de Nicole. Ela precisava da raiva somente o bastante para ajudá-la a estabelecer limites e responsabilizar os outros. Precisava que sua rede de apoio realmente a apoiasse — incluindo a mãe (em vez de julgá-la e não ajudá-la), o marido (que precisava assumir um papel mais proativo no cuidado das crianças e nas decisões relacionadas a isso, e respeitar a ambivalência de Nicole sobre contratar uma babá, mesmo que ele seja a favor disso) e o empregador.

Quando processou a raiva e as necessidades que não reconhecia, Nicole conseguiu ressignificar sua visão sobre a mãe. Viu que esta, quando bebia, às vezes em excesso, estava se automedicando. A mãe de Nicole tinha sido encarregada de administrar uma família de vários filhos — alguns com deficiência — e tivera que fazer isso grande parte do tempo sozinha, porque o pai de Nicole estava sempre viajando a trabalho. Nicole conseguiu encarar sua mãe com empatia.

O maior ressignificado feito por Nicole? Ela pôde se sentar no banco do motorista. Percebeu que estivera esperando permissão para fazer o que sabia que precisava fazer — como contratar alguém para ajudá-la e pedir ao marido para começar a se envolver um pouco mais em casa, para que a suposição padrão não fosse de que essas coisas eram um trabalho para ela fazer ou delegar — e notou que estava agarrando-se a coisas das quais já não precisava (como a aprovação dos outros). Parou de superestimar o risco (perder o respeito e a aprovação dos outros caso mantivesse sua posição e pedisse ajuda) e de subestimar sua capacidade de lidar com tudo. Era uma guerreira saudável e uma excelente malabarista — afinal, até mesmo malabaristas habilidosos deixam uma bola ou outra cair de vez em quando. Sabia que não estava sozinha em seus esforços e que estava fazendo o melhor que podia. Seu ressignificado foi de *Não sou uma boa mãe* para *Sou uma mãe que está fazendo o melhor que pode, dadas as circunstâncias. Na verdade, estou fazendo um ótimo trabalho, mesmo quando não sinto que estou. Tenho o direito de pedir ajuda. Tenho o direito de me sentir melhor. Não é possível (ou aconselhável) tentar corresponder às expectativas das pessoas repetidamente. Suas expectativas são um subproduto de seus próprios pensamentos e circunstâncias. Isso não está funcionando para mim. Este pode ser um momento de progresso.* Processando suas emoções, Nicole aliviou sua carga. "Aquela pressão, aquele elefante em meu tórax, sumiu", diria ela mais tarde.

O TRABALHO DA SABEDORIA

Encontrar esse equilíbrio entre empatia pelos outros e empatia por nós mesmos é o trabalho da sabedoria. De nossas maneiras individuais, todos nós estamos aqui juntos, igualmente sujeitos a lidar com a vida. Como parte de meu próprio processamento emocional, tento me lembrar destes princípios:

> **Compartilhe a humanidade que temos em comum.** Ninguém é perfeito.
> **Ofereça empatia.** Cada pessoa caminha pela vida com seus próprios esforços.
> **Reconheça suas mágoas e seus sentimentos** e permita-se ficar triste pela resolução que provavelmente não acontecerá.
> **Pratique compaixão.** Ofereça o perdão, mesmo que apenas em sua mente.
> **Deixe para lá.** Abra mão da sua dor de qualquer forma que pareça certa para você (isto é, escrevendo uma carta que nunca será enviada).
> **Ajuste expectativas.** Aceite que uma pessoa não pode lhe dar o que você precisa.
> **Livre-se da autoculpa.** Não importa o que tenha acontecido, você pode aprender algo com isso.

No próximo capítulo, examinaremos como Nicole resolveu o problema dos seus desafios diários, incluindo posicionar-se para pedir o que precisava. Suas práticas de processamento emocional a ajudaram a permanecer firme. Ela praticava regularmente a respiração profunda e se conectava com a experiência de preocupação do próprio corpo. Quando estava estressada, usava os Quatro Cs do enfrentamento saudável, tendo a ioga como prática para se acalmar. Rotular suas emoções antes, durante e depois de situações estressantes a ajudou a validar seus sentimentos e permanecer equilibrada ao pedir ajuda e fazer ajustes no trabalho e em casa.

O processamento emocional foi o primeiro passo imperativo de Nicole para fazer as pazes com um passado que ela não podia mudar e encontrar empoderamento na sua força para mudar a história. Espero que empodere você para moldar a sua.

Para conferir as referências científicas citadas neste capítulo, por favor, visite doctorsuevarma.com/book (em inglês).

CAPÍTULO 4

RESOLUÇÃO DE PROBLEMAS
Partir para a ação

> *Pode-se tirar tudo de um homem, exceto uma coisa:*
> *a última das liberdades humanas — escolher sua atitude*
> *em qualquer circunstância, escolher o próprio caminho.*
> — Viktor E. Frankl, *O homem em busca de sentido*

Nenhum de nós vive em um vácuo. O mundo externo está sempre demandando algo de nós. Há mudanças, desafios, oportunidades, confusões. Resolver problemas é o que fazemos com o que o mundo nos dá.

Quando pensamos em resolver um problema, tendemos a pensar em soluções concretas. Na verdade, resolvemos problemas interna e externamente ao mesmo tempo. De fato, a maior parte da resolução de problemas é interna. No instante em que se reconhece um problema, a mente começa a trabalhar, determinando quais atitudes precisam ser tomadas.

Isso costuma acontecer fora do nosso pensamento consciente, da nossa consciência. Mas a proeza da resolução de problemas tem tudo a ver com o processo de pensamento *consciente*. Será que podemos administrar nossas emoções de forma consciente, a cada minuto, em tempo real? Será que podemos distinguir sentimentos de fatos, e então escolher uma ação sábia com base no que ambos revelam? Combinar nossas habilidades cognitivas com nossos recursos psicológicos e emocionais se chama regulação emocional. É o mecanismo de resolução de problemas da nossa mente.

No Capítulo 3, discutimos como não podemos administrar emoções se não sabemos o que elas são. O reconhecimento emocional é essencial para a regulação emocional. Mas nomear e evocar nossos sentimentos é apenas metade da batalha. A resolução de problemas é como regulamos nossas emoções com habilidade, para então agir quando confrontados com a realidade.

A regulação emocional na resolução de problemas nos permite:

- fazer *pausas*;
- checar como estamos nos *sentindo*;
- prestar atenção no que estamos *pensando*;
- avaliar uma situação de modo racional para que possamos *responder*, e não simplesmente *reagir*.

E tudo isso acontece em segundos.

Esse aspecto interno da resolução de problemas é crucial porque determina nossa visão do problema. E, se aprendi algo como médica, é que um dos passos mais importantes para tratar um problema é avaliá-lo com precisão antes de tratá-lo. A segurança e a eficácia das nossas soluções dependem disso.

Regulação emocional não é passar por cima dos nossos sentimentos (ou suprimi-los). Isso pode ser tão prejudicial (ou mais) do que reagir de forma exagerada. Nossas respostas devem ser compatíveis com as situações em que estamos. A meta não é apenas administrar o estresse e sobreviver, mas usar nossa sabedoria emocional para prosperar.

Neste capítulo, compartilharei um conjunto de técnicas para resolver problemas da forma como os Otimistas Práticos o fazem. Você discernirá sua persona solucionadora de problemas e as distorções cognitivas que impedem soluções pensadas. Compartilharei estratégias poderosas que chamo de os Cinco Rs da regulação emocional e da resolução de problemas do mundo real, bem como quatro diretrizes para resolver problemas com os outros. Por fim, compartilharei um método rápido, baseado em perguntas, que desenvolvi para ajudar meus pacientes a chegar ao cerne do problema. Abordarei exemplos dessas ferramentas de ação, incluindo o modo como Nicole, que você conheceu no Capítulo 3, resolveu seus desafios para cuidar dos filhos tendo um trabalho superocupado e uma relação difícil com a mãe.

Com essas ferramentas, não quero sugerir consertos rápidos. As relações humanas são profundamente complexas, e nunca podemos presumir que entendemos a situação singular de cada pessoa. Se você está enfrentando desafios significativos na sua vida, espero que este capítulo lhe dê opções úteis. Você também pode achar válido experimentar essas ferramentas com o apoio de um terapeuta.

SUA PERSONA SOLUCIONADORA DE PROBLEMAS

Muitos dos meus pacientes me dizem que sabem como agir em relação a um problema, mas têm dificuldade de fazê-lo (o hiato entre "intenção e automação" — mais sobre isso no Capítulo 9, "Prática de hábitos saudáveis"). A maioria de nós empreende alguma forma de evitar problemas de vez em quando. Com frequência, ficamos empacados nos preocupando com possíveis obstáculos, muitas vezes sem analisar as coisas com objetividade. Pode parecer que a preocupação leva a alguma coisa, mas tudo o que estamos fazendo é evitar sentimentos desconfortáveis — isso pode causar sintomas na saúde física e mental.

O quadro a seguir detalha práticas comuns de resolução de problemas dos Otimistas Práticos e otimistas, comparando-os com os pessimistas e superotimistas (chamaremos este segundo grupo de Otimistas Avestruzes, por sua tendência a evitar problemas/negá-los/ter uma abordagem passiva, enfiando a cabeça na areia).

Práticas de Resolução de Problemas do Otimista Prático	Práticas de Resolução de Problemas do Pessimista/Otimista Avestruz
Reconhece o problema e os pensamentos em torno dele: "Há algo importante que precisa da minha atenção agora."	**Nega o problema/faz projeções:** "Qual é o problema?" "Não tenho problema." "Talvez seja você que tenha um problema."
Faz esforços para entender o problema: "Quero mais informações. Quando isso começou? O que está causando o problema? O que o torna melhor/pior?"	**Evita encarar o problema, minimizando--o ou ampliando-o:** "Vai ficar tudo bem. As coisas se resolverão." "Não é tão ruim assim." "É inútil, estamos condenados."
Organiza os próximos passos e os possíveis lados positivos, com base em uma avaliação realista. É autocompassivo, mas claro em relação às suas responsabilidades: "Posso obter algumas informações, posso ser capaz de tomar uma decisão viável, mas preciso agir rápido."	**Espera passivamente que as coisas se resolvam/preocupa-se com o pior cenário possível/pede informações, mas as rejeita:** "Não há nada que possa ser feito." "Não acredito no que estão dizendo."

Práticas de Resolução de Problemas do Otimista Prático	Práticas de Resolução de Problemas do Pessimista/Otimista Avestruz
Usa uma abordagem proativa: • Pensa criativamente em diferentes soluções para explorar todas aquelas que são viáveis (isto é, pensamento divergente). • Faz pesquisas, pede conselhos. **Cria um plano de ação para lidar com obstáculos por meio de vários cenários "se... então".**	**Lida com as coisas de maneiras não saudáveis (distração, procrastinação, ruminação, culpa/vergonha):** "Se você tivesse/não tivesse feito X, isso não teria acontecido." "Se eu tivesse/não tivesse feito X, isso não teria acontecido."
Avalia todas as opções disponíveis, seleciona as mais viáveis, toma uma decisão baseada em informações relevantes (isto é, pensamento convergente).	**É indeciso ou toma decisões que não resolvem o problema subjacente:** • Paralisia por análise. • Decisões a partir da raiva ou do medo. **Faz "pesquisas" apressadas/superficiais:** Fala com uma pessoa que já concorda com sua opinião. **Toma decisões precipitadas:** "Fulano e sicrano disseram X, então é o que estou fazendo." **Sai de sintonia:** "Não confio em ninguém que sugere isso."
Toma decisões de forma proativa, faz acompanhamentos e demonstra aceitação. "Eis o que decidi." "Está funcionando? Se não está, por que não?" "O que posso mudar? O que não posso mudar? O que aprendi?"	**Expressa raiva, desvio da responsabilidade, retraimento, resignação.** **Não age, ou sua ação é baseada em pesquisa superficial.** **Sente possível infelicidade com o ocorrido, mas se conforma com os resultados e/ou tem dificuldade de admitir que foram errados:** "Acho que não havia nada que eu pudesse ter feito." "Isso teria acontecido de qualquer jeito."

Percebe como essas respostas aos problemas derivam do nosso nível de conforto com as emoções subjacentes (por exemplo, raiva, medo) provocadas pela situação? O modo como lidamos com nossas respostas emocionais afeta diretamente nossa eficácia na resolução de problemas.

Em qual coluna você tende a se encaixar? Quais aspectos da sua abordagem para resolver problemas funcionam melhor para você? Existem aspectos com os quais você poderia agir melhor?

Exercício: Você é um *maximizer* ou um *satisficer*?

Teste surpresa! Responda sim ou não às seguintes perguntas:

1. Você se prende aos detalhes quando toma decisões?
2. Você demora para chegar àquela "decisão certa"?
3. Pessoas que você ama se incomodam com o tempo que você leva para decidir algo?
4. Você se sente confuso quando tem opções de mais?
5. Você evita tomar decisões, porque não tem tempo para recolher informações?
6. A ideia de uma grande compra — um carro, uma casa, novos eletrodomésticos, aparelhos eletrônicos — deixa você ansioso, prevendo toda uma pesquisa envolvida?
7. Você se arrepende das suas escolhas com frequência, sobretudo quando surgem novas informações após o fato?
8. Você costuma sentir o remorso do comprador, pensando que existe algo melhor ou que o item parece menos interessante depois de o ter comprado?
9. A falta de ação tem tido consequências na sua vida?
10. "Bom o bastante" parece resolver para você?

Se respondeu sim a muitas dessas perguntas, você pode ser um **maximizer**.

Maximizer e *satisficer* são palavras usadas para explicar dois estilos de tomada de decisão predominantes. *Satisficing* (uma combinação de *satisfy* [satisfazer] e *suffice* [suficiente]) caracteriza-se por aceitar uma opção como satisfatória para suas necessidades, considerando as melhores opções disponíveis na ocasião. O *maximizer* caracteriza-se pela vontade de explorar todas as opções possíveis e reunir todas as informações antes de decidir algo.

Os *satisficers* são capazes de chegar a decisões com razoável rapidez. Os *maximizers* tendem a insistir que todas as opções — independentemente de sua importância ou relevância para o que é necessário — sejam consideradas antes de escolher uma. Ao procurarem perfeição, os *maximizers* podem perder de vista o que é bom ou bom o bastante, talvez em seu próprio detrimento, uma vez que essa abordagem pode atrasar — e até paralisar — a tomada de decisão e levar a um arrependimento pós-decisão.

O importante não é em qual campo você está, mas se você pode ser flexível ao que a situação pede.

Embora minha mãe raramente tenha sentido arrependimento pós-decisão, suas tendências a ser *maximizer* — em tudo, desde comprar um molho de tomate até comprar um carro — eram uma lenda na família. Ela nos arrastava de concessionária em concessionária, fazendo anotações intensamente sobre potência de motor e quilometragem. Ela precisava de um teto solar? Não. Mas, se um carro de preço semelhante tivesse teto solar, isso seria um bom motivo. Ela precisava tomar a "melhor decisão", considerando os elementos que podiam ou não ser relevantes para suas reais necessidades.

Foi assim com a busca de um tratamento para seu câncer. Sim, a decisão era complexa: tentar manter a saúde cardíaca no contexto dos riscos cardíacos e dos efeitos colaterais de quimioterapia. Mas, enquanto procurávamos e procurávamos, em sua busca pela equipe médica "perfeita", percebi que havia o risco de o câncer se espalhar e que precisávamos mudar para o modo *satisficer*.

Embora os *maximizers* possam avaliar as coisas com mais precisão, o risco para eles é o instinto de atrasar decisões necessárias e importantes quando não há uma opção perfeita. Os *satisficers* tomam decisões baseadas em expectativas razoáveis. Estão dispostos a ajustar as expectativas e negociar detalhes menos importantes a fim de assegurar que suas necessidades básicas sejam atendidas.

Os Otimistas Práticos são versáteis ao tomar decisões, capazes de alternar entre as modalidades do ligeiro *satisficer* e do mais deliberado *maximizer*, a depender da situação e dos riscos. Podem chegar a rápidas conclusões caso a situação demande isso, e são capazes de aceitar as escolhas que fazem sem olhar para trás e ruminar. Em momentos críticos, a depender da importância da decisão, podem usar o que chamo de Regra dos Três: dar a si mesmos três dias; pedir a opinião de não mais do que três pessoas confiáveis; e reduzir suas escolhas a três. O estilo de tomar decisão dos OPs se caracteriza por um de meus provérbios africanos preferidos: "Antes de casar, mantenha os dois olhos abertos; depois de casar, mantenha um olho fechado." Procure se informar *antes* de tomar uma grande decisão; procure aceitá-la depois de tomá-la.

COMO DOMINAR A RESOLUÇÃO DE PROBLEMAS DOMINANDO SUA MENTE

Uma paciente, Sejal, disse-me que não era valorizada no trabalho. "Meu chefe me odeia", declarou.

Pedi que ela me dissesse quais evidências ela tinha que pudessem sugerir isso. "Não me convidam para reuniões de planejamento de nível mais alto, embora eu tenha pedido várias vezes", respondeu ela.

Sejal podia estar certa. Mas também não estava considerando que podia estar errada. Talvez seu chefe estivesse apenas focado em tarefas e pessoas relevantes para certos projetos, e não considerando o crescimento profissional de Sejal.*

Minha paciente não saberia a resposta enquanto não perguntasse sobre a questão das reuniões e pedisse um feedback geral. Sugeri que requisitasse um momento com seu supervisor. Ela planejou uma avaliação no meio do ano, em vez de esperar o ano acabar.

Enquanto Sejal se preparava para a reunião, pedi a ela que considerasse se havia evidências que podiam fundamentar um cenário no qual seu chefe gostava dela. Ela afirmou que seu bônus regular de férias fora um pouco maior do que o normal e que a informaram de que surgiria uma promoção fora do ciclo em algum momento no futuro.

Curiosamente, Sejal considerava que não ter sido incluída em certas reuniões pós-bônus era mais uma prova da suposição inicial de que a antipatia do chefe por ela era pessoal. Sem um feedback explícito, parecia que todas as evidências embasavam isso.

Quando Sejal se reuniu com seu supervisor, ele esclareceu que as reuniões eram de natureza confidencial, relacionadas a uma redução do número de funcionários da empresa. Ele lhe garantiu que ela era uma integrante de valor na equipe e sugeriu mais reuniões regulares entre os dois. Se Sejal não tivesse

---

* Quando pacientes compartilham comigo sentimentos de serem tratados de forma profissionalmente injusta, sempre procuro ser sensível às complexidades da cultura, da dinâmica e da política dos locais de trabalho. Acompanho a condução deles na exploração de fontes de desconforto, em particular porque isso pode estar relacionado a possíveis preconceitos. No caso de Sejal, ela não considerou isso um problema.

pedido um esclarecimento, sua suposição poderia ter afetado completamente suas percepções, suas expectativas e sua felicidade no trabalho.

O que diferencia os Otimistas Práticos como solucionadores de problemas é que eles têm expectativas de um resultado positivo devido ao papel de agente de mudança em suas vidas. Eles se engajam na realidade em tempo real, pedindo feedback e esclarecimentos. Reestruturaram o modo como pensam para serem esperançosos e eficazes simultaneamente. A reestruturação cognitiva, um conjunto de técnicas altamente eficazes e populares que são a pedra angular da terapia cognitivo-comportamental (TCC), pode ajudar você a assumir melhor o comando de sua vida, assumindo o comando de seus processos de pensamento.

A reestruturação cognitiva é fundamental para a resolução de problemas porque nos faz usar a mente de maneira mais incisiva para notarmos nossas emoções, nossos padrões de pensamento e nossos comportamentos. A série completa de técnicas é expressa pelo acrônimo ABCDE.*,** Eis como o ABCDE pode ser aplicado ao problema de Sejal, para ajudá-la a analisar sua situação e encontrar uma resolução:

> **Antecedentes:** Identificamos o que desencadeia a perturbação emocional. Para Sejal, era não ser convidada para as reuniões.
> **Crenças:** Então examinamos a(s) crença(s) que evoca(m) isso para nós. Em geral, são crenças negativas sobre nossa capacidade, nosso caráter ou nosso merecimento, ou sobre a percepção que os outros têm de nós. Sejal acreditava que não era convidada para as reuniões porque seu chefe a odiava.
> **Consequências:** As crenças têm consequências emocionais e físicas. Isso pode incluir sentir-se triste, com raiva, impotente ou tenso, ou sentir o estômago embrulhado, dor de cabeça etc. Sejal estava sentindo raiva e impotência.

---

* Tradicionalmente, na conceitualização original de ABCDE, D significava "Conteste [em inglês, *dispute*] pensamentos e desafie suas crenças, e, se há um E, este representa "novos pensamentos e crenças Eficazes". Em minha descrição/conceitualização, D representa "Distorções" e E, "Embrace" [Aqui traduzido como "Aceite"]. O dr. Aaron T. Beck teve importância fundamental ao descrever pela primeira vez as distorções comuns e seu papel proeminente nos sintomas de ansiedade e depressão. Desde então, outros especialistas expandiram esse modelo, incluindo o dr. David Burns.

** No original, *antecedent, belief, consequences, distortions, embrace*. (N. do T.)

Distorções: Nossas crenças fazem surgir pensamentos e percepções distorcidos. Identificá-los é o começo do trabalho para ressignificá-los. Sejal estava tão convencida de que o chefe não gostava dela, que equiparou o fato de ser excluída das reuniões com o que interpretava como um desdém do chefe por ela. Além disso, minimizou o motivo por trás do bônus de férias como algo que seu chefe "teve de fazer, e não porque queria — isso não mostra que ele gosta mesmo de mim ou me valoriza", e considerou "especulativa" a possível promoção. Ela descontou e minimizou os pontos positivos, além de ampliar os negativos — o que chamamos de *filtragem negativa* —, focando apenas os aspectos negativos da situação.

Aceitação: Por fim, consideramos o que *podemos* mudar (nossos pensamentos distorcidos e crenças, possíveis ações para tratar o problema) e aceitamos o que não podemos. Sejal deu passos para desafiar suas crenças, pedindo uma revisão de meio de ciclo. Saber que as reuniões eram sobre assuntos confidenciais ajudou a acalmar suas preocupações, de modo que ela pudesse examinar e aceitar sua tendência a personalizar coisas que não são pessoais — algo que acontece com todos nós de vez em quando — e aprender a não interpretar/projetar suposições negativas com ambiguidade: a promoção ainda não fora finalizada, e Sejal interpretou isso e sua exclusão das reuniões como provas de que o chefe a odiava e de que seu trabalho não era estável. Resultado: ansiedade.

Exploraremos mais essas técnicas nos próximos capítulos. Vamos examinar como usamos a reestruturação cognitiva para resolver melhor os problemas.

Examine pensamentos distorcidos

Há padrões na sua vida que gostaria de mudar? Você se percebe dizendo ou fazendo coisas improdutivas? Se isso acontece, algumas distorções podem estar no seu banco do motorista mental.

Distorções cognitivas são pensamentos negativos não confirmados, ou propensões, que criam em nós uma tendência de dar respostas automáticas (leia-se: reflexo patelar) de maneira emocional ou comportamental. No fim das contas, essas respostas buscam confirmar uma crença distorcida e central sobre nós mesmos ou sobre os outros. As distorções cognitivas nos influenciam a agir de forma contraproducente. Também aumentam a vulnerabilidade à depressão.

Embora ocorram de maneira automática, as distorções cognitivas, com frequência, refletem ou têm origem nas crenças negativas em nosso cerne, sobre nosso autovalor e nosso futuro. Experiências negativas fazem parte da vida, e pensamentos negativos são esperados. Mas só quando eles são absolutos em sua natureza — isto é, quando acrescentamos a eles algo como *sempre, nunca, para sempre, devem, deveriam, e se* — é que criam uma aflição exponencial. Os exemplos incluem pensamentos do tipo tudo ou nada, raciocínio emocional, afirmações *deveria* e *e se*. Eles são nossa voz interna dizendo, *Eu nunca encontrarei um parceiro, Eu deveria ser mais bem-sucedido* ou *Eu sempre estrago tudo*, e estão ligados a crenças profundas como *Ficarei sozinho para sempre*, ou *Há algo errado comigo*, ou *Não sou bom em nada/Sou um imbecil*. Nicole, por exemplo, tinha uma distorção cognitiva que dizia, em essência, *Boas mães não deveriam contratar ajuda.*

Com a prática, você pode perceber e desafiar esses pensamentos enganadores antes de eles agarrarem o volante e levarem você a ações improdutivas.

Você se lembra daquela pausa que mencionei, que acontece durante a regulação emocional na correria precipitada de uma situação? É nesse momento crucial, quando nada parece estar acontecendo, que muita coisa acontece enquanto checamos nós mesmos: *Epa, aí está aquela distorção que diz: "Você nunca consegue terminar nada... Você não merece... Outras pessoas podem ter amor/ diversão/sucesso/dinheiro, mas não você"* etc.

Nessa pausa, você pode entrar em um processo de pensamento diferente. Por exemplo: *Quais são as evidências das minhas suposições? Preciso de mais informações antes de decidir.*

Aceite o que você não pode controlar

Felicidade e liberdade começam com uma compreensão clara de um princípio: algumas coisas estão dentro de nosso controle; algumas não. Só aceitando essa verdade fundamental é que a tranquilidade interna e a eficácia externa se tornam possíveis. Solucionadores de problemas que são Otimistas Práticos tentam mudar o que podem, mas, quando não podem, aceitam o fato. Como meus pais viviam dizendo: "Se não é um problema para ser resolvido, talvez seja uma verdade para ser aceita."

Acolher ou aceitar não é desistir ou ceder. É perguntar: *O que posso mudar?* Quase sempre há algo (incluindo o modo como você pensa!). Então basta reconhecer o que você não pode controlar e deixar isso como está.

Imagine que você cometeu um grande erro no trabalho. Você avalia o que pode mudar: opções de controle de danos; prevenção futura. Relata à sua chefe o que aconteceu e o que pretende fazer. Ela não está feliz; nem você. Mas, como disse o chefe de um amigo, com um sorriso torto, em uma situação parecida: "E o que aprendemos com isso?" Então, você aprende e deixa para lá o que não pode controlar: o cliente perdido (embora esteja procurando outros novos), a queda nos lucros (embora esteja compensando isso em parte, ao acelerar outro projeto para o mercado) e o descontentamento do seu chefe, que você espera diminuir com o tempo e com seu bom desempenho mais à frente.

OS CINCO RS DA REGULAÇÃO EMOCIONAL E DA RESOLUÇÃO DE PROBLEMAS DO MUNDO REAL

Regulação emocional, conforme mencionado, é a interação entre eventos externos e nossas respostas emocionais internas, e você está sintonizando essa interação para tomar decisões e agir no momento.

Na regulação emocional, sua meta é determinar o que servirá melhor à situação, aos outros envolvidos e a você. Os Cinco Rs podem ajudar. Ao ler, considere como essas ferramentas poderiam ser aplicadas a uma situação emocionalmente carregada em sua vida.

Reavalie

Criatividade e flexibilidade são marcas registradas da resolução de problemas com o OP. Essas características são inestimáveis para reavaliar situações. Quando reavaliamos, escolhemos com cuidado como, o que, quando e por que nos engajamos em uma situação (seleção de situação) e procuramos maneiras criativas de modificá-la (modificação de situação), em vez de ficarmos no padrão de evitá-la — a não ser, é claro, que a situação seja tóxica e abusiva. Assim, recuperamos a agência e o controle, duas características cruciais dos Otimistas Práticos — para não desperdiçarmos a vida, as oportunidades de crescimento ou apenas a possibilidade de um bom momento.

Este R é especialmente útil em situações estressantes, nas quais a fuga não é uma opção, há uma oportunidade importante ou nosso papel é requisitado. Pergunte a si mesmo:

- Eu preciso me engajar nisto/participar disto?
- Como vou me sentir se me engajar/participar do fato (e depois dele)?

- Os eventuais benefícios de participar são maiores que os riscos?
- Essa experiência é, no geral, positiva — uma oportunidade de crescimento, desenvolvimento ou nutrição de uma relação?
- Essa experiência contribui para uma meta ou valor importante em minha vida?

Se a maioria das suas respostas foi sim, considere como você poderia participar de modo que o custo não deprecie os eventuais benefícios:

- Quais aspectos tendem a melhorar ou piorar essa situação?
- Entre esses aspectos, quais deles são empecilhos/não negociáveis para mim?
- Posso mudar alguma das variáveis para tornar essa experiência melhor ou pelo menos tolerável e vantajosa?

Uma reavaliação pode ajudar a encontrar a quantidade certa de estresse (veja o Capítulo 3, "Processamento de emoções") para um desempenho melhor. Imagine que haverá uma festa, e você sabe que seu ex irá. Você deve ir ou não? Se o rompimento foi brutal e a festa será chata, talvez não deva ir. Mas, se pode ser uma ótima festa com bons contatos ou amigos que você quer ver e está em paz com seu passado em relação ao ex, reavalie: será que vale o preço de uma pequena ansiedade (supondo que seja pequena e que você seja capaz de administrar o estresse de encontrá-lo)?

Para diminuir a ansiedade, reordene as coisas preparando-se para que seja bom para você. Contribua com seus talentos — uma playlist; cuidar da churrasqueira. Como você sabe que seu ex chega sempre atrasado, chegue na hora marcada e vá embora antes que ele apareça. Vista-se bem. Nos velhos tempos, eu diria "Leve seu cartão de visita" (hoje em dia, eu poderia dizer "Prepare seu cartão de visita digital"). Está vendo? Você transformou uma experiência negativa em positiva para si mesmo.

Ou imagine que você tenha sido convidado para viajar para uma reunião industrial. É uma honra ter sido chamado, mas você está receoso porque seu ex-chefe — que acreditou em um colega de trabalho caluniador cujas mentiras quase levaram você a ser demitido — estará lá e o colega também. Você teve sorte o bastante para mudar de departamento, mas ainda há uma tensão ali. O que fazer?

Lembre-se de que você pode estabelecer limites internos para o quanto investir em situações. Não há necessidade nenhuma de iniciar uma conversa caso os encontre. Você pode se reajustar: cumprimente e siga em frente. Pode fazer isso se decidir que a reunião vale a pena para seu crescimento profissional. Também pode modificar as coisas para limitar sua exposição ou acrescentar um componente prazeroso: participar apenas de alguns eventos necessários, hospedar-se na casa de um amigo, e não no local do evento, e levar seu parceiro na viagem, se isso for permitido.

Reavaliar ajudou Nicole. Ela se sentia compelida a estar sempre presente para sua família de origem. A seleção das situações começou com a percepção de que era possível escolher onde, quando e como queria estar presente.

No intuito de impedir que as interações com sua mãe aumentassem, ela decidiu limitá-las a algumas horas de cada vez, e só quando a mãe estava sóbria. Escolheu limitar a maioria dos encontros com a família às missas dominicais, quando outras pessoas estavam por perto, para sua proteção, e quando os eventos eram positivos e em território neutro. Além disso, quando não tinha vontade de falar com a mãe ao telefone, Nicole ligava a videochamada para que a mãe interagisse com os netos — uma relação positiva que Nicole se comprometeu a apoiar.

Com firmeza, Nicole precisou impedir a si mesma de responder às mensagens de texto negativas que a mãe enviava durante o dia. Precisou dizer "Nós não podemos ir, mas aproveite!", para evitar encontros improvisados da família nos quais ela já sabia que a mãe beberia muito e começaria a fazer comentários julgando seu modo de cuidar dos filhos. Com a prática, isso se tornou mais fácil, e tanto Nicole quanto a mãe se beneficiaram dos resultados.

Reabasteça

Nosso copo deve estar cheio para podermos despejá-lo. Qual foi a última vez em que reabasteceu o seu? Avalie suas reservas físicas e emocionais. Seu sono está bom e consistente? E a alimentação? E o afeto? Está relaxando? Tem realizado atividades ou usado substâncias que esgotam você?

Reabastecer nos põe em uma posição melhor para lidar com o que aparece em nosso caminho. Psicólogos infantis se referem a um reabastecimento emocional quando descrevem o modo como as crianças costumam retornar a suas mães ou outros cuidadores em busca de conforto, um toque de carinho, descanso e tranquilização.

Na vida adulta, ainda precisamos de práticas de reabastecimento. Quais são as atividades que restauram sua energia e sua vitalidade ou que as consomem, levando você a entrar em um modo de economia de força?

Manter tradições familiares importantes — acender a lareira em feriados, recriar receitas da família — pode evocar sentimentos antigos e memórias de segurança. A tradição dinamarquesa do *hygge* e o *mysig* sueco focam a criação de um ambiente de conforto, segurança e alegria. Pode ser algo tão simples quanto acender velas perfumadas, ter cobertas aconchegantes ou rechear a casa de fotos que despertam boas lembranças. Algumas pessoas relaxam com música, arte ou dança; outras com jardinagem, exercícios, leitura, escrita, tai chi ou ioga.

Relaxar parece fácil, mas, para muita gente, desacelerar é difícil. Comece a fazer isso. Tomar um banho reconfortante, fazer uma breve prática de meditação, tirar fotos de algo bonito — o que quer que restaure você, torne isso uma prioridade para a qual reserva um tempo. Lembre-se do Capítulo 2, "Propósito": encontrar tempo para alegria nos revigora para cumprir nosso propósito.

Resolver problemas durante o sono?!

Bem, não exatamente. Mas o sono exerce um papel crucial na regulação de emoções e na resolução de problemas. O sono REM nos ajuda a processar emoções regulando para baixo a reatividade da amígdala, uma estrutura do cérebro envolvida no processamento de emoções, inclusive o medo. A privação de sono é associada a maior reatividade emocional ou a reações exageradas a estímulos negativos ou estressantes, criando um cérebro excessivamente ativo — o que não é bom para resolver problemas. A capacidade de perceber nosso estado emocional e, em geral, usar um feedback para tomar decisões em tempo real fica comprometida quando estamos cansados. De fato, estudos indicam que a piora do desempenho durante a privação de sono é semelhante à piora do desempenho quando há níveis elevados de álcool no sangue.

A privação de sono diminui todas as faculdades necessárias para fazer avaliações precisas e resolver problemas. Os efeitos incluem tempo de reação retardado/mais lento, julgamento prejudicado, flexibilidade cognitiva e criatividade menores, além de maior impulsividade ao tomar decisões. As habilidades motoras, a capacidade de executar instruções e, às vezes, a fala ficam prejudicadas.

> O sono é especialmente importante porque nossas vidas ocupadas nos tornam suscetíveis à fadiga de decisão: tomadas de decisões comprometidas pela necessidade de fazer escolhas de mais ao longo do dia, além de outros fatores que consomem energia, como níveis de glicose baixos. É prudente não tornar as coisas piores só porque não dormimos direito. (Dica: Se possível, procure não tomar decisões ao fim de um dia ou de estômago vazio.)

Com três filhos pequenos, Nicole dormia poucas horas por noite havia vários anos. O marido decidiu assumir as tarefas com o bebê nos fins de semana à noite. Depois de falar com o pediatra, Nicole também decidiu trabalhar com um consultor de sono para o bebê — não é algo que todo mundo pode pagar, mas ela podia e optou por fazer isso. Com o tempo, conseguiu ter seis horas de sono à noite — o dobro do que estava tendo — e continuou trabalhando para conseguir dormir mais horas.

Requisite informações

Sem informações precisas, não podemos resolver problemas de forma eficaz. Mas raramente nos reengajamos para requisitar informações. A percepção equivocada de Sejal de que seu chefe a odiava só foi corrigida quando ela procurou informações precisas sobre como era vista.

Nicole estava a ponto de deixar o emprego para ficar em casa com a filha mais nova. Ela decidira que, se falasse com o chefe e o marido, seria percebida como um fardo insistente, carente e exigente. Fora ensinada a ser grata por qualquer auxílio que surgisse. Para ela, pedir ou aceitar ajuda daria a impressão de que não era grata. Suas expectativas elevadas para si mesma aumentavam seu fardo: "Eu deveria ficar acordada até tarde, sou a mãe." Só quando John, o marido de Nicole, insistiu que cumprir as tarefas noturnas com Emma lhe permitiria passar mais tempo com a filha, já que de dia ele trabalhava durante a maior parte dos momentos em que Emma estava acordada, foi que Nicole se sentiu confortável para aceitar ajuda. Nesse caso, o marido intuiu que essa era a única maneira de a esposa se livrar da culpa que a fazia sentir-se presa.

Aos poucos, Nicole começou a ficar mais confortável, desafiando suposições que havia muito tempo tomava como certas. Para ela, foi importante testar suas percepções requisitando informações em tempo real daqueles que estavam em posição de trabalhar com ela para resolver esse problema. Isso significou consultar o chefe, a creche e o marido. Será que ela conseguiria deles o que precisava?

Trabalhei com Nicole para ajudá-la a se afirmar e explorar suas opções. Seis meses depois, ela continuava em seu trabalho, a situação dos cuidados dos filhos estava funcionando e havia harmonia em casa. Ela conversara com o pessoal da creche e conseguira um hiato de vários meses para Emma ficar em casa. Também conseguiu negociar uma semana de trabalho de quatro dias para poder passar parte do tempo com Emma e encontrou alguém em quem confiava para cuidar da filha, seguindo a recomendação de um amigo. O marido assumiu mais tarefas domésticas — e desta vez Nicole deixou que ele fizesse isso, sem culpa. "Ele é um ótimo cozinheiro; quem diria!", falou, voltando-se para John durante uma de nossas sessões para resolução de problemas, das quais ele pedira para participar em apoio ao esforço dela na terapia.

Eu servi como caixa de ressonância enquanto Nicole avaliava as opções e examinava as emoções que a mantinham presa. A busca de apoio promove a resolução de problemas porque a regulação emocional é mais difícil quando nos sentimos sozinhos com emoções dolorosas. Quando me sinto sozinha com um problema, considero:

1. **Desabafar com alguém faria eu me sentir melhor?** Às vezes buscamos informações antes de estarmos prontos. Sei, devido à minha experiência com pacientes tomados por fortes emoções, que somos mais capazes de avaliar nosso poder racional de resolver problemas quando, em primeiro lugar, nos sentimos confortáveis, compreendidos e não sozinhos. O reconhecimento e a validação das nossas emoções (dados por nós mesmos ou pelos outros) ajudam a regulá-las. Quando estou de fato carregada emocionalmente, faço uma pausa, se possível, e encontro alguém que possa me escutar e apoiar sem julgamentos — a mim, isso ajuda. Minha intenção com frequência não é buscar conselhos. De fato, nem toda situação requer ação, e nem sempre você pode mudar as coisas. Desabafar é particularmente útil nesses casos. Lembre-se, lidar com as emoções *é* parte da resolução de problemas.

2. **Há alguém com quem eu possa falar para pedir ajuda e conselhos?** Buscar a opinião de pessoas confiáveis funciona melhor quando você está emocionalmente receptivo a sugestões e pronto para dar passos proativos

que podem mudar a situação. Em primeiro lugar, escreva os aspectos positivos ou os resultados potencialmente bons do seu problema. Isso pode ancorá-lo, se suas emoções começarem a falar mais alto.

Qualquer que seja o caso, descubra se o momento é certo para a outra pessoa falar e se ela tem espaço para isso. ("Será que agora é um bom momento para eu compartilhar o que está na minha cabeça/trocar algumas ideias com você/pedir seu conselho?") Não se esqueça de agradecer à pessoa pelo tempo e pela atenção. E lembre-se de que, às vezes, um terapeuta pode oferecer aquele ouvido objetivo.

Relembre
É uma boa relembrar suas habilidades, suas capacidades e os desafios passados que você enfrentou.

- Essa situação tem algo em comum com alguma outra coisa que fiz ou dominei?
- Quais foram as habilidades que usei em outras ocasiões e que eu poderia usar aqui? [Exemplo: *Fazer uma apresentação na reunião da divisão é importante. Mas já fiz isso no meu departamento várias outras vezes. Montar um cronograma de organização com antecedência me deixou menos nervosa, e na véspera saí do trabalho no horário certo para poder malhar, assim tive uma boa noite de sono. No dia seguinte, cheguei cedo para checar os equipamentos e conferir a sala. Vou organizar tudo antes e chamar o profissional de TI para passar por lá no dia anterior.*]
- Quais são as qualidades que me permitiram lidar com outros desafios da vida? Como eu as vejo sendo aplicadas aqui? [Exemplo: *Sou persistente, analítico e organizado.*]

Reanalisar
Quando uma situação não pode ser mudada, precisamos mudar nossa relação com ela. Reanalisar foca enquadrar uma situação em termos de eventuais aspectos positivos, as oportunidades frente aos obstáculos. Embora reanalisar nem sempre seja fácil, vale a pena praticar isso como um dos métodos mais eficazes de regulação emocional. Uma maneira de imbuir uma situação aparentemente negativa de atributos positivos é com humor. (*Isso dá uma ótima história. Não*

afeta nada, a não ser meu ego.) Outros usam uma abordagem engenhosa, como Nelson Mandela: "Eu nunca perco. Ou eu venço, ou aprendo." E Winston Churchill: "Um pessimista vê dificuldade em cada oportunidade; um otimista vê oportunidade em cada dificuldade."

Vamos reanalisar aquela viagem a trabalho em que você provavelmente encontrará seu ex-chefe e o ex-colega de trabalho tóxico:

É uma ótima oportunidade para contatos de alto nível.
Encontrarei líderes industriais que conheço apenas por ter lido sobre eles.
Vou poder dar uma escapada.

E aquelas pessoas que você preferiria não ver? Elas se tornam inconveniências menores em meio a uma oportunidade positiva.

Com a reanálise, a rejeição pode ser ressignificada como redirecionamento: *Meu romance foi rejeitado por várias editoras. Elas dizem que a trama precisa ser trabalhada. Vou fazer uma lista de livros de grandes autores e estudar o desenvolvimento das tramas. Por ora, vou me redirecionar e escrever contos.*

Um *não* pode ser ressignificado como "não agora": *Não consegui a promoção. Mas posso procurar outras oportunidades na empresa ou buscar um cargo semelhante em outro lugar. Enquanto isso, trabalharei as habilidades necessárias e farei contatos.*

Isso também funciona com aborrecimentos diários. Imagine que você está esperando há um tempão para ser atendido em um escritório. Quando chega a sua vez, a janela de atendimento fecha. Você fica furioso. Tirou uma manhã de folga no trabalho (um feito raro) e precisa resolver isso. Correu para chegar ali, esperou pacientemente, e agora seu trabalho vai atrasar a semana inteira.

O modo como você escolhe enfrentar depende da sua análise da situação. Na regulação emocional bem-feita, analisamos precisamente o que está em jogo — menos os aspectos negativos subjetivos.

Não ser atendido nesse dia específico tem consequências devastadoras ou você pode voltar outra hora, apesar do aborrecimento? Você está tentando obter um visto para visitar um parente doente no exterior antes que ele morra ou está ali para mudar seu nome de registro? Talvez o primeiro caso justifique mais sua persistência.

Em vez de levar o ocorrido para o lado pessoal — o que poderia fazer você ir embora derrotado, antes da hora, ou começar a gritar —, você decide pedir educadamente para falar com o gerente. Então, pede ajuda: descreve como foi difícil conseguir estar ali e conta que chegou a tempo, esperou sua vez e está deixando de ser atendido por algo que não é sua culpa.

O gerente explica que o atendente saiu para almoçar e voltará dentro de uma hora. Ele diz que você pode esperar ou voltar depois. Você percebe que pode ter se esquecido de olhar o horário de atendimento no site e decide aceitar isso, assumindo sua responsabilidade. Você se acalma, mas decide perguntar outra vez se algo pode ser feito, assim perderá menos tempo no seu trabalho. O gerente, com pena (você parece um pouco cansado), decide ele próprio ajudar você. Quinze minutos depois, você está a caminho do trabalho. Conseguiu resolver aquilo porque não desabou/foi embora nem gritou, diminuindo suas chances de êxito. Reanalisou: procurou alternativas (falando com o gerente), áreas de concordância (reconhecendo as regras) e oportunidades (pedindo compreensão e ajuda).

A regulação emocional e a reanálise nos ajudam a reconsiderar de que forma podemos interagir com situações e pessoas para atender às nossas necessidades, com respeito e dentro da razão. Nossas emoções se tornam informações (usar pressões no trabalho/em relação ao tempo para se defender de maneira amigável). Ganhamos a perspectiva de entender as necessidades de quem está do outro lado (restrições de tempo, interesses) quando consideramos o que eles precisariam de nós para que nosso pedido fizesse sentido para eles. Isso é resolução de problema em sua melhor forma.

P.S.: Se não há como reanalisar uma situação desagradável temporária, tente um sexto R secreto: reposicionar. Mude sua atenção para algo neutro. A distração diminui a intensidade das experiências dolorosas, reduzindo a ativação da amígdala associada à emoção. Portanto, quando seu ex chegar à festa, vá lá para fora ver o jogo de espirobol. Ao ver o colega de trabalho caluniador e o ex-chefe na reunião de negócios, olhe em volta e pense: *Uau, há tanta gente que quero conhecer. Com quem devo falar primeiro?* O reposicionamento pode ajudar em pequenas doses, mas não resolve problemas subjacentes, portanto use-o com parcimônia.

PÉROLAS DE OP

Entenda a história completa. Resolva o que pode ser resolvido. Reanalise, aceite e deixe o resto para lá.

COMO RESOLVER PROBLEMAS COM OS OUTROS DE MANEIRA EFICAZ

Com três filhos, dois cachorros, duas carreiras e uma casa, Nancy e Sharon sentiam que a vida de casadas estava completa. Mas equilibrar as coisas boas também gerava algumas desavenças. Elas me procuraram quando os estressores do dia a dia — como quem levaria as crianças à escola, a preparação de refeições e outros itens da logística — chegaram a um ponto em que elas não podiam discuti-los sem gritar ou ficar sem se falar.

Em qualquer relação de longa data haverá conflitos. Para os Otimistas Práticos, ser capaz de lidar com conflitos e resolvê-los sem deixar cicatrizes é um dos segredos do êxito da relação.

Com frequência, impasses vividos por casais acontecem porque eles conhecem apenas duas soluções possíveis para seus problemas: do meu jeito *ou* do seu. Ou sou eu que lavo os pratos, *ou* é você. Nesta seção, as estratégias de regulação emocional em tempo real ajudam você a sair do *eu* ou *você* e ir para o *nós*. Eis os princípios da resolução de problemas que trabalhei com Sharon e Nancy:

- **Saia da caixa.** Se um método não funcionou, não é uma solução. Pedi a Sharon e Nancy para pensarem em soluções fora da caixa.
- **Seja colaborativo.** Sharon e Nancy receberam a tarefa de encontrar soluções inclusivas uma para a outra e recebê-las sem comentários negativos. Isso as manteve compromissadas a resolver os problemas juntas. Pedi que aceitassem as sugestões de uma para a outra como razoáveis e merecedoras de exploração. O dr. John M. Gottman, coautor de *Sete princípios para o casamento dar certo*, descreve isso como "estar aberto à influência de seu parceiro".
- **Resista à crítica.** Evite linguagens que culpam, xingam e difamam seu parceiro. Se for preciso, chame atenção para o comportamento negativo que você quer mudar e foque o comportamento positivo que você quer obter. (Para mais informações sobre isso, veja a técnica xyz no Capítulo 8, "Pessoas".)

Essas estratégias ajudaram Nancy e Sharon a focar a origem do "problema" (quem faz o quê) e encontrar algo com que concordassem: embora a vida delas fosse repleta de empreitadas gratificantes, elas sentiam como se estivessem se afogando sob o peso de suas responsabilidades.

Ambas queriam tempo para descansar, relaxar, fazer hobbies e cuidar dos próprios interesses; tempo sozinhas, com os filhos e juntas; tempo com os amigos e parentes; e tempo para se exercitar e se divertir.

Muitos de nós carregamos o peso das expectativas elevadas e do apoio reduzido e, mais do que nunca, precisamos aprimorar nossas habilidades para resolver problemas. Agora elas podiam se concentrar em como fariam para chegar lá, em vez de brigar e imaginar soluções viáveis:

- Montar uma programação mais rígida para o trabalho doméstico — sem mais brigas por causa disso.
- Envolver os filhos mais velhos nas responsabilidades do lar.
- Pedir aos pais delas ajuda para cuidar dos filhos.
- Investir em alguns aparelhos domésticos para tornar a limpeza mais fácil.
- Fazer com que as compras do mercado sejam entregues em casa.
- Perdoar uma à outra nos dias em que a casa estiver bagunçada e o jantar for o que sobrou da pizza.

RESOLUÇÃO DE PROBLEMA EM UMA HORA DE TERAPIA: O GUIA PARA CHEGAR AO X DA QUESTÃO

Maria estava bem ciente do seu problema: em geral, sentia-se insatisfeita, estagnada e entediada com o trabalho. Embora soubesse o que a estava incomodando, eu queria ajudá-la a descobrir *por que* aquilo a estava incomodando. Determinar por que algo importa para nós é onde começa a parte interna da resolução do problema.

Apresentei estas perguntas para ajudar Maria a cavar até a raiz do problema. Eu as adaptei da lista "Vá direto ao ponto, da dra. Sue" (veja o quadro na página 117) — e acrescentei algumas coisas, caso queira tentar!

DRA. SUE: Em uma linguagem simples, você pode definir o problema?
MARIA: Não estou feliz com meu trabalho diário. Não estou realizada.
DRA. SUE: O que resolveria isso?
MARIA: Encontrar uma oportunidade profissional de que eu goste.
DRA. SUE: Essa alternativa existe?
MARIA: Não agora.
DRA. SUE: O que você precisa fazer para consegui-la?
MARIA: Criá-la.

Dra. Sue: O que isso exigiria?
Maria: Abrir meu próprio negócio como uma atividade paralela até eu conseguir gerar renda suficiente.
Dra. Sue: O quanto isso é importante para você e por quê?
Maria: Muito importante. Preciso ser criativa e me sinto sufocada. Além disso, quero poder escolher minhas horas de trabalho — preciso mesmo de flexibilidade. E gosto de ser minha própria chefe.
Dra. Sue: Quais são algumas opções de trabalho possíveis?
Maria: Eu me interesso por fotografia, planejamento de eventos, docência e exercícios físicos.
Dra. Sue: O que a está atrapalhando, além das restrições financeiras?
Maria: Tenho medo de deixar meu trabalho principal: conforto, familiaridade, renda regular, estrutura, rotina, amigos. Além do medo de fracassar. E não sei qual opção buscar primeiro.
Dra. Sue: O que você diria a um amigo que apresentasse os mesmos argumentos? [Adoro essa pergunta — costumamos ser mais Otimistas Práticos com nossos amigos do que com nós mesmos!]
Maria: Você não vai saber enquanto não tentar. Você é bom em muitas coisas, mas talvez possa começar com fotografia, já que tem alguma experiência nisso como freelancer. Vai perder a estrutura e a segurança de um trabalho de quarenta horas, e terá de ser disciplinado sendo seu próprio chefe. Pode ser que não ganhe dinheiro ou mal consiga fechar as contas, mas, se tiver condições financeiras, pode valer a pena. Mudar é assustador. Eu acredito em você, você pode fazer isso. Você tem talento. Comece aos poucos. Não largue seu emprego principal; faça isso à noite e nos fins de semana.
Dra. Sue: Em uma escala de 1 a 10, qual a probabilidade de você se arrepender daqui a dez anos de não ter ido em busca disso, sendo 1 "nem um pouco" e 10 "um arrependimento pelo resto da vida"?
Maria: Eu diria que de 8 a 10.
Dra. Sue: Como você resolveria o problema se tempo e dinheiro não fossem problemas?
Maria: Eu mergulharia de cabeça.
Dra. Sue: Você tem alguma ajuda ou estrutura para apoiá-la, se mergulhar de cabeça?
Maria: Tenho algumas economias. É o suficiente para cobrir alguns equipamentos e me manter por dois ou três meses.

Não estou sugerindo que Maria resolveu tudo imediatamente ou que algum de nós pode fazer isso (ou mesmo que uma sessão de terapia típica é simples assim.). Mas perguntas como essas podem nos tirar de bloqueios mentais, provocar pensamentos criativos e fazer com que grandes obstáculos pareçam projetos administráveis, resolvendo os problemas enquanto avançamos.

Lista "Vá direto ao ponto, da dra. Sue"

Abaixo estão algumas perguntas para você fazer a si mesmo quando se sentir empacado durante a resolução de um problema ou o estabelecimento de uma meta. Nem todas se aplicam à sua situação. Não se sinta pressionado a responder a cada uma delas — a ideia é desprender-se do modo como pode estar abordando ou pensando o problema. Responda com fatos simples — não tente embelezar ou acrescentar interpretações emocionais.

1. Em uma linguagem simples, como você define o problema?
2. Qual é a sua meta?
3. O que resolveria isso?
4. Essa alternativa existe?
5. O que você precisa fazer para conseguir isso?
6. O que isso implicaria?
7. O quanto isso é importante para você e por quê?
8. Quais são algumas alternativas se a primeira solução não funcionar?
9. O que está impedindo o caminho?*
10. Como você pode lidar com esses obstáculos?
11. O que você diria a um amigo que apresentasse os mesmos argumentos?
12. Em uma escala de 1 a 10, qual a probabilidade de daqui a dez anos você se arrepender de não ter ido em busca disso, sendo 1 "nem um pouco" e 10 "um arrependimento pelo resto da vida"?

---

* Com frequência, deixamos de nos dedicar a metas porque temos outras que concorrem entre si, muitas vezes não reconhecidas, e, ao tentar alcançar uma delas, corremos o risco de perder a outra. Por exemplo: "Quero sair do estado onde moro, mas não quero decepcionar/chatear meus pais idosos." Não há respostas fáceis, mas o primeiro passo é organizar todas as suas metas de modo que você possa examinar seus pensamentos e sentimentos: o quanto sua percepção sobre decepcionar seus pais é correta? Qual é a evidência de que eles ficariam chateados? Que tipo de comunicação e/ou solução concreta poderia compensar os pontos negativos?

13. Como você procederia se tempo e dinheiro não fossem problemas?
14. Qual seria o melhor resultado possível e qual a probabilidade de isso ocorrer?
15. Qual seria o pior resultado possível e qual a probabilidade de isso ocorrer?
16. O que você faria se isso acontecesse?
17. Se o pior aconteceu e não havia nada que você pudesse fazer, você conseguiria viver com esse resultado?
18. Para você, qual seria o cenário mais provável, e você conseguiria viver com isso?
19. Você tem alguma ajuda ou estrutura que o auxiliem ou apoiem, caso proceda dessa forma?
20. Você precisa de conselhos, informações ou assistência?
21. A qual pessoa você poderia pedir ajuda?
22. Existe alguém confiável em sua vida com quem poderia conversar sobre isso?
23. Qual é o autocuidado que ajudaria você a alcançar isso?
24. Como se sentiria se tudo isso desse certo?
25. Agora que você respondeu a essas perguntas, quais poderiam ser os próximos passos?

"ERRAMOS 100% DOS LANCES QUE NÃO FAZEMOS"

Um ditado comum atribuído à lenda do hóquei Wayne Gretzky e a seus mentores/treinadores transmite uma importante mensagem ao mundo dos esportes que também se aplica à vida diária: você não marca ponto se não arriscar uma tacada. Resolver um problema com eficácia não é apenas lidar com obstáculos externos. É reconhecer as dinâmicas internas que nos ajudam ou nos impedem.

As emoções direcionam nosso comportamento. Podem ser salva-vidas ou limitadoras de vidas. O que você escolherá?

Quando a vida desafiar você, reflita sobre o que suas emoções estão tentando lhe dizer. Então olhe todas as ferramentas que você tem para enfrentá-las de forma produtiva, como parte da resolução do problema. Como um Otimista Prático ágil, esteja pronto para mudar sua perspectiva no intuito de fazer uma diferença positiva no mundo. Isso o colocará no caminho para maximizar sua vida.

Para conferir as referências científicas deste capítulo,
por favor, visite doctorsuevarma.com/book (em inglês).

CAPÍTULO 5

ORGULHO

Conhecer seu autovalor profundamente

Ninguém pode fazer você se sentir inferior sem seu consentimento.

— Eleanor Roosevelt

ERA UM DAQUELES DIAS EM QUE O RIO EAST CINTILA E A SILHUETA DE Manhattan se destaca contra um céu nublado. Com um prazer culposo, eu havia saboreado minha caminhada de trinta quarteirões até a terapeuta, o que deveria ter indicado algumas das coisas que falaríamos.

Enquanto caminhava, eu tivera tempo para refletir sobre parte do que me levara àquele ponto de ser uma terapeuta enfim disposta a fazer terapia. Ainda sentia minhas pernas fracas, mas me tranquilizara, após uma consulta médica, de que não havia nada de errado com elas. Era a minha mente que precisava se reorganizar. Ainda assim, será que eu realmente precisava de terapia? Estaria sendo autoindulgente?

Cuidar da saúde mental das outras pessoas era minha missão, mas a terapia para mim mesma parecia contrariar o modo como fui criada. Na cultura indiana, o foco é a família. Na Índia, tias, tios e primos estão sempre a postos para colaborar. Durante um plantão na faculdade de medicina na Índia, eu ficara encantada com a solidariedade das famílias indianas. Os mais pobres eram ricos em apoio afetuoso, com pelo menos três membros da família literalmente acampados junto ao leito do doente. Mas, para nossa família imigrante na América, o peso do suporte familiar, que na Índia teria sido dividido por oito ou dez parentes, caía em apenas nós quatro. Acho que meus pais não percebiam a carga sobre mim. Em minha família, fazia-se o necessário para manter a harmonia, a saúde e a segurança da família e da comunidade

— mesmo à custa de si mesmo. E, embora eu tivesse nascido e crescido nos Estados Unidos, o esperado era que vivêssemos de acordo com os exemplos dados por familiares na Índia.

A medicina e a psiquiatria pareciam extensões naturais dos nossos valores de serviço e ciência. Mas a medicina é bastante estressante e exigente, com uma forte ênfase na perfeição.

Mas eu adorava a medicina e minha família. Portanto, aceitava todas as responsabilidades com uma combinação firme de boa vontade e dever — até que o estresse adicional de lidar com o diagnóstico e o tratamento de câncer da minha mãe me sobrecarregou. Eu não conseguia administrar todas as prioridades conflitantes. Assim, tornei-me a paciente.

O elevador abriu, e vi uma área de espera simpática. Folheei uma revista de moda, escondendo minha ansiedade.

— Sue?

Ergui os olhos e vi uma terapeuta alta, magra, elegante. Notei primeiro seu sorriso receptivo. Ela estava segurando um prontuário — o meu, supus. No punho, havia uma pulseira de ouro situada entre alguns fios vermelhos, de um lado, e contas de rosário, do outro. Elegante e espiritual. Eu a acompanhei até o consultório e me sentei no sofá.

A sala belamente mobiliada, agraciada com uma vista para o rio East, parecia um santuário, comparada a algumas salas de atendimento da minha residência médica. Notei a caixa de lencinhos de papel por perto. Terapeutas também precisam de terapeutas, lembrei a mim mesma.

— Bem-vinda — disse a dra. L. — O que traz você aqui?

E ali estava eu, desfazendo minha bagagem emocional diante de uma estranha bem-vestida.

O QUE SURGIU durante minhas sessões tinha a ver com um problema fundamental de orgulho. Não do tipo sou-melhor-que-você ou do tipo ligado a honras e conquistas. Era um orgulho diferente — que, surpreendentemente, eu precisava desenvolver. Um orgulho saudável derivado da autoconfiança que nos ajuda a agir diante de incertezas e dificuldades, quando podemos não saber muito bem o que uma situação pede, mas sabemos quem somos e qual é nosso valor. Um orgulho que nos ajuda a permanecer equilibrados, nem nos repreendendo nem nos inflando, ou sendo sugados pelas opiniões alheias sobre nós. Um orgulho que cultiva uma mentalidade solidária na qual procuramos e incentivamos o melhor de nós mesmos e dos outros. É esse tipo de orgulho — além de um plano de cinco passos para desenvolvê-lo — que exploraremos.

ORGULHO SAUDÁVEL DEFINIDO

Orgulho saudável, conforme minha definição, significa ter uma imagem estável, bondosa e realista de quem somos. Esse senso especial de autovalor equilibra confiança com humildade, protege-nos de pensamentos intrusivos que nos fazem sentir envergonhados ou cheios de culpa e promove um reconhecimento do quanto podemos aprender com a vida e com os outros.

O orgulho saudável tem quatro componentes principais:

1. **É intrínseco.** O orgulho saudável deriva de um senso duradouro do nosso valor inerente. Incondicional, mas não inflado, ele pode decair vez ou outra, mas não depende do nosso sucesso, fracasso, elogio ou crítica mais recente.
2. **É preciso.** Algumas pessoas acham que são ótimas, mas não são mais maravilhosas que as outras. Outras nem veem o quanto são maravilhosas. Orgulho saudável significa conhecer nossas forças e imperfeições, sem exagerar nenhuma delas.
3. **É bondoso.** A bondade consigo mesmo e com os outros é uma característica do orgulho saudável. Sua primeira regra é a autocompaixão, e não a autoavaliação. Reconhecemos que somos falíveis sem nos autoflagelarmos e oferecemos essa compreensão aos outros.
4. **Incentiva o crescimento e a ação positiva.** Com a autoaceitação vem a capacidade de resiliência e de mudanças construtivas: "As coisas não funcionaram hoje, mas posso tentar de novo." O orgulho saudável nos protege da culpa e da vergonha imobilizadoras, ajudando-nos a nos adaptar, crescer e florescer.

É diferente de autoestima

Não sou fã do conceito de autoestima. Algumas pesquisas começaram a descobrir seus possíveis custos. Altamente dependente de conquistas externas, a autoestima pode evaporar quando é mais necessária. Períodos de baixa autoestima são associados a vários problemas fisiológicos e de saúde mental, incluindo depressão, dismorfia corporal, transtornos alimentares e transtornos de ansiedade. Em casos extremos, no contexto da depressão, a baixa autoestima pode aumentar o risco de suicídio. A necessidade de proteger a autoestima pode levar a um senso distorcido de si mesmo, a preconceitos, a comportamentos narcisistas e até a atitudes prejudiciais àqueles que são encarados como ameaças. Por não depender de eventos externos ou de como nos classificamos em comparação aos outros, o orgulho saudável é uma fonte mais estável de autovalor que a autoestima.

Permite a culpa; protege contra a vergonha

Um pouco de culpa pode ser bom. Vergonha? Nem tanto.

A culpa é um sentimento de arrependimento ou remorso quando sentimos que violamos nossas próprias normas sociais em uma situação circunscrita específica. Desde que não sejamos atormentados por ela, a culpa pode nos levar à reparação e a um comportamento pró-social. Pode até conferir benefícios evolutivos: seguir as regras da tribo, e a tribo cuidar de nós. Níveis saudáveis de culpa refletem empatia. De fato, a propensão à culpa (ao contrário da vergonha) é associada a uma interpretação mais precisa das expressões emocionais alheias: temos consciência de como nosso comportamento afeta os outros e assumimos uma quantidade apropriada de responsabilidade pelo que podemos fazer por esse mau comportamento. Estudos mostram que a culpa tem uma probabilidade maior do que a vergonha de gerar um comportamento altruísta e um desejo de melhorar — porque o caminho para a redenção parece identificável e claro.

A vergonha, em contraste, se concentra não em um comportamento negativo específico, mas na pessoa. Enquanto a culpa diz "Eu fiz algo terrível", a vergonha diz "Eu sou terrível".

A vergonha pode parecer ameaçadora a ponto de temermos que nosso pertencimento ao grupo ou nosso status no grupo possa estar ameaçado. Pode levar a uma autocrítica severa — uma espécie de difamação autoinfligida. Com o foco negativo em nós mesmos, não temos uma maneira clara de fazer correções. Assim, a vergonha pode levar a impotência, ruminação, pessimismo, depressão, estresse fisiológico (como se estivéssemos em perigo físico), isolamento/retraimento social e alienação, já que podemos evitar a pessoa ou as situações que geraram os sentimentos ruins.

A propensão à vergonha tende a baixar a autoestima, e vice-versa. Seus perigos para a saúde incluem um risco maior de problemas psicológicos, sobretudo depressão, de acordo com uma meta-análise de 108 estudos com um total de mais de 22 mil indivíduos. Embora algumas pessoas pareçam ser mais vulneráveis do que outras — adolescentes, depois os idosos (talvez por causa de suas mudanças físicas e do senso de fragilidade) —, ninguém está imune à toxicidade da vergonha. Ela pode levar a mecanismos de enfrentamento negativos, como beber, automutilar-se ou ter dificuldade de procurar o que permitiria alcançar uma vida melhor (por exemplo, perder peso, buscar um trabalho melhor, cultivar relações proveitosas). Quando não é controlada, a vergonha pode levar a nos sentirmos um fardo ou até a questionarmos se vale a pena viver nossa vida. Cultivar o orgulho saudável fortalece nossa resistência à vergonha, abrindo espaço para erros enquanto afirma nossa capacidade de remediá-los.

Promove relações

O baixo orgulho pode levar a implacáveis comparações com os outros para manter a autoestima — se somos "melhores que", tudo está bem. Os resultados incluem ficar aquém, autoflagelar-se e sentir ciúme ou inveja. O baixo orgulho pode levar à ansiedade social e ao autoisolamento, resultantes da crença de que não somos dignos de amor, de que ninguém pode gostar de nós (com frequência um subproduto da vergonha ou da culpa descontrolada) ou de que não somos interessantes. A solidão resultante reduz ainda mais nossa qualidade de vida e nossa longevidade.

O orgulho saudável estimula relações mais saudáveis, livres de comparações corrosivas. Temos uma probabilidade menor de nos tornarmos presas de relações tóxicas ou abusivas (e menos disposição para aceitar "migalhas emocionais") porque sabemos que merecemos mais, buscando relações baseadas em apoio mútuo, respeito e amor. O amor não induz à vergonha; em vez disso, estimula a autoaceitação e o crescimento.

É bom para você!

A autocrítica prejudicial do orgulho não saudável — percebida como uma ameaça a nós — ativa nossos hormônios de luta ou fuga. A vergonha libera uma enxurrada de hormônios do estresse e a destruição que eles provocam. Em contraste, o orgulho autocompassivo ativa e utiliza nosso sistema mamífero de cuidado, inclusive a secreção de oxitocina (o hormônio de afago/vínculo/bondade/cuidado), permitindo que você seja um dedicado cuidador de si mesmo. Ele impede a ação dos poderosos hormônios do estresse, como o cortisol, e ajuda a evitar inflamações nocivas que podem nos tornar mais suscetíveis a depressão, doenças físicas e disfunções imunológicas, incluindo transtornos autoimunes.

O orgulho autocompassivo também incentiva hábitos saudáveis. Os otimistas, que têm autocompaixão elevada, adotam hábitos melhores, abrangendo alimentação, exercícios, meditação, sono, descanso e tempo com amigos e família. Eles também equilibram melhor a vida e o trabalho, em parte porque acreditam que eles próprios valem o investimento. São capazes de estabelecer padrões e metas altos e, ao mesmo tempo, são resistentes ao que se conhece como perfeccionismo desadaptativo: padrões rígidos, severos, irrealistas, com autoflagelação por não corresponderem a eles. Pesquisas mostram que os padrões muito altos, inflexíveis e irracionais associados ao perfeccionismo desadaptativo podem levar uma pessoa a alcançar o êxito à custa da saúde e do bem-estar ou das relações.

INFLUÊNCIAS DO ORGULHO SAUDÁVEL

Muitos fatores contribuem para o orgulho saudável ou não saudável. Vamos examinar algumas influências cruciais:

Carícias positivas ou negativas

O psiquiatra Eric Berne, que desenvolveu a análise transacional (AT) nos anos 1950, usou o termo *transações* ou carícias[*] para descrever unidades básicas de intercurso social. Uma carícia pode ser verbal ou não verbal (um sorriso, um abraço), positiva ou negativa, e condicional (específica a um evento ou situação) ou não condicional (uma avaliação mais ampla, mais abrangente). Exemplos: "Você preparou uma ótima refeição!" (verbal, positiva, condicional); "Você é uma ótima pessoa!" (verbal, positiva, não condicional).

Naturalmente, nossas interações com cuidadores iniciais, dos quais dependíamos para sobreviver, podem ser formativas. Uma quantidade saudável de carícias positivas não condicionais pode ser afirmativa — mas em excesso pode nos inflar artificialmente e nos tornar incapazes de lidar com as coisas sem elas. No momento apropriado, algumas carícias negativas, ponderadas e construtivas podem, de forma benéfica, corrigir nossos comportamentos — mas críticas em excesso, e certamente carícias negativas não condicionais, podem

---

[*] No original, *strokes*. (N. do T.)

ser bem nocivas e contribuir para a vergonha, pois parecem ser um julgamento sobre nossa personalidade. De fato, há uma crescente consciência de que esse dano pode acontecer em grupos, como resultado de longos períodos de experiências negativas, a exemplo de discriminação ou qualquer tratamento que cause sentimentos de inferioridade.

Pais que, de forma confiável, oferecem carícias estimulantes e bondosas encorajam o orgulho saudável, a capacidade de autocompaixão e o apego seguro — um senso estável de autovalor e uma facilidade geral para relações interpessoais — e podem ajudar a combater algumas tendências inatas de pessoas para a vergonha e a culpa. É um estado de sentimento "Eu estou ok, você está ok", uma frase e uma meta importantes na AT e o título de um livro popular de Eric Berne — um reconhecimento de que você e eu somos merecedores e temos um valor intrínseco. Apegos seguros nos ajudam a desenvolver um senso de pertencimento e um sentimento de que importamos.

E se não recebemos esse condicionamento inicial? Podemos aprender a modificar nossa propensão à vergonha por meio da prática da autocompaixão, como você verá.

Mensagens culturais

O condicionamento cultural exerce um papel nas mensagens que internalizamos. Meus pais foram doutrinados por pessoas mais velhas, muitas das quais haviam crescido imbuídas de uma mentalidade idealista de luta por liberdade, personificada em Mahatma Gandhi. Deus, o país e a família vinham antes das necessidades individuais. A mitologia e as escrituras com as quais fui criada enfatizavam isso. Em minha família, aprendemos a valorizar o serviço altruísta, parte essencial do compromisso dos meus pais com uma vida íntegra, ou darma. Cumpra seu dever, não se apegue aos frutos do seu trabalho, respeite os mais velhos, obedeça à autoridade. Eu contei à dra. L como minha mãe adiou o casamento até chegar aos 29 anos — escandalosamente tarde para os padrões indianos na época —, para defender os direitos das mulheres, trabalhar contra os costumes das noivas crianças e dos dotes, e promover educação e pagamento iguais para as mulheres.

Honro esse legado cultural. Mensagens culturais podem ser influências ricamente positivas. Mas também passei a ver que, assim como em muitos princípios que nos ensinam, o desafio está em como as aplicamos e praticamos. De algumas maneiras, esses ensinamentos são parecidos com aqueles que muitos de nós recebemos para nos vacinar contra o orgulho egocêntrico, não saudável. Mas eles podem também, às vezes, reduzir o orgulho saudável (e talvez, por criarem vergonha, fossem uma maneira de manter as pessoas sob controle).

Ser médica, para mim, era mais do que uma carreira; era um chamado. Mas onde eu, Sue Varma — discípula do darma por herança, individualista norte-americana por nacionalidade —, me encaixava? E como eu poderia impedir que a culpa se tornasse vergonha enquanto me debatia com o sentimento de estar sobrecarregada, incapaz de, com as pernas bambas, colocar-me à altura da situação e cumprir minhas muitas missões?

Comparando-nos com os outros

Pelo menos 10% dos nossos pensamentos diários consistem em comparações. Embora possam ser uma maneira de avaliar nossas capacidades, características e atitudes ou possam servir de inspiração (como com exemplos ou mentores), podemos também internalizar comparações sociais ascendentes imprecisas e irrealistas como expectativas inalcançáveis, características de uma versão idealizada de nós mesmos que nos repreendemos por não alcançar. Ou podemos nos comparar com pessoas que enxergamos como inferiores a nós (o que é conhecido como comparação social descendente), talvez para melhorar nosso humor ou ego. De qualquer forma, estamos nos derrubando (ou derrubando os outros) ou nos amparando. Nunca livres para apenas viver e deixar viver.

Amarrando nosso valor à produtividade

Nossa sociedade dá uma ênfase imensa ao que fazemos. Em um artigo na *Harvard Business Review* em 2019, Ashley Whillans — atriz que se tornou pesquisadora social e professora assistente na Harvard Business School — discute a fome de tempo e a abundância de tempo. Explicando de forma simples, 80% das pessoas entrevistadas pela equipe observaram que não tinham tempo suficiente para terminar tudo o que queriam fazer a cada dia (e sentir-se sempre atrasado pode minar nosso senso de controle pessoal e agência, além de elevar nossos níveis de estresse). Elas estão — nós estamos — em um estado coletivo de fome de tempo.

Esse conceito, conforme descrito em 2019, só foi entrar em meu radar bem depois de minhas visitas à dra. L. Mas, como residente que trabalhava mais de oitenta horas por semana, trabalhando às vezes em quatro ou cinco hospitais da cidade todos os dias, viajando para missões médicas (mais de um pretendente em potencial perguntou por que eu não conseguia "ficar quieta") e estando presente para apoiar minha família, eu estava presa a isso.

Em minha família, durante minha criação, o dever e o serviço se expressavam por meio de produtividade. "Meus pais acreditavam que trabalho é devoção", disse à dra. L. Compartilhei uma lembrança nítida do verão em que eles começaram a deixar listas de tarefas diárias: *Pintar a garagem. Pintar o deque.* Tudo escrito na letra ilegível de meu pai. Nenhuma instrução. Execução? Mero detalhe.

O deque acabou ganhando um tom de verde bilioso. Isso não importava para meus pais bem-intencionados, que achavam que designar essas tarefas estimulava a produtividade — palavra que me assombraria na vida adulta. Percebi que eu recebia aquelas tarefas estabelecidas por meus pais como carícias condicionais — como se o êxito de minha família motivada por missões dependesse de concluir as missões a mim designadas. Na vida adulta, isso se traduziu em padrões superaltos — alguns diriam inflexíveis — para mim mesma, que tornavam difícil me dar uma folga.

Foi isso que internalizei da ênfase da minha família em contribuições altruístas: se não estou fazendo algo significativo, estou desperdiçando tempo — quer dizer (dica, carícia negativa incondicional não verbal) que não sou nada.

Para muitos de nós, separar quem somos do que fazemos não é fácil. Mas é crucial para que nosso autovalor não fique para sempre amarrado à turbulência do mundo externo, em vez de ancorado dentro de nós.

Exercício: Condicionando seu autovalor

Respire fundo, abra seu diário e reflita sobre sua infância e sua adolescência.

1. Quais foram as carícias positivas ou negativas que você recebeu? Você se lembra de exemplos verbais ou não verbais? Condicionais e/ou não condicionais?
2. Quais foram as mensagens que você levou consigo?
3. Como você acha que essas mensagens se manifestam hoje na sua vida ou na sua visão de si mesmo?
4. Quais foram as mensagens culturais que você absorveu quando estava crescendo?

5. De que maneiras você se compara com os outros ou busca aprovação dos outros?
6. Você sente uma pressão interna para ser "produtivo"? Isso lhe parece bom ou é opressivo? De onde você tirou suas ideias sobre produtividade?
7. Autocuidado, mimos ou tempo ocioso lhe parecem autoindulgência? Você se sente culpado quando faz algo só para si mesmo, por diversão? Se isso acontece, qual é a fonte dessas mensagens?

PÉROLAS DE OP

Nosso autovalor existe apenas porque existimos.

ENCONTRANDO GRAÇA: UM PLANO PARA O ORGULHO SAUDÁVEL

Como é um senso de orgulho saudável?, eu me perguntava. Eu poderia alcançá-lo sem parecer arrogante? Poderia aprender a me tratar com a mesma compaixão que oferecia a amigos, família e pacientes? Poderia passar a aceitar que às vezes, apesar dos meus melhores esforços e intenções, eu posso decepcionar alguém?

Cultivar o aspecto de bondade do orgulho saudável parecia um bom ponto de partida. Afinal, é o que eu receitaria aos meus pacientes.

A ideia de que uma mentalidade de cuidar pode melhorar sua vida não é apenas palavreado para se sentir bem. Quando culpa ou vergonha excessivas nos mergulham em pensamentos negativos, conforme codificado pelo dr. Martin Seligman (veja o Capítulo 1, "Por que Otimismo Prático?"), nós *personalizamos* o problema ("Eu sou ruim"), vemos o problema como *penetrante* e o consideramos *permanente*. Sobrecarregados, nós nos tornamos passivos e desengajamos.

Pesquisas sobre autocompaixão revelam potenciais animadores para combater essas tendências.

De acordo com o pesquisador Wendy J. Phillips, na revista *Journal of Positive Psychology and Wellbeing*, "a autocompaixão pode minimizar esse desengajamento ao estimular a aceitação dos sofrimentos passados e as habilidades para superar obstáculos futuros". Pessoas com autocompaixão mostram mais motivação para corrigir seus erros, extrair lições deles, consertá-los e evitar repeti-los depois. Um estudo mostra que a autocompaixão pode estimular uma visão mais promissora do futuro: uma intervenção de três semanas na autocompaixão ajudou estudantes universitários a desenvolver otimismo. Em suma, a autocompaixão não apenas transforma feridas em oportunidades de crescimento, como pode ser um catalisador para um futuro de esperança imaginado.

Tem sido sugerido que a autocompaixão reduz o sistema de defesa do cérebro e estimula o sistema do cérebro envolvido em um senso de calma e segurança — uma base a partir da qual temos uma probabilidade maior de experimentar apreço e explorar. A teoria de ampliar e construir, da pesquisadora, professora e escritora Barbara Fredrickson, afirma que emoções positivas (como aquelas resultantes da autocompaixão) constroem mais emoções positivas e recursos psicológicos, permitindo-nos explorar, engajar, apreciar e saborear novas experiências. Fredrickson escreve: "A alegria ativa a vontade de brincar, o interesse ativa a vontade de explorar, o contentamento ativa a vontade de saborear e integrar, e o amor ativa um ciclo recorrente de cada uma dessas vontades dentro de relações seguras e próximas."

A palavra "graça" (em inglês, *grace*) vem à mente. Para mim, "graça" é uma atitude física, emocional e espiritual de cuidar de toda a vida, incluindo nós mesmos. Desenvolvi a partir disso um acrônimo de orientação para engajar nosso cuidador interno e cultivar o orgulho saudável:

Gratidão pelas coisas boas
Reconhecimento da realidade
Aceitação da imperfeição
Compaixão por si mesmo
Empatia pelos outros

GRATIDÃO PELAS COISAS BOAS — EM NÓS MESMOS E NA VIDA

Gratidão, palavra derivada da raiz latina *gratia*, que significa graça, graciosidade ou agradecimento, é o reconhecimento ou a consciência de algo bom que lhe aconteceu pelo qual alguém (ou algo) é responsável — induzindo um estado emocional positivo de apreciação. Trata-se de escolher interpretar positivamente o bem no mundo. Isso é estudado como uma ferramenta psicológica, uma habilidade de enfrentamento e uma fonte de energia psicológica renovável.

A gratidão promove pensamentos flexíveis e criativos, emoções positivas e comportamentos pró-sociais.

Com a gratidão, vemos imperfeições e desafios claramente, mas também vemos o potencial. A gratidão ainda nos ajuda a encontrar e valorizar momentos de beleza, calma, inspiração, humor e bondade na vida diária. A gratidão alcança isso não negando o que é negativo, mas se voltando para o bem — nas ações das pessoas, no mundo que se abre — e, ao fazer isso, melhora a mente. Você pode pensar nisso como ver as carícias positivas do mundo.

A gratidão melhora o humor e protege contra o estresse. Em um estudo, os participantes foram divididos aleatoriamente em três grupos e solicitados a realizar uma das seguintes tarefas, dependendo do grupo: escrever sobre coisas que haviam ocorrido durante a semana pelas quais eram gratos; escrever sobre aborrecimentos da semana; ou escrever sobre acontecimentos da semana (sem que lhes dissessem se era para escrever coisas positivas, neutras ou negativas). Dez semanas depois, aqueles que haviam escrito sobre gratidão tinham uma visão mais otimista e positiva da vida, gozavam de um sono mais longo e melhor, exercitavam-se mais e tinham menos sintomas físicos (isto é, dores) do que aqueles que haviam focado fontes de aborrecimento ou fardos. Eles se sentiam mais conectados aos outros e tinham uma tendência maior a oferecer ajuda e apoio emocional. Em outro estudo com um grupo de veteranos, a gratidão mostrou, inclusive, a redução de sintomas de saúde mental após algum trauma.

A gratidão usa a ressignificação para identificar a bênção inerente mesmo em circunstâncias complicadas. Pode mudar nosso foco de *O que há de errado comigo?/O que está acontecendo comigo?* para *O que essa situação me ensina?/O que posso aprender sobre mim mesmo?* Quando eu era uma residente atolada em trabalho e sofrendo com a situação de minha mãe, acho que minha afirmação de gratidão teria sido: "Estou estressada, mas agradeço a Deus por ter uma família que me ama e um trabalho significativo, e por finalmente estar disposta e ser capaz de procurar ajuda. Talvez meus sintomas fossem necessários para eu finalmente consertar o que de qualquer modo acabaria quebrando — e talvez, procurando ajuda para mim, eu possa ajudar outros, talvez até compartilhando o que aprendi com minhas dificuldades."

Gratidão exige intenção e pode exigir cultivar uma mentalidade direcionada. Voltaremos a isso em capítulos adiante. Para começar, você pode tentar seguir a indicação dada no estudo que mencionei anteriormente:

Há muitas coisas em nossas vidas, grandes e pequenas, pelas quais podemos ser gratos. Pense no dia anterior e escreva cinco coisas em sua vida pelas quais você é grato.

PÉROLAS DE OP

Demonstrar graça e benevolência aos outros faz com que escolhamos a interpretação mais generosa de uma situação.

Demonstrar graça a nós mesmos durante um momento de transição ou uma dificuldade pode ser crucial. Uma amiga que se mudou há pouco tempo para Nova York contou que ficou chocada ao saber o quanto era alta a comissão de seu corretor imobiliário e que, embora já estivesse financeiramente apertada após se mudar para o novo apartamento, ainda teve que lidar com o roubo de seu celular. Sem querer que esses incidentes contaminassem a nova vida com a qual estava empolgada e que trabalhara duro para realizar, tomou uma decisão consciente de buscar os aspectos positivos da vida urbana diária. De manhã, quando ia para o trabalho de ônibus, procurava os aspectos positivos: "Aquela mãe simpática pôs o filho no colo para uma pessoa mais velha poder sentar no outro lugar." "É inacreditável todos nós conseguirmos lidar com o horário de pico toda manhã. Os nova-iorquinos são incríveis." "Uau, olha aquelas cores de outono nas árvores do Central Park!"

Podemos demonstrar graça e aceitação a nós mesmos e aos outros não apenas em situações difíceis (dar a uma pessoa o benefício da dúvida quando algo ruim aconteceu ou quando você se sente decepcionado com ela), mas também em situações neutras ou ambíguas. Portanto, se um colega de trabalho resolve pagar por sua bebida favorita, você não pensa *Ah, ele está usando a promoção compre-um-e-ganhe-outro-grátis*, mas sim *Ele teve uma iniciativa e se lembrou de mim*. Assim, podemos treinar nosso cérebro a buscar ativamente as conotações e os ângulos positivos. (A gratidão, assim como o Otimismo Prático, nem sempre é tão fácil para nós, sobretudo quando estamos passando por um momento difícil. E tudo bem, também.)

> **Demonstrando graça a si mesmo por apenas ser**
>
> **Cultivando uma prática de lazer**
>
> Lazer é o modo como agradecemos à nossa mente e ao nosso corpo por tudo o que eles fazem por nós. Uma prática de lazer significa passar um tempo intencionalmente longe de suas obrigações, dando a si mesmo amor, bondade e se autoacalmando. Ainda mais após um revés, você merece um período de descanso, amor, diversão e distração. Ofereça a si mesmo o carinho que ofereceria a outros.
>
> Descanso e relaxamento são necessidades, e não recompensas permissíveis quando você "as merece". Eu internalizara que as tarefas designadas por meus pais significavam que eu precisava ser sempre produtiva e servir aos outros. Isso me ajudara bem em uma cultura norte-americana que valoriza a atividade e a produtividade acima de tudo e em uma cultura indiana na qual a deferência à autoridade é importante — até eu literalmente despencar dos déficits de tempo e autocompaixão que criara.
>
> É em nosso tempo ocioso que investimos em *quem* somos e refletimos sobre isso, para além de *o que* somos. O tempo de lazer, quando equilibrado com a produtividade, promove conexões com os outros, bem como pressão sanguínea menor, menos depressão e mais relaxamento, e é um colaborador valioso para nossa felicidade geral. (Para mais informações sobre reivindicar seu tempo, veja o Capítulo 7, "Presente".)
>
> Percebi que meu darma podia expandir a fim de incluir o reabastecimento das minhas reservas para eu poder continuar a servir aos outros.

PÉROLAS DE OP

Você não precisa de permissão para descansar.

RECONHECIMENTO DA REALIDADE

Quando somos capazes de nos ver como de fato somos — fabulosos, mas também com defeitos —, já não estamos à mercê das circunstâncias ou das percepções alheias. Modificando roteiros ultrapassados, desafiando nossas distorções de pensamento e reconhecendo nossas capacidades, construímos um senso de autovalor enraizado na realidade.

Suponha que você ganhe uma promoção surpresa. Você logo pensa coisas como: *Eu tive sorte. Estava no lugar certo na hora certa.* Ou: *Qual é a pegadinha? Provavelmente não conseguiram encontrar mais ninguém.* Ou: *Sou a única mulher no departamento — eles querem mostrar que não têm preconceito.* (Você talvez reconheça que a terceira resposta é semelhante ao exemplo anterior do colega de trabalho que lhe paga a bebida — a tendência a supor que qualquer coisa boa que alguém faz tem um motivo egoísta. Meu pai diria sobre isso: "E daí? Independentemente do motivo, o resultado não foi a seu favor?"

Agora suponha que você tenha sido preterida na promoção. As percepções padrão vão na linha de *Eu não tenho o que é preciso. Eles nunca gostaram de mim.*

A verdade é que nem tudo de ruim que acontece é por culpa nossa. E nem tudo de bom que acontece é por crédito nosso. Ser realista em relação às coisas pelas quais somos realmente responsáveis nos protege da autoculpa ou da grandiosidade excessivas, ajudando-nos a discernir o que está dentro de nosso controle e o que não está. Lembre-se, identificar-se demais com eventos negativos e personalizá-los demais são uma marca registrada do pessimismo.

Em atribuições saudáveis e realistas, assumimos responsabilidade por nossa parte (boa ou ruim) e nada mais. A culpa adequada promove um comportamento pró-social: assumir responsabilidade pelo que fizemos de errado e consertar. Se realizamos algo bom, recebemos uma quantidade apropriada de crédito, somos capazes de sentir um orgulho saudável e podemos aceitar elogios. Pessoas propensas à vergonha têm dificuldade de aceitar elogios, mas absorvem prontamente críticas e autoculpa, talvez por causa de carícias dos primeiros cuidadores.

Entender a realidade por completo também significa ser capaz de perceber — seja consciente, seja inconscientemente — narrativas adotadas que simplesmente já não nos servem. Uma realidade que aprendi com o tempo é que tenho mais agência do que quando meus pais — abençoados sejam seus corações bem-intencionados — tentavam aprimorar minha alma por meio de tarefas. Podemos mudar as histórias antigas, conhecidas como roteiros desadaptativos, que contamos a nós mesmos a vida inteira. Talvez elas fossem as únicas maneiras que tínhamos para lidar com as coisas enquanto crescíamos, mas já não nos servem mais.

Aqui estão algumas maneiras pelas quais afirmei minha agência:

- As coisas eram de certa maneira quando eu era criança, mas agora são diferentes. Posso mudar meus roteiros antiquados.
- Meus pais fizeram o melhor que podiam, dadas suas circunstâncias. Com apoio limitado, tiveram de criar uma família em uma cultura nova e desconhecida. Sou grata por tudo o que fizeram por mim. A escolha de como vivo agora cabe a mim.
- Não preciso estar ocupada o tempo todo para provar meu valor.

Observação, não avaliação

Não há maneira melhor de ver a realidade do que aprendendo a observar nossos pensamentos e percepções em vez de sermos consumidos por eles. No Capítulo 4, exploramos como a reestruturação cognitiva — um componente central da terapia cognitivo-comportamental (TCC) usando o acrônimo ABCDE — pode nos ajudar a ver situações com objetividade, para não deixarmos que pensamentos ou avaliações negativas se insinuem e dirijam o modo como avaliamos o que realmente está acontecendo. Essa importante ferramenta de ressignificação faz de nós solucionadores de problemas eficazes, mas é também uma maneira poderosa de desenvolvermos orgulho saudável. A reestruturação cognitiva nos ajuda a entender que podemos estar vendo situações por lentes distorcidas e a identificar distorções de pensamento que podem aumentar nossa vulnerabilidade à ansiedade e aos transtornos de humor. Quanto mais examinamos e desafiamos esses pensamentos irracionais, mais isso se torna instintivo, ajudando-nos a evitar a espiral de pensamentos negativos e vergonha que acaba prejudicando nosso senso de autovalor. Estejamos nós lidando com cenários de baixo risco ou com uma situação que nos atinge de forma mais profunda, a reestruturação cognitiva pode ajudar a suavizar nosso caminho e iluminar nossas vidas.

No Capítulo 4, conferimos um exemplo de como o ABCDE pode melhorar nossas habilidades de resolver problemas, mas eis um exemplo de como isso pode mudar nossa perspectiva em uma situação diária que pode impactar nosso orgulho de maneira negativa:

Imagine que Andie está em horário de almoço, voltando apressada ao escritório para participar de uma festa de aniversário surpresa para um colega de trabalho. Ela está levando uma comida de *food-truck*, sua bolsa de academia e uma sacola com uma camiseta de presente para o colega. No saguão, o telefone toca. Ela tenta equilibrar as coisas nas mãos, para tirar o celular do bolso da calça. A próxima coisa da qual se lembra é de estar esbarrando em colegas que estão saindo do elevador — e ela derruba o refogado vegetariano e o café gelado inteiros sobre si mesma, sobre eles e sobre o presente. O incidente se torna um peso para Andie pelo resto do dia.

Eis como eu conduziria Andie pelo ABCDE para ajudá-la a ver essa situação de forma diferente:

Antecedentes: Nesse caso, o que desencadeia ou incita os eventos são os fatos de que Andie derrubou o almoço por todos os lados, passou vergonha em público e o presente está arruinado.

Crenças: Eis alguns pensamentos automáticos que podem ter passado pela cabeça de Andie: *Que desastre. Sou desajeitada demais. As pessoas devem estar rindo de mim, me vendo como um fracasso, toda melecada de comida. Se eu não tivesse engordado tanto, teria sido mais fácil tirar o telefone do bolso. Se estivesse em boa forma como meus colegas, poderia me trocar e pôr a roupa da academia, mas eu iria ficar parecendo uma imensa porcalhona vestida de forma imprópria. Isso não teria acontecido se eu tivesse me planejado com antecedência e trazido o almoço de casa. Será que algum dia eu vou aprender?*

Consequências: Fisicamente, Andie pode ter sentido pânico — coração disparado, palmas das mãos suadas e uma sensação de que a garganta estava fechando. Seu rosto ficou vermelho e sua respiração, superficial. Ela se limpou o máximo que conseguiu e se ofereceu para pagar uma lavagem a seco das roupas dos colegas (eles recusaram rindo). Ela ficou perturbada demais para aproveitar a festa e, depois de cinco minutos, foi embora sem jeito e de forma abrupta.

Distorções: Conforme discutimos, distorções são erros de tendência negativa na maneira de pensar, são pensamentos irracionais. Com frequência, são um tipo de pensamento absoluto e extremo que é grosseiro e implacável. Eis algumas distorções comuns, além de exemplos de como podem se aplicar a essa situação específica:

- *Interpretação da mente:* Fazemos suposições sobre o que os outros estão pensando, sem fatos de referência. *As pessoas **devem** estar rindo de mim.*
- *Catastrofização:* Supomos que o pior acontecerá, que coisas ruins são pessoais, penetrantes e permanentes. *Será que **algum dia** eu vou aprender?*

- *Filtragem mental/filtragem negativa/desconsideração dos aspectos positivos:* Focamos os aspectos negativos, o que oculta os positivos. Andie estava **perturbada demais** para aproveitar a festa.
- *Pensamentos tudo ou nada, ou absolutistas:* Pensamos: *Ou eu participo 100% ou não participo de jeito nenhum.* Depois de cinco minutos, Andie foi embora sem jeito e de forma abrupta.
- *Foco no julgamento:* Nós nos vemos como superiores ou inferiores aos outros, sem enquadrarmos objetivamente as pessoas ou os eventos. Andie se vê como *desajeitada... um fracasso... porcalhona.*
- *Culpar-se/rotular/personalizar:* Ela pensa: *Isso não teria acontecido se eu tivesse me planejado com antecedência.* Personalizar e nos culpar leva, com frequência, à vergonha quando começamos a ver falhas situacionais como defeitos de caráter.
- *Raciocínio emocional:* Supomos que nosso diálogo interno negativo representa eventos externos. *Que desastre.*
- *Afirmações "deveria":* Estabelecemos expectativas elevadas, rígidas e arbitrárias como uma maneira de nos motivarmos, depois sentimos culpa por não atender a elas. [Veja *Pare o "deveria" em si mesmo*, na página 145.]
- *E se:* Entramos em um buraco procurando certeza: "E se isso/aquilo acontecer?" As respostas encontradas apenas desencadeiam mais "e se?" ansiosos.
- *Orientação para arrependimento:* Andie pensa: *Se eu não tivesse engordado tanto, teria sido mais fácil tirar o telefone do bolso.*
- *Comparações injustas (comparar maçã com laranja, falsos equivalentes):* Andie pensa: *Se estivesse em boa forma como meus colegas, poderia me trocar e pôr a roupa da academia, mas eu iria ficar parecendo uma imensa porcalhona vestida de forma imprópria.*

Aceitação: Como aceitamos, superamos ou incorporamos eventos desconfortáveis em nossas vidas, lidando com eles de forma racional, sem deixar que nos derrubem?

Eu incentivaria Andie a fazer o seguinte:

- *Veja uma perspectiva alternativa.* Encontre uma maneira mais gentil de descrever a situação: *Eu estava voltando da academia com o almoço e um presente de aniversário, e esbarrei em meus colegas! Sou uma*

pessoa atenciosa que dedicou seu tempo para comprar o presente de um colega. Tenho sorte por poder comprar outra roupa e outra camiseta para ele.
- ***Olhe com a visão de cinco anos.*** Será que isso realmente terá importância daqui a cinco anos? Será que vou me lembrar e rir — ou ao menos me lembrar? *Isso não terá importância. Eu me lembrarei, mas ninguém mais. Meus colegas levaram na esportiva. Pensando agora, vejo que reagi de forma exagerada. Ninguém morreu (exceto a camiseta). Virou uma história divertida.*
- ***Mais maneiras de ressignificar:***
  - ***Qual é o custo de pensar assim, isto é, de me repreender?*** *Deixei que isso arruinasse meu dia. Eu me privei do prazer (a festa). Eu me sinto sozinha, derrotada por não perder peso. Estou chateada com o modo como me repreendo, porque mereço mais.*
  - ***Qual é o pior cenário possível?*** *Alguém na festa comentar minha aparência desgrenhada.*
  - ***Qual é o melhor cenário possível?*** *Todos nós rimos do que aconteceu. Eu aproveito a festa e compro outra camiseta para meu colega no dia seguinte.*
  - ***Qual é o cenário mais provável?*** *As pessoas perguntarão o que aconteceu. Eu lhes direi que estava apressada. Alguns poderão pensar que sou atrapalhada, mas a maioria entenderá que foi um acidente e na mesma hora voltará a focar a festa.*
  - ***Quais são os aspectos positivos que posso reconhecer?*** *Fui convidada para a festa e, em geral, gostam de mim e sou respeitada no trabalho. Tenho colegas ótimos e compreensivos. Sou gentil e atenciosa — e foi isso que causou essa bagunça!*
  - ***Tente aceitar.*** *Minha roupa ficou manchada. Isso pode acontecer com qualquer um, mesmo com a pessoa mais organizada. Eu podia ter ficado e me divertido, com roupa manchada e tudo.*
  - ***Separe emoção e fato.*** *Só porque me sinto um desastre total agora, não quer dizer que eu seja. As pessoas estão muito menos focadas em nós do que pensamos.*

Exercício: Distorções cognitivas estão atrapalhando você?

Escolha uma situação ou evento de risco médio que esteja em sua mente. Passe pelo ABCDE. Pergunte a si mesmo:

- Qual é o antecedente?
- Qual é a crença sobre isso?
- Como estou me sentindo em relação a isso?
- Quais são minhas percepções ou meus pensamentos distorcidos? [Você nota pensamentos em preto e branco — pensamentos extremos, tudo ou nada? Está se tornando uma presa do raciocínio emocional — "Tenho sentimentos fortes, então isso deve ser verdade" — ou talvez fazendo uma catastrofização, que é supor o pior resultado possível, sobretudo em uma situação ambígua/que não está clara? Essas são algumas distorções de pensamento comuns, que todos nós temos de vez em quando.]
- Como essas distorções estão me atrapalhando?
- O que eu poderia fazer para me sentir um pouco diferente nessa situação?
- Qual é o problema a ser resolvido? [Tente explicá-lo em uma ou duas frases.]
- O que posso mudar nessa situação?
- O que preciso acolher e aceitar nessa situação?
- Como agirei quando essas distorções não estiverem me atrapalhando?

Aos poucos, tente fazer isso com situações mais complexas. Anotar suas respostas em seu diário ou registro de pensamentos pode ajudar a identificar padrões.

ACEITAÇÃO DA IMPERFEIÇÃO

Aceitar imperfeições — em nós mesmos, nos outros, na vida — pode ajudar a impedir que nosso autovalor oscile nos inevitáveis desafios de ser humano.

A maioria de nós aceita os pensamentos negativos como uma realidade — *sou um fracasso; sou desajeitado; que desastre*. Mas são respostas subjetivas.

É importante interromper os pensamentos negativos quando aparecem, porque eles podem levar à ruminação, ao pessimismo, à solidão e à depressão.

Podem ser tão convincentes, que suprimem as partes de resolução de problemas proativas no nosso cérebro. Somos afundados em um senso baixo da nossa capacidade de mudar as coisas, resultando em impotência aprendida (Capítulo 3, "Processamento de emoções") e procrastinação. Para escapar do desespero, podemos aderir a comportamentos não saudáveis, como comer demais, abusar de substâncias ou entrar em relações não saudáveis. Essas ações só pioram nossa situação.

Quando aceitamos nossas imperfeições, percebemos como a autocrítica implacável é exaustiva. De fato, um motivo pelo qual programas destinados a melhorar a autoestima fracassam é, com frequência, a dificuldade de conciliar mensagens positivas com a crítica interna superpotente. Conforme veremos, uma abordagem com mais aceitação e autocompaixão pode ter um efeito mais positivo e duradouro. Não exige que erradiquemos nossa voz crítica, mas sim que aceitemos sua presença enquanto perseveramos diante de obstáculos.

Com a aceitação, as decepções e os fracassos passados perdem seu poder sobre nós. Em vez de "Por que me magoaram?", perguntamos: "Por que isso me magoa tanto?" — nós nos tornamos curiosos em relação à nossa jornada de cura, imaginando e buscando novas experiências em vez de ruminarmos sobre o que foi feito.

Implícito em aceitar a imperfeição está o reconhecimento de que mudar é uma constante. Aquele incrível trabalho novo terá dias difíceis. A maternidade traz uma alegria imensa e também confusão, preocupação e tristeza em alguns momentos. E, no geral, situações terríveis também podem mudar, às vezes apenas no modo como pensamos sobre elas.

O primeiro passo para aceitar a imperfeição é validar as coisas como elas são agora, e ao mesmo tempo manter firme a ideia de que as coisas mudam.

Tente praticar a aceitação com afirmações assim:

Eu aceito a dualidade da vida — nem tudo é totalmente bom ou ruim, não é simplesmente preto ou branco.
Posso conviver com tons de cinza, sem ter todas as respostas, sem saber como as coisas acontecerão.
Crescimento exige mudança, e mudança pode trazer esforço, desconforto e dor.
Nem sempre minhas emoções precisam ser racionais ou lógicas. Tenho direito de me sentir assim neste momento. É assim que me sinto agora. Sentimentos são temporários.

Entendo que as coisas nem sempre acontecem do meu jeito ou são totalmente boas, e tudo bem.

O que é bom passará; o que não é bom também passará; o estado em que estou agora não existirá para sempre.

Aceitar suas imperfeições também significa assumir responsabilidade por suas ações — mesmo que você não se orgulhe delas. Se suas ações causaram dor a alguém, pare um instante para fazer um inventário honesto do que você fez e de como impactou alguém, sem autoflagelação: *Posso aceitar meu papel na criação dessa situação e preciso agir melhor da próxima vez.* Além disso, tenha em mente o poder que desculpas simples e sinceras podem ter. (Mais sobre relações no Capítulo 8, "Pessoas".)

Exercício: Mude o roteiro — transforme autocrítica em autoaceitação

Abaixo estão algumas afirmações de autocrítica comuns e maneiras de mudar o roteiro para praticar a autoaceitação. Em seu diário, experimente mudar seus roteiros de autocrítica.

Autocrítica	Autoaceitação
Eu sou um desastre, estou sempre cometendo erros.	Eu sou humano. Humanos cometem erros. Por que espero perfeição de mim mesmo?
Não posso/não sou capaz de fazer isso.	Isso é um desafio. Desafios são boas oportunidades de aprendizado. Vou aprender o que eu puder para estar ainda mais preparado da próxima vez.
Desperdicei todo esse tempo, trabalhei tanto e ainda não tive êxito.	Tenho orgulho de como me esforcei para isso. Ganhei conhecimento e experiência, e fiz novas conexões com pessoas que me ajudarão no futuro. Não foi em vão — só não consigo ver os benefícios agora.
Eu sabia — não levo jeito para isso.	Hoje foi difícil. Mereço uma pausa para descansar e me recompor.

Autocrítica	Autoaceitação
O que há de errado comigo? Eu deveria [inserir uma meta] a essa altura.	Não estou no mesmo ritmo que algumas pessoas. É realmente isso que quero fazer? Se sim, qual é o prazo realista de que preciso? Quais são os recursos necessários? Se não, qual seria uma meta mais realista para mim?
O que farei se não conseguir esse emprego ou essa promoção? O que farei se perder meu emprego?	Tenho um valor intrínseco como ser humano, e isso não tem nada a ver com minhas realizações externas. Meu êxito não me define.
Por que eles são muito mais bem-sucedidos/felizes/ricos do que eu? O que eles têm que eu não tenho?	Eu não deveria comparar minha vida com a coleção de sucessos que os outros exibem. Não conheço a verdade por trás do que eles estão mostrando ou como a vida deles é de fato. O que *eu* realmente quero?
Não quero fazer o que estão me pedindo, mas tenho medo das consequências de dizer não.	Estabelecer limites saudáveis me permitirá preservar minhas relações e meu senso de bem-estar.
Tive um dia difícil. Mereço comer/beber isso tudo [bolo, garrafa de vinho] sozinho.	Vou parar um pouco para ver o que faço. Não preciso procurar de cara algo que me fará sentir mais culpado no longo prazo. Em vez disso, posso fazer algo saudável para mim, como ligar para um amigo, dar uma caminhada, tomar um banho ou ir dormir cedo.
A culpa é deles. ou *É sempre culpa minha.*	Às vezes, as coisas estão além do nosso controle. Independentemente da culpa, há alguma coisa que eu possa fazer para remediar essa situação?
Não gosto do meu corpo.	Meu corpo faz muito por mim.
Eu gostaria de ser mais produtivo.	Eu mereço um descanso e serei mais capaz de lidar com isso quando estiver descansado.

COMPAIXÃO POR SI MESMO

Se há uma verdadeira arma contra aquela voz interna que diz que não somos bons o bastante, essa arma é a autocompaixão. A autocompaixão nos permite ver que nós e todas as pessoas temos um valor intrínseco, duradouro. A compaixão é, muito possivelmente, sua ferramenta mais importante para se tornar um Otimista Prático. Na autocompaixão, o pensamento aceito básico que trazemos para nossa vida é: *Sou humano. Isso faz parte de ser humano.*

De acordo com a pesquisadora dra. Kristin Neff,* a autocompaixão tem três elementos cruciais:

1. **Bondade:** Ao longo deste capítulo, exploraremos a bondade na forma de desafiar distorções de pensamento negativas e reescrever roteiros de autocrítica.
2. **Humanidade comum:** Entender que não somos os únicos que passam por dificuldades, dor e decepção diminui a sensação de que estamos isolados em nossos esforços. Perceber que estamos conectados por meio de experiências comuns aumenta a nossa probabilidade de adotar hábitos saudáveis, ter relações melhores e aproveitar um bem-estar maior.
3. **Consciência plena:** A prática de observarmos, sem julgamentos, a nós mesmos e às situações.

A autocompaixão nos ajuda a abrir espaço para processar emoções intensas, e não evitá-las. Depressão, ansiedade e sintomas físicos inexplicados (como minha fraqueza nas pernas) costumam ser resultado de emoções negativas não processadas — culpa ou vergonha excessivas — contra as quais nos sentimos impotentes. A autocompaixão pode ajudar a aliviar a depressão desenvolvida em resposta a estressores e eventos negativos da vida, e serve como proteção contra emoções negativas, ceticismo, ansiedade e ruminações. É um poderoso antídoto para a vergonha — com frequência uma culpada da depressão.

A autocompaixão nos ajuda a sair da armadilha da comparação. Compreendemos que sempre haverá pessoas alcançando mais do que nós a qualquer momento. Em vez da comparação, perguntamos a nós mesmos o que podemos aprender com esses exemplos, valorizamos suas conquistas e compartilhamos o que sabemos com aqueles que podem se beneficiar disso.

---

* Para mais sobre autocompaixão, visite o site da dra. Kristin Neff: https://self-compassion.org.

E vez ou outra, quando sentimos uma gratidão tão profunda pelas coisas boas da nossa vida, que nos julgamos incapazes de retribuir tudo que recebemos algum dia, a autocompaixão nos lembra de que estamos bem e fazendo o possível.

Exercício: O quanto você é autocompassivo?

Está se perguntando onde você se encaixa na escala de autocrítica/autocompaixão? Das cinco afirmações abaixo, se discordar de três ou mais (a maioria das pessoas discorda, acredite ou não!), pode ser que você precise praticar criar uma relação mais compassiva consigo mesmo.

1. Quando cometo um erro, sou capaz de assumir uma responsabilidade apropriada e focar a tentativa de corrigi-lo, resistindo a me sentir envergonhado ou a me retrair na autoculpa.
2. Sou paciente comigo mesmo quando estou aprendendo algo novo ou tendo dificuldade em uma nova tarefa. Apenas reconheço que estou tendo dificuldade, em vez de me julgar.
3. Entendo que, no que se refere a cometer erros na vida, não estou sozinho.
4. Durante um momento difícil, sou capaz de fazer uma pausa, descansar e pedir ajuda.
5. Falo comigo mesmo de maneira gentil e amável.

Quatro passos para viver com atenção e compaixão

Anteriormente, exploramos como observar nossos pensamentos e percepções pode mudar radicalmente nossa visão de nós mesmos e do mundo. Agora expandiremos essa habilidade para uma prática de autocompaixão em tempo real, em situações do dia a dia. Tentaremos isso com o exemplo de trabalho de uma mãe solteira e empreendedora solo que está estressada por não conseguir cumprir o prazo de trabalho com um cliente novo.

> ***Passo 1: Observe.*** Verifique a si mesma. Seja curiosa, não crítica. Rotule sua experiência, seus sentimentos e suas reações com simplicidade e clareza. Exemplo: *Não vou conseguir cumprir o prazo desse trabalho. Eu me*

sinto constrangida, em pânico, incompetente, envergonhada e com raiva de mim mesma. Meus filhos e eu estávamos doentes, mas esse cliente é novo. Como mãe solteira tentando construir meu próprio negócio, sinto que preciso provar a mim mesma e mostrar ao cliente que ele estava certo ao me escolher. Tenho medo de que ele não entenda. Meu coração está acelerado, e sinto um frio na barriga.

Se afirmações com julgamentos de si mesmo aparecerem, reconheça-as e escreva-as em seu diário, para ajudar a identificar seus hábitos de autocrítica. Se é difícil afastar pensamentos negativos, use uma meditação de cinco minutos ou um exercício de respiração para retornar à atenção plena (tente os exercícios *Ficando amigo da sua respiração* e *Ficando amigo do seu corpo*, no Capítulo 3).

Passo 2: Contextualize. Agora dê um zoom no contexto da situação, para ajudar a pôr as coisas em perspectiva. Exemplo: *Meus filhos e eu estávamos doentes, e durante várias noites fiquei acordada a maior parte do tempo. Eu estava cometendo erros. Entregar no prazo não é tudo o que importa aqui. Se o projeto estiver cheio de erros, isso não vai ser bom para o cliente.*

Passo 3: Normalize. Agora use a humanidade comum. Lembre a si mesma: *Sou humana, isso é normal, todos nós cometemos erros.* Exemplo: *Todos nós ficamos doentes de vez em quando, não podemos controlar tudo. Mesmo pessoas diligentes perdem o prazo de vez em quando. Sou um trabalho em progresso.* Incorpore valores humanos que afirmam seu valor. Exemplo: *É claro que estou ansiosa. Qualquer um se sentiria assim nessa situação. Sou uma pessoa que trabalha duro e está comprometida em fazer um bom trabalho. Eu precisava fazer as coisas de forma minuciosa, e não pude concluir meu trabalho no prazo, dadas as circunstâncias. Isso estava fora do meu controle.*

Passo 4: Aja. Com uma responsabilidade gentil, reconheça seus sentimentos, mas simultaneamente se pressione a formular um plano de ação. Incorpore ao seu plano a atitude de se autoacalmar. Exemplo: *Além de ser uma trabalhadora cuidadosa, também sou honesta. Preciso que eles saibam e preciso pedir uma extensão do prazo e/ou obter apoio — chamar alguém para me ajudar com o projeto ou com as crianças, até eu chegar aonde preciso; pedir conselhos a um amigo empreendedor solo. Depois disso, vou ligar para uma amiga e desanuviar com uma breve caminhada.*

Pare o "deveria" em si mesmo

Depois de várias sessões com a dra. L, eu passara a apreciar aqueles encontros como oportunidades para desanuviar. Então, quando ela perguntou "Com o que você gostaria de começar hoje?", escolhi, brincando:

— Equilíbrio entre vida e trabalho. Algo fácil.

A dra. L escutou enquanto eu enumerava os estressores das minhas semanas sobrecarregadas e as tentativas que fiz de equilibrar exigências profissionais com pessoais e familiares.

— Sue, isso parece exaustivo — disse ela, por fim. — Estou ouvindo você falar sobre muitas obrigações significativas, mas noto que a maioria delas parece ser com os outros. Onde exatamente *você* se encaixa nessa equação?

— Acho que não estou nela, né? — afirmei, quase perguntando.

— Você acha que isso é um problema? — perguntou. — Quero dizer, você acha que é esse *o* problema?

— Só estou me sentindo muito dividida — falei.

Relatei meu medo de que talvez meu problema não fosse o equilíbrio entre vida e trabalho, mas a colisão entre as duas visões de mundo radicalmente diferentes com as quais eu crescera. No passado, deu certo. Mas agora havia coisas demais — eu não sabia o que priorizar quando tudo era prioridade.

— Algo ou alguém tem que mudar — eu disse —, mas não sei quem ou o quê.

— Isso faz sentido — respondeu a dra. L. — Você está enfrentando pressões de todos os lados, inclusive internas, e isso explicaria a manifestação física da sua ansiedade. O que exatamente está em desacordo para você?

E de repente consegui enfim soltar o monólogo que vinha preparando havia anos.

— Para progredir nesta profissão, nesta sociedade, preciso ser independente e autossuficiente, me destacar, falar e me impor. Ser tímida não é uma opção. Se eu quero ser respeitada, preciso falar sobre minhas realizações. Os valores que são imperativos para meu êxito na medicina e na sociedade ocidentais fariam uma mãe indiana típica estremecer. Embora minha mãe fosse menos típica, os valores indianos tradicionais foram gravados em mim. Humildade, deferência, conformidade, interdependência, tolerância, aceitação e obediência são esperadas assim que eu tiro meu jaleco. Conclusão: o que quer que eu faça, estou decepcionando alguém.

Olhei para a dra. L, buscando suas palavras de sabedoria.

— Chamamos isso de dizer "deveria" a si mesmo — comentou.

Termo cunhado pelo famoso psicólogo Albert Ellis, *shoulding** descreve as duras regras pessoais que temos para nós mesmos. De fato, eu acabara de aprender sobre a psicanalista alemã Karen Horney e o termo que ela tornou famoso, "A tirania dos deveria".

Internalizamos ou acreditamos nessas expectativas idealizadas, talvez irrealistas, a partir do ambiente onde crescemos. Em tempos de estresse, sobretudo com grandes lacunas de expectativas (isto é, nossa situação pede algo bem acima e além ou diferente do que podemos de fato oferecer), tendemos a responder de certas maneiras habituais para aliviar nossa ansiedade. Quanto maior a lacuna, maior a nossa ansiedade. Algumas pessoas podem se tornar complacentes demais (como eu), algumas podem se tornar agressivas e outras podem se retrair.

O que realmente precisamos conseguir fazer é alternar de forma flexível e apropriada as respostas: saber quando colaborar, estabelecer um limite firme ou recuar. Isso exige uma consciência de como estamos nos sentindo (regulação emocional, conforme discutido no Capítulo 4, "Resolução de problemas"), percebendo nossas distorções cognitivas (ABCDE) e pesando as situações de forma objetiva, mas autocompassiva (Observe/Contextualize/Normalize/Aja).

Mas pessoas que não estão conscientes de nada, exceto de seus deveria, não veem opções — não há rampas de saída na Supervia do Perfeccionismo Desadaptativo. Elas podem tentar aliviar a ansiedade com mecanismos de enfrentamento não saudáveis, como autoflagelação, transtorno alimentar, automutilação ou abuso de substâncias. Podem internalizar sua raiva de si mesmas ou dos outros, o que pode se manifestar fisicamente como dor de cabeça, problemas digestivos, insônia, palpitação ou, no meu caso, pernas bambas.

Nas semanas seguintes, tornei-me agudamente consciente dos deveria em torno dos quais construíra minha vida. Eles haviam tido seus benefícios — ajudando-me a colaborar bem, pressionando-me a alcançar níveis que eu poderia não ter ousado buscar. Mas os custos haviam sido altos.

Nossos deveria são basicamente a face que nos dizem para apresentar ao mundo, aquela pela qual nos prometeram recompensas. Esse eu ideal não comete erros nem tem sentimentos inconvenientes. É feito de paciência infinita, boas escolhas, ótimos resultados e uma trajetória de vida impecável. É o eu que

---

* Palavra criada a partir do verbo *should* — "deveria", em inglês. (N. do T.)

sentimos que deveríamos ser. Mas não é o eu que podemos ser, porque todos nós somos humanos imperfeitos vivendo em um mundo imperfeito.

Meu eu ideal era produtivo e útil, sem reclamar. Meu eu real só não conseguia acompanhar, e meu corpo estava pifando sob a pressão. Se continuasse nesse caminho, não seria útil para ninguém.

Exercício: Reescreva seus "deveria"

Ao ler isto, talvez você tenha pensado em alguns dos seus deveria.

- Reflita sobre os deveria que passaram pela sua cabeça desde que você acordou.
- Os deveria que você internalizou são verdade? Sim, você deveria escovar os dentes. Não, você não deveria ser o único responsável pela saúde e pela felicidade de todos que estão em sua vida.
- Se alguma coisa não é verdade ou é apenas parcialmente verdade, você pode reescrevê-la para torná-la mais verdadeira?
- De onde veio esse deveria? De você? Do que os outros esperam de você? É isso o que você quer ou você está assumindo uma responsabilidade que não precisa ou não quer por causa de sentimentos de obrigação ou medo de rejeição?

Em seguida, tente reescrever seus deveria para ser mais específico. Escolha palavras que tornem os deveria decisões acionáveis e escolhas pessoais (e não exigências, imposições ou obrigações externas). Exemplo: "Eu deveria me exercitar mais" pode se tornar "Eu quero me exercitar e me sentir mais conectado com meu corpo".

Nem todos os deveria são ruins, mas nem todos os deveria bons ou reescritos são necessários. A remoção desse deveria de sua vida abriria você para mais felicidade?

EMPATIA PELOS OUTROS

Você vê o mundo na primeira pessoa do singular ("Eu") ou na primeira pessoa do plural ("Nós")? Acontece que o uso maior de pronomes plurais está ligado a sentir-se menos solitário e menos deprimido.

O resultado natural da autocompaixão é vermos que os outros — mesmo aqueles que nos irritam — também têm dificuldades e dores que nós não conseguimos ver (e às vezes nem eles). Sintonizarmo-nos com nós mesmos e nos aceitar como somos permite nos sintonizarmos com os outros, sentindo alegria por seus êxitos e empatia por suas dores. Alcançamos uma compreensão de que todos os humanos têm defeitos e compartilham muitas experiências em comum.

Podemos construir uma relação com nós mesmos por meio da bondade, então podemos construir o mesmo com os outros. Isso também nos beneficia: pesquisas sobre pessoas que experimentaram uma autocompaixão maior revelam que elas experimentaram maior conectividade social e menos autocrítica, depressão e ansiedade.

Se a vergonha, com seu poder de nos isolar de nossos companheiros humanos, está em uma extremidade do espectro emocional, o poder unificador do amor, potencializado pela compaixão, está na outra extremidade. Essa é a meta final do Otimismo Prático.

Quando nos sentimos interconectados com as pessoas, a natureza, o planeta e um ser mais elevado ou as forças infinitamente misteriosas do universo, já não estamos amarrados ao nosso ego e às nossas metas. Nosso mundo se estende a toda a família humana. Por que não tentaríamos ajudar nossa família? A autocompaixão, combinada à gratidão, permite-nos lamber nossas feridas, deixar que curem — e então nos virarmos para fora a serviço dos outros, em conexão com os outros, com bondade e amor pelos outros, de forma semelhante ao modo como cuidamos de nós mesmos.

É muito fácil oferecer carícias positivas. Elogiar pessoas diante delas. Deixar que saibam o que a presença delas significa para você. Dizer-lhes as qualidades que você gosta nelas ("Você me escuta tão bem"), as atitudes pelas quais você é grato ("Quando você esteve presente no velório de minha mãe/na festa do primeiro aniversário do meu filho/quando eu estava me mudando, isso significou muito"). Elogie-as para outra pessoa, na presença delas.

A autocompaixão é uma maneira poderosa de melhorar as relações com os outros. Facilita a empatia, a compaixão, a confiança, o apoio, a aceitação e o perdão. É uma maneira importante de melhorar a eficácia interpessoal. Em capítulos adiante, compartilharei mais formas de expressar graça e gratidão e de conectar-se de maneira significativa com os outros.

Todos nós temos momentos de necessidade — estou certa de que você se lembra claramente de alguns desses momentos seus. Nunca sabemos quais dificuldades alguém pode estar enfrentando e como nossas palavras ou atitudes gentis podem fazer um bem imenso a ela. Você consegue se lembrar de como a bondade de alguém melhorou o seu ânimo?

A autocompaixão nos permite encher nosso copo. Gratidão, como eu disse, é a apreciação de que alguém ou algo (uma pessoa, a natureza, um ser impessoal, Deus) dedicou tempo a encher nosso copo. Juntos, quando mostramos graça a nós mesmos e demonstramos graça aos outros por sua ajuda, sua bondade e seu amor, começamos a nos sentir parte de algo maior do que nós. O mundo pode ser assustador, mas atos de bondade — para conosco e os outros — nos unem enquanto seguimos juntos na jornada. Promovem saúde mental e Otimismo Prático. Para mim, são a essência do meu darma.

A ARTE DA CURA EM *KINTSUGI*

Uma das minhas maiores barreiras na terapia não foi a percepção de que eu precisava de ajuda, mas a de que eu a *merecia*. Isso criou uma mudança fundamental na minha perspectiva sobre cultura, mulheres e saúde mental, mas, mais importante, sobre o autocuidado como um ato de autocompaixão.

Durante minha infância, eu internalizara certas ideias que talvez não fossem realistas — pelo menos da maneira como eu as aplicava —, deixando-me com um sentimento esmagador de desmerecimento. Eu perdera meu senso de orgulho saudável em um mar de expectativas não razoáveis. O antídoto para meus sentimentos de inadequação e minha autocrítica implacável foi a autocompaixão.

A autocompaixão me ensinaria a ter um valor intrínseco não pelo que eu fazia, mas simplesmente por quem eu sou: um ser humano. E isso significava ter descansos, intervalos e tempo para alegria e diversão; estabelecer limites melhores para mim e os outros; e priorizar minha saúde mesmo (e talvez sobretudo) quando o ritmo de minha vida parecia conspirar contra isso.

Por meio da autocompaixão e da autoconsciência que a acompanha, fui capaz de ir em frente e me tornar uma defensora da aplicação dessas dinâmicas em minha profissão, tanto em treinamento como no serviço para os pacientes. Também abriu o caminho para eu passar a defender isso em público. Falo sobre muitas questões de saúde mental, mas o cerne de minha mensagem é sempre este: lembrar àqueles que sentem medo de ocupar espaço no mundo que ninguém está pedindo para você dizer *Primeiro eu*, mas que você nunca deve se esquecer de dizer *Eu também*.

Pouquíssimas das ideias que compartilhei aqui estavam no meu horizonte durante minhas primeiras sessões com a dra. L. De fato, tudo que ela indicava parecia absurdamente fora de alcance.

— Você sente que as expectativas depositadas em você por sua família e sua profissão significam que você não importa?

— Eu importo, mas numa hierarquia de necessidades que é muito maior do que eu.

— Como você lida com o conflito entre suas necessidades e aquelas do bem maior?

— Eu me adapto.

Eu soube que chegara a um ponto importante pelo modo como a dra. L se mexeu na cadeira e sorriu.

— É o que pessoas resilientes fazem, Sue. Elas encontram o melhor em sua situação ou fazem o melhor dela.

Isso não me pareceu algo ruim.

— Esse tipo de pensamento pode ser protetor, ainda mais quando você não tem muita escolha, como quando você era mais jovem — disse ela. — E vejo que várias dessas dinâmicas são replicadas no ambiente de trabalho.

Está bem, talvez parte disso parecesse ruim.

— Você incorporou muitos aspectos valiosos de resiliência em sua vida — ela continuou. — Mas outra característica-chave da resiliência é a capacidade de se adaptar a novos estressores e ter pensamento flexível e mecanismos de enfrentamento, e em geral ser mais gentil consigo mesma.

— Estou tendo dificuldade com isso — falei.

O eufemismo do século.

— Está bem. Você funcionou de um modo durante toda a sua vida. Isso não vai mudar da noite para o dia. Este pode ser o momento de, em seu diário, examinar quais desses valores ainda lhe servem e quais não servem. Então poderemos focar maneiras de redirecioná-los ou aposentá-los. Como isso lhe parece?

Parecia impossível. Nem todos os registros em diários do mundo poderiam erradicar milênios de cultura. Eu até tentara contar à dra. L a história de Arjuna, o guerreiro supremo do poema épico sobre a batalha de Mahabharata. Quando Arjuna precisa escolher entre sua família imediata e sua família estendida — todos criados em uma casa como irmãos —, ele fica tão dividido entre interesses contrários, que seu corpo começa a tremer descontroladamente; ele fica fraco e basicamente desaba. Mas eu ainda estava presa demais a meus modos deferentes para dizer que ela estava se iludindo.

Concordei, cheia de obediência.

— Mesma hora semana que vem?

— Sim.

Ao me levantar para ir embora, dei uma última olhada no rio East.

— Sue?

Eu me virei, mão no bolso, procurando uma barra de proteína para comer a caminho do hospital.

— Às vezes, até mesmo guerreiros precisam desabafar.

Sorri para ela. Eu me sentia vista e ouvida pela primeira vez em muito tempo.

Ao me virar para a porta, notei um objeto na estante de livros belamente decorada. *Que vaso de cerâmica bonito*, pensei. Azul, com nervuras douradas que pareciam juntar suas partes.

Kintsugi. A arte japonesa do belo reparo.

Uma peça diferente, é claro, daquela que havia na sala de estar de meu pai. Mas a mesma essência: um objeto bonito, feito da terra, e tornado ainda mais bonito pelas encantadoras emendas nos lugares quebrados. Os ajustes feitos em rachaduras e defeitos para criar um todo harmonioso, singular. Essa era a arte de curar. Uma arte que eu estava aprendendo a praticar — para os outros e para mim mesma. Sorri novamente.

Deixei o calor e a segurança daquela sala na cobertura e apertei o botão do elevador.

Para conferir as referências científicas deste capítulo,
por favor, visite doctorsuevarma.com/book (em inglês).

CAPÍTULO 6

PROFICIÊNCIA

Acreditar que você pode alcançar

> Eles podem porque pensam que podem.
>
> — Virgílio

"Eu me sinto quebrada."

Esta foi a resposta de Shelly quando lhe pedi para compartilhar um pouco sobre o que a trouxera à clínica e como ela vinha se sentindo nos últimos tempos.

Shelly escapou por pouco do desabamento da Torre Norte do World Trade Center, no 11 de Setembro. Olhando para trás enquanto corria, ela viu pessoas saltando de janelas de escritórios. Caminhou quilômetros de salto alto, coberta de sangue e fragmentos. Descreveu um cenário de destruição: quase sendo pisoteada, sem saber onde o marido estava ou sem conseguir contato com os filhos enquanto entrava a bordo de um barco para Nova Jersey, embora morasse no Queens.

Seu escritório mudou de endereço depois. Ela continuou fazendo "o que se esperava" e tentando "voltar a ser quem era". Mas não estava certa se um dia conseguiria ser a pessoa despreocupada e extrovertida que fora um dia. Tinha pesadelos e flashbacks de quase estar sendo pisoteada, desviava-se de ruas próximas da área das torres e evitava transporte público, elevadores e espaços públicos cheios de gente.

Eu lhe disse que sentia muito pelo trauma e pelas perdas que ela vivera. Enxugando lágrimas, ela me agradeceu. E então começamos nosso trabalho juntas, passo a passo, cuidadosamente.

* * *

Depois de quase um ano de terapia, eu e a dra. L sentíamos que eu estava muito melhor. A fraqueza nas pernas passara, e eu conseguia administrar melhor as exigências de minha carreira, de mim mesma e de minha família. Praticava desafiar maneiras de pensar antigas, mantinha um diário de preocupações e fazia exercícios de atenção plena regularmente. Agradeci à dra. L pela ajuda e nos separamos sabendo que, se eu precisasse de ajuda outra vez, ou de um "empurrão", ela estaria ali para mim. O restante de minha residência correu bem.

Então, alguns meses após a residência, fui contratada para ser a primeira diretora médica de um novo programa dedicado a monitorar, avaliar e tratar sobreviventes do 11 de Setembro. Os pacientes recebiam uma bateria de questionários sobre saúde mental, além de uma avaliação diagnóstica de vários problemas, incluindo asma e doenças pulmonares. Shelly, 39 anos, mãe de dois filhos, foi uma das minhas primeiras pacientes para uma avaliação mais completa de ansiedade, depressão e possível transtorno do estresse pós-traumático (TEPT).

Naquela noite, eu me perguntei: *Estou preparada para isso?* Tinha anos de experiência com pacientes cujas necessidades médicas eram complexas, sutis e variadas. Mas ajudar na recuperação de sobreviventes de um trauma em massa era um território desconhecido. Eu mergulhara em um treinamento em terapia de trauma, mas ainda estava adquirindo conhecimentos. Aquilo era suficiente para abalar os sentimentos de proficiência até mesmo dos profissionais mais confiantes. Eu precisava tratar meus próprios sentimentos de inadequação para poder auxiliar pessoas que, como Shelly, confiavam em mim para ajudá-las.

Trauma vem da palavra grega para ferimento. Trabalhando com Shelly e outros no programa, passei a ver que, além de qualquer ferimento físico, meus pacientes sofriam de um sentimento de que estavam "quebrados" por dentro. O trauma rompera a fé deles em outras pessoas, no mundo, e a confiança em conseguir enfrentá-lo.

Nosso senso de si e nossas capacidades — nosso senso de proficiência ou autoeficácia* — fazem parte de nossa identidade. De acordo com a teoria cognitiva social, a autoeficácia é nossa capacidade percebida de lidar com uma tarefa ou situação (algo conhecido como confiança para tarefa específica), ou o quanto nos sentimos eficazes em geral na nossa capacidade de fazer coisas

---

* Para os propósitos deste capítulo, estou usando autoeficácia de forma intercambiável com proficiência (ou, para ser mais precisa, nossa proficiência percebida).

(autoeficácia geral), lidar com estressores e desafios, regular nossas emoções e nos autoacalmar (autoeficácia emocional). Todos os pilares do OP servem para nos ajudar não apenas a nos *sentirmos* mais eficazes, mas a *sermos* mais eficazes. E nossa crença em nossa capacidade para as duas coisas nos ajuda a melhorar em ambas.

Ninguém se sente igualmente proficiente em tudo. Você pode se sentir capaz em geral, mas sua confiança pode oscilar em certos domínios, como falar em público. A chave é ter uma compreensão precisa de suas capacidades — sentir-se confiante nelas (até um pouquinho confiante demais) — e acreditar que você pode melhorar suas capacidades, se quiser.

Proficiência pode ser a diferença entre um estressor causar um pequeno abalo e um grande colapso. Mas o que acontece quando um trauma maciço nos afasta da confiança construída durante toda a vida? Se a visão de mundo de Shelly não era a mesma, como ela poderia algum dia ser a mesma? Será que eu poderia ajudá-la a descobrir quem ela era *agora* — e ajudar a restaurar sua confiança em sua capacidade de ter uma vida feliz, realizada, com todos os altos e baixos, sem deixar que o trauma passado ditasse seu futuro? Conforme explicarei, este é o cerne da proficiência. Não é conhecimento ou habilidades. É compreender que *temos a capacidade* de saber, aprender, nos adaptar e florescer apesar dos desafios, e que somos capazes de lidar com o que aparece em nosso caminho.

Uma forte autoeficácia é relacionada a melhor saúde, maiores realizações profissionais e acadêmicas, e melhores relações sociais e românticas. Leva a um esforço maior e pode aumentar sua motivação — seu desejo de alcançar —, direcionando e sustentando mais o esforço. Pesquisas mostram que, quando as pessoas foram preparadas para pensar que são capazes em um conjunto de circunstâncias — por exemplo, disseram-lhes que elas têm mais chances de vencer um jogo em uma situação experimental —, elas trabalham mais, por mais tempo e com mais força. A proficiência nos impulsiona a continuar tentando, sobretudo diante de adversidades e fracassos.

A autoeficácia é fácil para crianças pequenas — elas acreditam que podem fazer qualquer coisa! Mas logo descobrem que nem tudo é imediatamente ou facilmente alcançável ou possível. Desenvolvemos autoeficácia ao longo de anos de tentativas, fracassos, êxitos e tentando um pouco mais. Quando me formei na faculdade de medicina, recebi um diploma, um jaleco e uma grande dose de autoconfiança. Ah, espere aí. Foram só o diploma e o jaleco. Minha proficiência foi construída ao longo de anos de prática com pacientes.

Proficiência é uma jornada. Espere alguns solavancos ao longo do caminho — haverá altos e baixos. Isso é totalmente normal. E, à medida que exploramos, há maneiras de acelerar o processo.

Ensinarei a você diversas maneiras de abordar um evento que pode ser visto como um grande T (como em *trauma*) de modo a embotar sua capacidade de prejudicar a moral e a autoeficácia, bem como a transformar t's minúsculos — estressores mais mundanos — em oportunidades de construir proficiência como nunca antes.

> **Fique sabendo**
>
> **Quando ir é difícil**
>
> Proficiência pode fazer toda a diferença entre oportunidades que perseguimos ou não, por pensarmos que não somos capazes. Ao mesmo tempo, reconheço que há oportunidades que não perseguimos por causa de fatores ou barreiras que estão fora de nosso controle. Nosso ambiente, as pessoas à nossa volta, nossas experiências de vida, as chances que temos (ou não) — tudo influencia a autoeficácia. Quando limitações são impostas a nós, pode ser difícil experimentar proficiência. Na verdade, tentativas repetidas sem um senso de progresso podem parecer limitadoras e desmoralizantes, e podem até (como discutirei) levar à impotência aprendida — um sentimento de que nada que façamos fará diferença.
>
> Às vezes você pode decidir parar de perseguir uma meta específica pelo bem de sua saúde mental. Mas, antes de parar, tente fazer uma pausa. Demonstre graça a si mesmo: tempo, descanso e uma oportunidade de avaliar a situação. Há alguns aspectos que estão dentro de seu controle? Há maneiras de virar o jogo? Espero que recorrer às ferramentas deste capítulo ajude você. Confira também o Capítulo 9, "Prática de hábitos saudáveis" — porque proficiência é um hábito que se fortalece com a prática.
>
> Se as coisas não funcionarem, ou se decidir que é melhor parar, saiba o seguinte: embora possa parecer uma perda, você não perdeu. O esforço de tentar constrói novas vias no cérebro. Você constrói habilidades. Constrói agência. Constrói proficiência.
>
> Você pode não ver ou sentir isso de cara. Mas confie que sua tentativa lhe pôs em uma posição melhor para lidar com suas metas, quando você estiver pronto, da melhor maneira que sabe.

SEM ACREDITAR, SEM ALCANÇAR: PROFICIÊNCIA DESMISTIFICADA

Você já fez um contrato com uma academia e parou de ir meses depois? Baixou aplicativos de produtividade e nunca os usou? Dissuadiu a si mesmo de buscar aquele aumento merecido?

Se fez isso, então você sabe que proficiência, autoeficácia, é antes de mais nada uma mentalidade.

A *percepção* da sua capacidade sustenta a agência — sua real capacidade de executar tarefas. A percepção de nossas capacidades é tão importante quanto nossa real capacidade, ou mais. De fato, pesquisadores constataram que a confiança na nossa capacidade de ter êxito pode predizer resultados desejados melhor do que comportamentos reais de saúde.

O caminho para a proficiência é mais ou menos assim: a confiança leva você a tentar algo, esforçando-se. O esforço consistente (persistência) leva ao constante crescimento da capacidade ou agência, levando, com o tempo (espera-se!), a êxitos e vitórias. Isso faz a gente se sentir bem — chamo isso de resposta emocional positiva (PER, na sigla em inglês). Cada vitória aumenta nossa confiança, aumentando nossa probabilidade de tentar, persistir e concluir o próximo passo ou tarefa, o que leva a mais autoeficácia, mais esforço e melhores chances de vencer. Um círculo virtuoso!

Para a proficiência crescer, cada componente deve estar presente. Às vezes, porém, apesar dos nossos esforços, não vemos resultados positivos, ou temos dificuldade de reunir esforços. Diversas barreiras podem estar no caminho. Talvez você se pegue pensando ou dizendo: *Não consigo/não sou capaz de fazer isso, não sei como e não sei por onde começar.* Não percebemos que, se deixarmos essas afirmações supurarem sem pô-las à prova, elas podem nos estressar e nos levar a evitar ou a desistir prematuramente de coisas que são importantes para nós. Procrastinação, evitação, pessimismo e preocupação excessiva tanto são precedidos de baixa eficiência quanto resultam nela. Esses golpes repetidos contra a autoeficácia podem levar à impotência aprendida, espalhar-se para outras áreas da vida e tornar-se um caminho perigoso para a depressão.

Autoeficácia não é excesso de confiança ou narcisismo, nem leva a táticas inescrupulosas como trapacear, roubar ou usar atalhos. (Na realidade, é a baixa autoeficácia, combinada a grandes aspirações — esperar um ótimo resultado, mas não ter confiança na capacidade de alcançá-lo —, que pode levar ao uso de atalhos e às complicações que podem advir.) A autoeficácia leva a um comportamento saudável, empreendedor, quase sempre necessário para nos catapultar para o nível seguinte das nossas metas.

Pesquisas mostram que a autoeficácia pode melhorar o desempenho e a felicidade no trabalho. Em 1998, uma meta-análise de mais de cem estudos relacionados à autoeficácia e ao desempenho no trabalho constatou que trabalhadores com senso de proficiência eram mais felizes e tinham um desempenho melhor. Mostrou-se que uma autoeficácia forte melhora resultados cirúrgicos, previne recaídas em vícios e aumenta o bem-estar e a qualidade de vida de pacientes com doença arterial coronariana, câncer, danos na medula espinhal e artrose. Estudantes com autoeficácia elevada se saem melhor academicamente, em parte porque reconhecem que seus esforços têm impacto e podem resultar em melhores pontuações. Eles também exibem melhor saúde, melhores mecanismos de enfrentamento e maior satisfação pessoal, decorrendo em índices mais altos de fixação na memória.

A autoeficácia é formada por dois estados ativos:

1. **Expectativas de autoeficácia.** Confiança em sua capacidade de adotar um comportamento específico. Suponha que sua meta seja perder peso. As expectativas de autoeficácia são sua confiança na capacidade de executar um plano para perder peso. As pessoas podem saber ou entender o valor de cortar o *fast-food*, mas, se não se sentem capazes de preparar uma refeição saudável, podem continuar a comer esse tipo de alimento.
2. **Expectativas de resultado.** Confiança na sua capacidade de ter êxito em uma meta específica depois que você começa e prossegue. Em nosso exemplo da perda de peso, as expectativas de resultado são sua confiança em alcançar os resultados desejados comprometendo-se com seu plano. Algumas pessoas desistem porque pensam que, apesar dos esforços — preparar refeições saudáveis etc. —, não terão êxito.

O ideal é querermos os dois tipos de expectativas elevados. Muitos de nós temos uma ideia distorcida de sermos menos capazes do que na verdade somos, tendendo a acreditar que *coisas boas estão fora de meu controle ou acontecem comigo por sorte ou acaso* (o que é conhecido como *locus* externo de controle para o positivo) ou que *coisas ruins são sempre culpa minha; deve haver algo de errado comigo* (um *locus* interno de controle de todas as coisas negativas). O melhor é ter uma visão saudável e realista de qual é a nossa responsabilidade em uma situação particular, e de quais fatores estão fora de nosso controle — de modo a nos darmos chances de tentar e ver que nossos esforços podem produzir resultados, e também sabendo quando diminuir os danos. Isso é especialmente importante para sobreviventes de traumas, como Shelly, e para qualquer pessoa que sofra uma perda forte, para que eles se sintam empoderados a embarcar em sua jornada de cura e continuá-la apesar dos desafios ao longo do caminho.

A autoeficácia tem uma influência em cada obstáculo ou meta (o que com o tempo pode ter um impacto sobre tudo, desde finanças pessoais até êxito nas relações e no trabalho). E nos sentirmos no controle do nosso futuro é essencial para uma boa saúde mental.

Quando uma paciente chamada Lina me procurou, estava quase desistindo do trabalho. Lina disse que podia se identificar com o termo *demissão silenciosa* — quando você continua a trabalhar, mas se sente bem menos engajado. Ela temia que logo estivesse fazendo só o mínimo — e essa não era ela.

Lina gostava do trabalho, mas se preocupava porque alguns colegas, que não trabalhavam ali havia tanto tempo quanto ela, estavam recebendo novos projetos e mais atenção e estavam a ponto de receber promoções, enquanto ela, igualmente qualificada, não recebia nenhum espaço e estava sendo ignorada para novas responsabilidades e promoções, apesar de tentar.

A autoeficácia de Lina estava oscilando, levando à impotência aprendida — uma convicção de que nada do que ela fazia importava: *Eles nunca me deixarão entrar em seu círculo [expectativas de resultado baixas]. Tenho muito medo de perguntar [expectativas de autoeficácia baixas]*. Seu baixo rendimento resultante poderia levá-la ao resultado temido — nenhuma promoção; talvez nenhum trabalho — e a uma desmoralização maior. Esta é a perigosa espiral decrescente da autoeficácia baixa (mais sobre como Lina saiu disso adiante).

Um senso de proficiência saudável pode significar não se deter (ou ser minimamente impactado) diante de reveses em vez de se desmoralizar ou se estressar, encarando uma tarefa com gosto, e não com medo.

A boa notícia: a proficiência não é mágica. É construída passo a passo. Confiança gera confiança por meio de prática.

CAMINHOS PARA A PROFICIÊNCIA

De acordo com o renomado psicólogo dr. Albert Bandura, a autoeficácia se desenvolve de quatro maneiras principais:

1. ***Experiência pessoal.*** Sua própria experiência direta — superar obstáculos e experimentar sucesso por meio de suas ações ou contribuições — é, sempre que possível, uma das maneiras mais importantes de construir autoeficácia.
2. ***Experiência vicária.*** Você pode aumentar a autoeficácia vendo como os outros superam obstáculos e atingem metas — algo que achei inestimável quando era uma médica nova.
3. ***Persuasão verbal.*** Buscar feedback e reforço, incentivo e confiança nas pessoas certas (quem conhece você e a tarefa a ser cumprida) pode promover autoeficácia. Isso molda grande parte de nosso aprendizado inicial. Como adultos, temos cada vez menos essas oportunidades e precisamos buscá-las. Mas o feedback precisa ser dado com cuidado, conforme discutiremos.
4. ***Feedback fisiológico.*** Ganhar autoeficácia por meio de como as situações nos fazem sentir enquanto lidamos com elas. Se uma tarefa nos faz sentir mal com nós mesmos ou completamente entediados, é maior a probabilidade de a evitarmos ou a abandonarmos e sentirmos baixa eficácia, mesmo que fosse fácil dominá-la. (Mais sobre a conexão entre feedback emocional e desenvolvimento de hábitos saudáveis no Capítulo 9.)

Esses quatro aspectos estão embutidos no modo como construímos proficiência e nos passos que podemos dar quando sentimos dificuldade.

BARREIRAS PARA ACREDITAR EM NÓS MESMOS — E COMO SUPERÁ-LAS

Às vezes, surgem barreiras em nossa mente ou na nossa vida enquanto buscamos construir proficiência. Elas podem impactar o modo como vemos a nós, ao mundo e ao nosso futuro. A seguir, examinaremos três barreiras que, na minha opinião, as pessoas tendem a experimentar com mais frequência — e as estratégias para destruir barreiras que nos ajudam a lidar com elas:

Barreira 1: Impotência. *Eu me sinto quebrado/sem força/sozinho.*
Destruidor de barreira: validação.

Barreira 2: Bloqueio. *Isso é massacrante/Não consigo fazer isso/Nunca farei direito.*
Destruidor de barreira: flexibilidade.

Barreira 3: Fadiga. *Isso é difícil demais/Acho que vou desistir.*
Destruidor de barreira: autoapoio.

Barreira 1: Impotência. *Eu me sinto quebrado/sem força/sozinho.* →
Destruidor de barreira: validação

No Capítulo 3, vimos como as emoções são forças poderosas que podem nos impulsionar em direções positivas ou negativas. Quando nos sentimos seguros e compreendidos em termos emocionais e físicos — inclusive recebendo reconhecimentos de dificuldades, mudanças, dores ou perdas que sofremos —, somos mais capazes de arriscar mudanças. A validação e a segurança são bastante importantes quando estamos lidando com um trauma. Iniciei meu trabalho com Shelly validando a profunda mudança que ocorrera. O mundo como ela conhecia (como todos nós conhecíamos) não era o mesmo. Eu lhe dei tempo e espaço para sofrer a perda da antiga Shelly alegre e feliz que ia para o trabalho de salto 15 e aceitar a nova Shelly que usava tênis por temer precisar escapar de outro ataque. Ela voltaria a usar salto? Sim, mas seria diferente. Com o tempo, ela se sentiria confortável usando salto baixo e levando na mochila um par de tênis e uma calça de moletom.

A validação de suas necessidades físicas e emocionais incluiu promover calma. Aos poucos, regulamos para baixo o senso de hipervigilância imobilizador de Shelly para ela se sentir capaz de se engajar na resolução de problemas e para voltar a se sentir segura e eficaz. Ela também precisou de descanso, tempo e espaço para se tratar. Não tirara nenhum tempo livre depois do 11 de Setembro. Como parte de nosso trabalho juntas, ela pediu uma folga à sua gerente, mas, quando a gerente descobriu que isso estava relacionado à aflição pós-11 de Setembro, sugeriu a Shelly usar a licença por doença que ela acumulara — e falou que, se ela precisasse de mais tempo livre ou de alguma adaptação especial, incluindo consultas médicas e terapia, isso seria possível e não impediria seu progresso.

"Você não sabe como isso foi afirmativo", disse-me Shelly. Temendo não ser vista como "parte da equipe", ela guardara tudo consigo. Com vergonha de tirar uma licença por doença, não se sentira no direito, na época, de tirar um tempo para cuidar de suas feridas emocionais, porque estas não eram "visíveis" como os ferimentos sofridos por alguns de seus colegas de trabalho no 11 de Setembro.

Barreira 2: Bloqueio. *Isso é massacrante/Não consigo fazer isso/Nunca farei direito.* → **Destruidor de barreira: flexibilidade**

O sentimento de que não estamos preparados para uma mudança ou desafio, ou de que o desafio é grande ou difícil demais, pode nos paralisar. Os antigos sabiam que resistir a mudanças causa sofrimento. "Não há nada permanente exceto a mudança", disse o filósofo grego Heráclito em 500 a.C. A impermanência da vida também é central no budismo, com a importante distinção de que, com frequência, não é a mudança em si, mas sim nossa resistência a ela, que leva ao sofrimento. Assim como atualizamos o software do computador para que atenda melhor às nossas necessidades, precisamos atualizar nossa mentalidade para atender às exigências das circunstâncias atuais. Aqui estão algumas maneiras de desempacar promovendo flexibilidade de pensamento e ação, desbloqueando-nos para termos um desempenho melhor.

Ver desafios como oportunidades de crescimento

Havia algumas razões tangíveis para minha apreensão com minha nova função. Aquele programa estava explorando novos caminhos. Não havia um projeto montado. Eu nunca fora diretora médica, e muito menos tratara de um trauma tão extremo.

Foi de grande ajuda adquirir uma mentalidade de crescimento — termo cunhado e pesquisado pela psicóloga pioneira dra. Carol Dweck. Diferentemente de uma mentalidade fixa, uma mentalidade de crescimento não estabelece um pico ou limite de capacidade. Quando internalizamos ou acreditamos em afirmações como "Algumas pessoas não são boas/Eu nunca serei bom em matemática ou engenharia", ou "Não importa o que eu faça, não conseguirei perder peso", ou (como disse Lina) "Nunca me deixarão entrar em seu círculo", estamos determinando um teto para nossa autoeficácia e é mais provável que fiquemos desencorajados e frustrados e desistamos. O pensamento pessimista nos dá permissão para não estudar tanto... para faltar à academia, surrupiar petiscos... para perder o entusiasmo pelo trabalho. Em uma profecia de autossatisfação, nossas piores previsões se tornam realidade apenas porque deixamos que aconteçam; de fato, nós até as criamos.

PÉROLAS DE OP

O primeiro e mais importante teto de vidro que você quer quebrar é o que foi autoimposto.

Para incentivar a si mesmo a ver obstáculos como oportunidades de crescimento, tente enxergar sua situação não como uma ameaça à sua zona de conforto, mas como uma maneira de praticar e ganhar habilidades. *Isso não será fácil, mas aprenderei muito* move a agulha para expectativas positivas, aumentando nossa capacidade percebida de resistir ao estresse, o que aumenta nossa capacidade real de resistir ao estresse!

Desafie pensamentos distorcidos e ressignifique percepções distorcidas

Pessoas que sempre criticam ou questionam a si mesmas têm uma probabilidade maior de serem distraídas por seu diálogo interno em situações desafiadoras. Pessoas confiantes têm uma probabilidade maior de ter um desempenho melhor sob pressão porque seu diálogo interno está sob controle, de modo que elas podem permanecer em fluxo, focadas na situação. Quanto mais você puder reduzir sua ansiedade em relação a uma tarefa por meio de um diálogo interno positivo, melhor será seu desempenho. As habilidades de reestruturação cognitiva nos capítulos anteriores (o ABCDE, os Cinco Rs, o diário de preocupações, os registros de pensamentos e outros) podem ajudar você a desafiar seu diálogo interno negativo e perceber situações de maneiras mais empoderadoras.

Quando Lina reconheceu seus pensamentos pessimistas — *Não consigo entrar no radar do chefe e, mesmo que meu desempenho seja bom, ninguém notará* — e começou a desafiá-los, tornou-se mais capaz de manter uma mentalidade de crescimento. Assumir a responsabilidade por suas atitudes, seus esforços e as coisas que podia controlar a ajudou a parar de evitar agir, para começar a lidar com suas preocupações.

Embora possa ser saudável ter padrões elevados e perseguir a excelência para aprender e crescer — o que é conhecido como esforço perfeccionista —, padrões rígidos, inflexibilidade não verificada e autoflagelação continuada naquilo que é chamado de perfeccionismo desadaptativo pode impedir seriamente o progresso para uma meta. Quando precisamos ou dependemos exclusivamente de algo para agir de certa maneira, de forma a nos sentirmos bem, estamos adotando uma visão tudo ou nada que limita o acesso às nossas habilidades de enfrentamento. A necessidade implacável de ter êxito eleva muito as apostas e o temor de fracasso, causando uma enxurrada de hormônios do estresse que pode prejudicar o desempenho. Pesquisas mostram que o perfeccionismo desadaptativo pode comprometer o alcance bem-sucedido de uma meta, pode levar ao alcance do êxito "de qualquer maneira" — incluindo maneiras não muito éticas — ou pode resultar em deixar outras metas de lado. A flexibilidade combinada à autocompaixão (*Está bem, todo mundo comete erros/tem reveses*), conforme exploraremos na página 166, pode ajudar a combater algumas dessas críticas autoimpostas.

Praticar flexibilidade ressignificando percepções pode ser poderoso para qualquer situação que pareça incomodar você — de trabalho a relações e criação de filhos. A título de exemplo, pais com baixa autoeficácia na criação dos filhos recorrem a estilos de criação mais punitivos. Em crianças, adquirir habilidades e sentir-se mais capaz leva a resultados sociais, emocionais e acadêmicos melhores. Se você se acha habilidoso como pai ou mãe, é menos provável que perceba como um incômodo a pressão natural de seus filhos por autonomia, tornando menos provável que você leve as coisas para o lado pessoal, sinta-se ameaçado ou impotente e recorra a meios de enfrentamento pouco saudáveis.

Depois dos ataques do 11 de Setembro, a percepção de Shelly era de que jamais se sentiria segura outra vez. Trabalhamos para modificar essa visão identificando e usando seu registro de pensamentos para documentar seus pensamentos tudo ou nada (*Não consigo relaxar a não ser que eu saiba com certeza que nunca mais haverá uma ameaça*), sua catastrofização (*Estou destruída/quebrada*), sua generalização exagerada (*Não se pode confiar em ninguém ou nada — por que sair de casa?*) e sua filtragem negativa (*Fiz algum progresso, mas ainda tenho um longo caminho pela frente*). Desafiamos essas distorções com técnicas como análise de custo-benefício (Qual é o custo de pensar dessa maneira? Qual seria o benefício de pensar de forma diferente?), perspectiva futura (rever uma situação a partir de uma perspectiva de, digamos, cinco ou dez anos) e analisando a situação como um amigo atencioso o faria (compaixão e validação *versus* julgamento).

Depois de trabalharmos juntas por quase oito meses, Shelly diria: "Agora me sinto mais segura." Essa visão a empoderou a dar passos para reivindicar agência sobre a própria vida.

Conecte-se com significado, propósito e identidade

Se está se sentindo travado ou indeciso diante de um desafio ou meta, tente se perguntar por que isso seria significativo para você, se reflete aquilo em que você acredita ou se está alinhado com o tipo de pessoa que sente ser — ou seja, com a sua identidade. Uma paciente, Katie, queria muito ser psicóloga quando era criança. Seus pais lhe disseram que ela não tinha aptidão para um doutorado em psicologia. Ela se candidatou mesmo assim, mas não conseguiu ingressar nos programas de pós-graduação (em sua maioria direcionados para pesquisa) que tentou. Seu senso de proficiência levou um grande golpe. Mas Katie tinha um lado positivo embutido. Ela era flexível.

Quando lhe perguntei quais eram os motivos subjacentes para perseguir esse trabalho, sua resposta foi imediata: ajudar e amparar os outros. Ela percebeu que muitas outras carreiras profissionais em saúde correspondiam a essa meta que tinha significado para ela. A consciência de seu propósito maior derrubou a barreira dos pensamentos tudo ou nada de que só a psicologia poderia satisfazê-la, revelando outras opções. Katie acabou se tornando uma enfermeira bem-sucedida e foi promovida a um cargo administrativo no hospital em que trabalhava. Vários anos depois de encerrarmos o tratamento, ela me enviou um e-mail para dizer que se tornara diretora-executiva de bem-estar em uma grande corporação. Mais tarde, enviou-me um comunicado à imprensa sobre um prêmio de liderança que recebera, dedicado a mulheres em negócios. Junto a isso, enviou uma placa para meu consultório: "Escreva seu propósito à caneta, e seu caminho a lápis." Katie atribui seu sucesso na carreira a ser capaz de mudar para o plano B quando o plano A não funcionou.

Havia alguns cursos na faculdade de medicina que não me empolgavam, mas eu os fiz conectando-me com meu senso central de medicina como vocação. Entender nossa saúde como uma intricada rede de relações mentais e físicas é um dos mais valiosos pontos de vista que posso trazer para meus pacientes — é um dos motivos pelos quais escolhi seguir uma carreira em medicina e psiquiatria. Um currículo de cursos que abrange desde anatomia e psicologia até fisiopatologia, neurociência, farmacologia e microbiologia, e um treinamento em plantões clínicos que vão de cirurgia, obstetrícia e ginecologia à pediatria dão aos psiquiatras um quadro global de saúde e lhes permite envolver-se de maneira significativa em planos de tratamento integrados para seus pacientes. De interações medicamentosas a manifestações médicas comuns de doenças psiquiátricas e sintomas psiquiátricos de outros distúrbios médicos, estamos sintonizados com o modo como a mente e o corpo estão entrelaçados. Ser uma psiquiatra com certeza me ensinou algo: não há saúde sem saúde mental.

Conectar metas a seu propósito ou a seus valores centrais também pode ajudar você a determinar se seu impulso (ou hesitação) pode estar mais relacionado a agradar ou provar-se a alguém do que a seu interesse na tarefa em si. Ser movido pela necessidade da aprovação alheia, por um desejo de elogios ou por outras indicações externas de sucesso, ou por medo de críticas, pode levar a uma dura autocrítica que corrói a proficiência e causa procrastinação, desistência e autossabotagem. Tudo bem saber quando você não está interessado em algo e fazer uma pausa ou recuar para reavaliar.

Lembre a si mesmo de maestrias passadas

A maioria de nós tem muito mais proficiência do que acredita. Você pode precisar ser lembrado do ser humano capaz, inteligente e forte que é.

Pense em observações baseadas em fatos sobre seus pontos fortes e realizações. Lembre-se da sua infância e pense na sua educação, esportes, habilidades sociais, trabalhos, hobbies e relações. Você está pegando competências emprestadas de outras áreas para reforçar alguma maestria quando sua autoeficácia está vacilando.

Por exemplo, Lina, criada como a mais velha de cinco filhos, assumia com frequência o papel de cuidadora dos irmãos. Muitas vezes, suas necessidades não estavam em primeiro lugar na lista. Pedi a Lina para descrever, apesar das decepções na infância, as lições positivas aprendidas. "Bem, meus pais contavam comigo. Eu era confiável, ou pelo menos me tornei. Podia assumir o comando, acho." Isso lhe serviu na vida de algum modo? "Com certeza", disse ela. "Mas é interessante — acho que eu não queria ver isso assim."

Às vezes, os outros veem nosso potencial mais claramente do que nós — o que ajuda em momentos de autodúvida. Uma colega proeminente que me conhecia por meio de meu treinamento e trabalho internacional sugeriu que eu perseguisse a oportunidade da diretoria médica do programa de trauma depois de me procurarem para me recrutar. Eu a respeitava muito e, se ela achava que eu podia fazer esse trabalho, então talvez eu pudesse.

Se fosse aconselhar a mim mesma quando eu era mais jovem, diria: "Você não é a especialista em trauma número um do país — esta é uma comparação injusta. Mas você tem todos os elementos fundamentais. Você escuta bem e é empática. Trabalhou com pessoas de diversas origens socioeconômicas e étnicas. Sabe como extrair os pontos importantes dos pacientes. Se não sabe as respostas, sabe como pesquisar e buscar informações e apoio. Você foi selecionada dentre um grupo de candidatos competitivos. Não teriam escolhido você se não achassem que pode fazer o trabalho. Além disso, tem uma ótima equipe, e a fundadora do programa é uma médica dedicada que você admira."

Lembre a si mesmo que, embora não tenha realizado essa tarefa específica antes, você já lidou com outras situações difíceis.

Barreira 3: Fadiga. *Isso é difícil demais/Acho que vou desistir.* →
Destruidor de barreira: autoapoio

O autoapoio por meio da autocompaixão é seu superpoder de proficiência. No trabalho, na escola e nas relações, com autocompaixão nos recuperamos melhor de reveses e sentimos mais esperança em tentativas futuras. Um estudo mostrou que estudantes com autocompaixão lidaram com o fracasso em uma avaliação no meio do semestre com estratégias de enfrentamento emocional positivas melhores e mais flexíveis. Em outro estudo, estudantes com autocompaixão foram capazes de se reengajar e se esforçar mais e por mais tempo em provas. Pesquisas mostram que ter uma mentalidade autocompassiva sobre o trabalho aumenta o envolvimento e a resiliência, levando a um progresso maior nos objetivos profissionais e a um senso de sentido da vida maior.

Permitindo a você aceitar-se sem duros julgamentos, a autocompaixão lhe deixa livre para aprender, pedir ajuda e tentar de novo. Assim, a autocompaixão está sempre movendo você para seu melhor eu. Para um mergulho mais profundo nesse tópico, convido você a passar algum tempo na seção GRAÇA do Capítulo 5, "Orgulho", se ainda não fez isso. Sua proficiência ficará grata!

Autoapoio inclui cuidados físicos. Sobretudo quando está perseguindo metas ou vencendo desafios, você precisa de descanso, relaxamento, exercícios suficientes, alimentação saudável e sono restaurador. Presto bastante atenção em pacientes que dizem: "Não importa o que eu faça, parece que não consigo…" Costumamos explorar se algum problema de saúde física ou mental pode estar impondo barreiras a (por exemplo) perder peso, sentir-se energizado e positivo ou permanecer na tarefa. Às vezes, precisamos de ajudantes de autoapoio, como um nutricionista profissional ou um treinador de saúde ou educação física.

Além de descanso, Shelly e eu focamos o relaxamento muscular progressivo e a atenção plena tanto durante as sessões quanto em casa. Ela iniciou uma arteterapia e uma terapia de ioga, ingressou em um grupo de TCC para trauma em nosso programa, e continuou sendo monitorada para problemas de pulmões e seios nasais resultantes da exposição a pó e destroços no 11 de Setembro.

EXPERIÊNCIA = EMPODERAMENTO

Rumi disse: "Não se satisfaça com histórias, com o modo como as coisas aconteceram com os outros. Descubra seu próprio mito." Conforme foi dito, a melhor maneira de desenvolver autoeficácia é por meio de experiências em primeira mão. Mas tente não se pôr em uma situação difícil! Sucesso constrói autoeficácia: precisamos de algum retorno em nosso investimento; do contrário, pode ser difícil sustentar a proficiência. O ideal é que as tarefas sejam desafiadoras o suficiente para estimular e incentivar você a perseverar, uma vez que perseverança pode ser aquela coisinha a mais que decide se uma pessoa terá êxito.

- **Assuma pequenos riscos antes de se comprometer totalmente com grandes mudanças:** você quer se tornar um apresentador melhor, mais persuasivo? Leia sobre o assunto, para começar. Assista a vídeos de oradores magistrais. Participe de um webinário sobre como falar em público. Tente algumas situações de baixo risco, como presidir uma comissão na sua igreja ou treinar e dar aulas para crianças. Estude tutoriais sobre como preparar uma apresentação a ser projetada. Incorpore suas novas habilidades a exposições de propostas no trabalho. (Mais sobre transformar aspirações em ações no Capítulo 9, "Prática de hábitos saudáveis".)
- **Incentive a si mesmo com lembretes de que é assim que você constrói proficiência:** *centímetro a centímetro; passinhos de bebê; caminhe antes de correr;* base hits, *não* home runs; *pé ante pé; devagar.*
- **Se a ansiedade estiver deixando você empacado, tente a ativação comportamental (Capítulo 2, "Propósito"):** não espere sentir que está fazendo alguma coisa. Apenas comece — centímetro a centímetro. Só fazer constrói autoeficácia — uma arma poderosa contra a ansiedade.
- **Não subestime suas vitórias:** muita gente atribui seus resultados positivos à sorte ou minimiza seus êxitos de outras formas. Isso são distorções de pensamento negativo.

Quando Shelly começou a se sentir melhor, seu humor, seu sono, sua energia e sua concentração melhoraram. Sentindo-se mais focada no trabalho, ela começou a se voluntariar para projetos. Começou até a se sentir mais confortável em grandes grupos e a falar em público novamente. Sua chefe notou e lhe deu uma promoção — uma grande vitória da autoeficácia. "Posso melhorar", disse ela. "As coisas podem melhorar." Autoeficácia constrói esperança.

A evolução de Shelly, e o que vi em outros pacientes, foi um momento decisivo para mim também. Suas dores e perdas haviam acontecido fora de meu consultório — e assim também, percebi, seriam seus ganhos. Empoderar alguém significa restaurar sua fé em si mesmo, em seu mundo e em seu futuro por meio de experiências de sucesso. Ajudar meus pacientes a ganhar agência através de vitórias no mundo real se tornaria a base de meu programa de Otimismo Prático: empoderar indivíduos a serem agentes de mudança nas próprias vidas.

Experiência vicária

Você já testemunhou seu chefe negociando habilmente um acordo? Admirou a capacidade de uma mãe acalmar o filho? Assistiu a vídeos mostrando o *swing* de um jogador de beisebol? Foi inspirado pelo modo como alguém lida com adversidades ou debilidades? Todas as vezes em que você aprende observando, está praticando uma experiência vicária. Depois da experiência pessoal direta, assistir a um médico habilidoso é a melhor maneira de aprender. É por isso que a observação de um médico trabalhando é uma parte importante do treinamento.

A teoria da comparação social, de acordo com o psicólogo dr. Leon Festinger, sugere que as pessoas têm uma vontade inata de avaliar a si mesmas, com frequência comparando-se a outras. Ver as realizações de pares (comparação social lateral) ou de alguém considerado um modelo (comparação social ascendente) nos ajuda a avaliar nossas próprias capacidades, características e atitudes. Desde que as comparações não estejam muito fora de alcance a ponto de nos fazer perder a esperança em nossas perspectivas, elas podem nos instruir e motivar: se essa pessoa com a qual me identifico faz, então posso fazer.

CONTINUE APRENDENDO

Falamos anteriormente neste capítulo sobre adotar uma mentalidade de crescimento, ou uma lente através da qual você se vê como sendo capaz de melhorar em uma tarefa ou alcançar uma meta. Ter essa mentalidade mantém você aberto a aprender informações cruciais necessárias para avançar, adquirir habilidades específicas e desenvolver conhecimento emocional à medida que sua maestria cresce. Permanecer curioso aumenta a flexibilidade e a adaptabilidade (*O que mais posso tentar/preciso descobrir?*) e ajuda você a ter um senso de progresso (*Olha o quanto eu sei agora, em comparação a quando comecei*) e a enfrentar os inevitáveis desafios que surgem (*Preciso continuar trabalhando e me esforçando* versus *Não sou bom nisso*).

PÉROLAS DE OP

A aprovação externa pode ajudar você a alcançar o sucesso, mas não o ajudará a mantê-lo. O sucesso autêntico e a felicidade que ele traz vêm da construção de maestria sobre pequenos obstáculos com o passar do tempo.

Reveses, e mesmo fracassos, oferecem oportunidades para se refazer e tentar novamente com autocompaixão, e pesquisas mostram que isso ampara a persistência: "Isso é desafiador e novo para mim. Vou precisar de algum tempo para pegar o jeito. É natural sentir-me intimidado, ou tropeçar."

Eu me lembro muito bem de fracassar em meu primeiro exame de química orgânica. Foi mais do que uma nota ruim em um teste. A matéria é mal-afamada pelo fato de se interpor no caminho entre estudantes do curso de pré-medicina e seus sonhos de se tornarem médicos. Para mim, era, em essência, uma das maiores barreiras que podia me impedir de fazer o trabalho que significava tudo para mim. Se não consegui passar nesse exame, como poderia passar nos outros? Então eu soube que não era a única. Isso me ajudou a utilizar o aspecto de humanidade comum da autocompaixão: pode acontecer com qualquer um. Eu ainda estava intimidada, mas persisti — redobrei os estudos e a determinação, consegui ajuda extra — e acabei me saindo (muito) bem, apesar de também me equilibrar entre três empregos. Mais tarde, tive grande satisfação ao me tornar professora do departamento (e continuei lecionando a matéria para indivíduos e pequenos grupos de estudantes de pré-medicina e ciência da saúde ao longo de meus anos na faculdade), ajudando a desmistificar essa disciplina que tira tanta gente do caminho. Desde então, quando precisava superar obstáculos, incentivava a mim mesma lembrando-me não apenas da amplitude de conhecimento que adquiri com essa experiência, mas também das lições de maestria e autoeficácia: *Já fiz isso antes, então sou capaz de fazer de novo.*

Naquela diretoria recém-criada, tive muito o que aprender. Decidi que era uma questão de adquirir habilidades específicas. O que você faz quando lhe falta habilidade? Você vai desenvolvê-la, certo?

Nos meses anteriores ao início do trabalho, pesquisei intensivamente como os programas de saúde mental são organizados e administrados. Compareci a conferências e conheci chefes de clínicas, descobrindo sobre seus programas, e aprendi com o diretor do programa mais abrangente.

No trabalho, aproveitei-me do conhecimento coletivo de meus colegas. Contávamos uns com os outros, reunindo-nos para discutir casos complicados enquanto procurávamos tratar essa população diversa — executivos, prestadores de serviço, socorristas, moradores da vizinhança —, cada um deles afetado de forma singular pelo trauma coletivo. Tínhamos um clube de revistas científicas para lermos e discutirmos artigos relevantes. Em retrospecto, acredito que minha necessidade e disposição de aprender resultaram em uma cultura de equipe menos hierárquica que beneficiou a mim, meus colegas e nossos pacientes.

Uma mentalidade de crescimento, como eu disse, inclui conhecimentos emocionais. Embora eu não ache que todo mundo deveria fazer terapia, este pode ser um passo importante no aprendizado de novas e produtivas habilidades de enfrentamento — para mim certamente foi. Lina me contou que às vezes se sentia invisível em sua grande família. Eles literalmente não tinham espaço para todos na mesa da cozinha. "Contavam comigo para ajudar a fazer o jantar, ou seja, eu e minha mãe comíamos por último", afirmou ela. Como ela se sentia com isso? "Como se eu não fosse importante o bastante para participar da refeição em família."

Conversamos sobre como esse papel de cuidadora podia ter sido replicado no trabalho, onde, depois de terminar suas tarefas, ela ajudava os outros, mas achava "difícil pedir o que eu queria — e que era egoísta fazer isso".

"Sinceramente, não me importo de ajudar as pessoas", disse ela. "Só quero me sentar junto com todos à mesa." Isso me lembrou de uma frase famosa da congressista de Nova York (a primeira mulher afro-americana no Congresso), Shirley Chisholm: "Se não lhe dão um lugar à mesa, traga uma cadeira dobrável." Criatividade, flexibilidade e persistência estavam ajudando Lina a aumentar sua proficiência e eliminar alguns dos obstáculos "invisíveis" sobre os quais ela tinha controle.

Obtendo o feedback certo

Enquanto eu e Lina discutíamos o circuito fechado que ela podia ter criado com seu foco singular em visibilidade e promoção, que ela equiparava a quanto sua empresa a valorizava, perguntei o que mais poderia indicar seu valor para sua equipe e seus supervisores. "Eu poderia pedir um feedback", disse ela — tocando em um dos quatro construtores de autoeficácia identificados por Bandura. Decidimos que ela buscaria um feedback de seu chefe. Com isso, ela poderia decidir qual seria o passo seguinte: pedir para ser incluída ou examinar outras opções.

Buscar feedback faz parte da mentalidade de crescimento. No caso de Lina, o feedback do chefe a ajudaria a focar menos as suas percepções sobre como as coisas estavam indo e mais as coisas concretas que poderia fazer para ser uma colaboradora visível e valiosa. Mas o feedback também pode vir de alguém que conhece bem você, que quer o seu bem, que tem uma experiência relevante naquilo com que você está lidando e que talvez tenha mais experiência de vida.

Pedir informações e contribuições ou solicitar um feedback construtivo, como fez Lina, pode ajudar a prevenir a perda de autoeficácia de nos perguntarmos como estamos indo. Contribuições ou feedback podem se basear em conhecimentos, habilidades ou mentalidade. O que torna isso construtivo? O ideal é que o feedback seja:

1. **Versado:** Vem de alguém em posição de saber o que está falando. Talvez conheça seu trabalho há tempos, tenha trabalhado com você ou saiba quais são as áreas em que você poderia melhorar. *Versado* não significa que precisa ser uma figura de autoridade. Às vezes aprendemos mais com alguém que respeitamos e que não é uma figura de autoridade direta. Embora Lina tenha decidido buscar feedback em seu chefe, também discutimos a busca de um mentor por meio de um programa em vigor, no qual ela construiu uma forte sintonia com um sócio sênior da empresa. Lina preferia muito mais a colaboração de alguém sem autoridade direta sobre ela, em comparação a estar vulnerável a seu chefe, cujas críticas construtivas ela admitia levar para o lado pessoal em alguns momentos.

    Se você vai abordar alguém desconhecido, é aí que entram uma preparação prévia e uma rede de contatos. Eu não podia ligar para diretores médicos e tomar horas de seu tempo perguntando sobre a direção de um programa de tratamento. Eu ia a conferências e encontros onde sabia que eles estariam assistindo ou falando. Dediquei um tempo a procurar pessoas, a me apresentar, a pedir alguns minutos para compartilharem suas experiências como diretores de programas, e segui a partir daí. Algumas vezes, fiz o contato inicial de antemão com base em artigos deles que eu lera e pedi para conversarmos após a conferência, ou os abordei depois de falarem ou até mesmo tirei dúvidas durante a sessão de perguntas do público.

2. **Específico:** Foque áreas específicas em que você precisa de um impulso em agência. Eu fiz umas leituras antes, de modo que cheguei informada, com perguntas específicas direcionadas a preencher lacunas de conhecimento. Busquei contribuições em conhecimento sobre traumas — por exemplo, convidamos especialistas importantes para falar com nossa equipe sobre psicoterapia ligada a trauma e para servir de consultores em casos. Para contribuições sobre habilidades em administração de programas, entrei em contato com diretores médicos. As contribuições em mentalidade eram assunto da dra. L.

3. **Sincero, mas gentil:** Honestidade com diplomacia é o ideal, mas às vezes o feedback é duro. Use um caçador de autocompaixão: *Uau, aquilo não me pareceu bom. Mas aquela pessoa é especialista na área. Sou grato por ter conseguido falar com ela. Estou feliz por ter tido a coragem de perguntar.*

Às vezes as pessoas temem parecer estúpidas, inseguras ou desqualificadas ao buscarem feedback ou ajuda. Você deve trabalhar ativamente para manter à distância crenças autocorrosivas. Use a autocompaixão: *Ninguém sabe tudo. É um sinal de força admitir o que você não sabe.*

Fique sabendo

Os elogios não são todos iguais

Se você está recebendo ou dando feedback, saiba que há maneiras de elogiar que aumentam (ou não) a proficiência.

Estudos sugerem que um elogio pode ser um desserviço quando proporciona uma cobertura de conforto. De fato, um estudo mostrou que crianças que estavam recebendo nota C eram menos motivadas quando tranquilizadas de que eram ótimas.

> Dizer a uma pessoa — em particular um jovem — que realiza bem uma tarefa que ela "é maravilhosa" não necessariamente a ajuda a construir a conexão entre seus esforços na tarefa e o êxito resultante, mas sim leva a uma percepção de um teto sobre a capacidade. Em contraste, fazer um elogio condicional, focado no esforço ou na tarefa — "Você trabalhou duro nisso e fez um excelente trabalho como resultado. É isso aí!" —, destaca o esforço, algo sobre o qual temos controle. Conecta-nos ao nosso poder de nos tornarmos proficientes — uma mentalidade de crescimento.
>
> Há um ponto ideal. Não há mal nenhum em equilibrar um elogio incondicional que valida o valor da pessoa como importante e merecido (um ser humano de valor) e um elogio condicional, focado na tarefa, destacando o que ela está fazendo para efetuar uma mudança. Por exemplo, em um ambiente de trabalho: "Você é um bem valioso para esta empresa, e estamos muito felizes por estar nesta equipe [incondicional]. Quando você trabalha duro nas propostas dos clientes, temos bons resultados em sua equipe — algo mágico acontece [condicional]. Espero mais um bom trabalho no próximo projeto." Ou, em um ambiente escolar: "Você é uma luz nesta sala de aula [incondicional]. E o tempo e o esforço que você está dedicando — anotando, revisando seus testes e vendo como corrigir erros — compensaram [condicional]. Você realmente está trabalhando duro. Continue assim!"

A IMPORTÂNCIA DA VISUALIZAÇÃO

Discutimos os dois componentes da autoeficácia: confiança em nossa capacidade de assumir um comportamento específico (expectativas de autoeficácia) e confiança de que essas ações levarão ao resultado desejado (expectativas de resultado). Aqui estão duas maneiras de aumentar a autoeficácia "vendo" os dois de forma mais positiva.

Interpretar um papel

Costumo usar a interpretação de um papel para ajudar meus pacientes a se visualizarem atingindo metas e para capacitá-los a se prepararem para situações estressantes. Com Lina, interpretei o chefe enquanto ela praticava pedir o que precisava em sua sessão de feedback. Como chefe, dei alguns empurrões em Lina, dizendo coisas como: "Não estou certo se precisamos de mais gente na reunião." Ao que Lina, com alguma prática, diria (primeiro a mim durante a interpretação do papel; mais tarde ao chefe): "Entendo [reconhecendo seu argumento]. Ao mesmo tempo, participar da reunião me ajudará a entender a visão mais ampla e as prioridades da empresa, o que posso aplicar em meu trabalho e articular com nossos clientes para desenvolver a confiança deles em nossa empresa [fazendo uma forte defesa dos motivos pelo quais sua participação nas reuniões poderia beneficiar o chefe e a empresa]." Também interpretamos papéis para fazer um futuro pedido de promoção depois que ela melhorasse seu desempenho (ela admitiu que sua baixa autoeficácia a impediria de fazer o esforço necessário no quadrimestre anterior e que não era realista esperar um avanço naquele momento) e para apresentar uma resposta à afirmação de que não havia espaço para promoção no quadro de funcionários.

Imagens guiadas

Você também pode passar alguns minutos do dia usando imagens guiadas para imaginar o melhor cenário. Se está tentando perder peso, veja-se malhando e (esta é a chave) visualize as recompensas associadas aos exercícios: sentir-se com mais energia, focado e mais feliz.

CRIANDO O CICLO DE PROFICIÊNCIA DE "SENTIMENTO BOM"

Experimentar emoções positivas quando vivemos novas experiências é uma maneira crucial de desenvolver autoeficácia. Preste atenção a como você se sente quando está realizando uma tarefa ou desafio. Não passe direto para a próxima tarefa ou desafio. Uma pista de aprendizado importante é lembrar-se do quanto esse processo de trabalhar duro lhe parece bom — aprender, tentar e ter êxito (mesmo que não seja um êxito completo).

Quando alcançar êxito, assimile os bons sentimentos, a sensação de realização e a satisfação. Se as coisas não forem bem, reveja as estratégias que discutimos na seção sobre superar barreiras para validar emoções, certifique-se de não estar caindo em pensamentos negativos e percepções distorcidas, e ofereça apoio a si mesmo para facilitar a volta ao processo.

Embora a sessão de feedback como o chefe tenha corrido bem, Lina continuou a encontrar resistência em seus esforços para ser mais incluída em novos projetos e reuniões, mas não desistiu nem levou isso para o lado pessoal. Em uma sexta-feira, um dia antes de o chefe sair de férias, Lina se ofereceu para cobrir as reuniões na ausência dele. Embora tenha ficado um pouco ansiosa para pedir isso, ela praticara como administrar a ansiedade em outras conversas com o chefe (centímetro a centímetro!).

Ele concordou! Isso estimulou a autoconfiança de Lina — justamente o que ela precisava para restabelecer seu frágil engajamento. "Estou aprendendo a pedir o que preciso. Isso é importante, porque senão acabarei me desligando mentalmente!", disse-me ela. "Meu chefe aos poucos está aprendendo a soltar as rédeas um pouco mais. Ele me deixou participar de mais algumas reuniões depois que voltou de férias." Como foi o impacto disso no modo como ela se sentia no trabalho? "Eu me sinto muito melhor. Como se enfim tivesse algum reconhecimento. Sinto que estou mais interessada e disposta a ir além — algo que sempre fiz até pouco tempo atrás."

Lina usou sua autoeficácia elevada com aquelas vitórias para ser vista e ouvida à mesa. Isso não aconteceu da noite para o dia, mas por causa de seu compromisso em estimular seu senso de proficiência, conduzindo o círculo virtuoso de maiores proficiência, produtividade e desempenho. Lina finalmente experimentava um senso de proficiência no trabalho, o que lhe deu o estímulo adicional de acabar pedindo e recebendo um aumento merecido, rompendo o ciclo de baixa proficiência/alta evitação/baixo engajamento no qual estava presa.

O compromisso de Shelly em sair dos efeitos paralisantes de seu trauma lhe permitiu, passo a passo, avançar para a cura. Quando nosso trabalho conjunto chegou ao fim, seu marido pediu para participar da última sessão. "Dra. Varma, estou muito feliz por ver minha esposa sorrir outra vez. Eu me apaixonei por ela por causa daquele sorriso, daquela risada, daquela natureza alegre. Não sabia se veria esse lado novamente. Ela voltou a ser uma pessoa com esperança. Obrigado a todos vocês desse programa por me darem a Shelly 2.0."

Shelly 2.0?

Shelly me disse que o marido notou que havia algo de calmo nela. "Ele diz que fiquei mais serena. Quando ele reclama de coisas aparentemente pequenas — como um motorista na estrada buzinando para ele ou uma espera longa demais na fila —, eu rio. Digo a ele: 'Não sofra por coisas pequenas. Temos um ao outro, somos saudáveis, estamos vivos. Isso é tudo que importa, certo?'"

Suas perguntas poderosas de proficiência pessoal

Aqui está uma série de perguntas para a construção de proficiência que você pode achar útil se estiver diante de um desafio, tarefa, situação ou meta. Não se sinta pressionado a responder a todas elas — elas estão aqui apenas para ajudar você a considerar maneiras de ressignificar ou reconsiderar coisas de um ponto de vista pró-proficiência. Considere o papel que pensamentos, emoções e comportamentos exercem em sua proficiência — como ajudam você; onde causam confusão, atrasos e ineficiências; e como você pode ganhar clareza acionável.

Entendendo minhas necessidades emocionais:

1. Quais sentimentos estou tendo que precisam ser aceitos e validados? E por quem? Nem sempre a validação por outros pode ser possível. Nesse caso, escreva seus sentimentos em seu diário.
2. Preciso de um tempo para sofrer por uma perda? Se preciso, o que posso fazer para promover calma emocional e física e oferecer graça a mim mesmo? (Dica: confira *Encontrando graça*, no Capítulo 5).
3. Quais são as sensações físicas que notei trabalhando para minha atividade/meta ou realizando-a? Meu coração acelerou? As palmas das mãos suaram? Fiquei um pouco trêmulo? Meu coração estava batendo de empolgação ou de medo?
4. O que eu fiz como resultado dessas emoções? Eu quis ligar para alguém e compartilhar como me senti incrível? Ou que queria ter feito melhor? Ou foi uma mistura das duas coisas?

Entendendo meus pensamentos e percepções:

Se a tarefa ou meta parece difícil demais, pergunte a si mesmo:

5. Qual é o meu porquê — isto é, qual é o meu propósito subjacente em querer alcançar isso? Estou fazendo isso para a aprovação de alguém ou para ganhar reconhecimento? Se é isso, o que espero que mude em minha vida como resultado? *Quem estou tentando agradar; o que estou tentando provar?*
6. Estou evitando novos desafios e oportunidades porque estou projetando dificuldades (ou distorções) passadas em possibilidades futuras? Se é isso, quais distorções cognitivas vêm à mente? Exemplos: catastrofização ("Sou imprestável

nisso"); pensamentos tudo ou nada ("É tarde demais"); comparações injustas ("Eles são muito melhores do que eu"). (Dica: tente aplicar o ABCDE, descrito nos Capítulos 4 e 5.)
7. Como posso ressignificar isso — a situação ou a maneira como estou percebendo a situação — para ajudar a diminuir as associações mentais negativas? (Dica: tente os Cinco Rs da regulação emocional e da resolução de problemas do mundo real.) Posso ver esse desafio como uma oportunidade? Posso falar comigo e me tratar de forma mais gentil à medida que abordo isso?
8. Se não posso mudar a situação, minha relação com a situação (minha participação) ou o resultado da situação, o que isso pode me ensinar de importante, mesmo que as coisas não tenham acontecido como eu esperava?

Traduzindo pensamentos e emoções em comportamento:

Pôr um plano em ação envolve vários componentes (em nenhuma ordem específica), todos os quais com imensos benefícios para a construção de proficiência.

9. *Construir confiança:* Quais qualidades eu já tenho que são transferíveis?
10. *Construir recursos:* O que eu preciso de forma tangível? Há necessidades tangíveis que eu poderia expressar a outros (por exemplo, tempo livre) ou dar a mim mesmo (por exemplo, descanso)?
11. *Construir conhecimento e habilidades:* O que preciso saber ou aprender — em termos de informação, habilidades ou mentalidade — e com quem ou em que fonte? Quais são os cursos, vídeos ou palestras que podem ajudar? Posso requisitar uma breve entrevista informativa a alguém? Quais são as habilidades que me serviram bem em outras situações?
12. *Construir apoio e responsabilidade:* Que tipo de feedback seria útil — em conhecimento, habilidade, mentalidade — e de quem? Quem poderia se dispor a compartilhar suas experiências comigo e me permitir consultá-lo periodicamente à medida que eu prosseguir (talvez alguém que já tenha alcançado o que estou começando a fazer)?
13. *Construir visão*: Posso dedicar três minutos do dia a me visualizar envolvido em ações que levam ao melhor cenário? Em meu diário ou com um amigo confiável, posso interpretar papéis para algumas dessas opções?
14. *Construir compromisso e alternativas*: Como posso dar a partida para poder aprender com minha própria experiência? Posso dividir isso em pequenos passos, dando um de cada vez regularmente? Qual é o meu plano B se o plano A não funcionar?

> 15. *Construir proficiência e valor retribuindo*: O que posso oferecer como resultado do que aprendi? Como posso retribuir àqueles que me ajudaram ao longo do caminho? [*Nota pessoal*: construir proficiência é construir confiança, habilidades e conhecimento para você poder, com o tempo, pô-los em prática. Para mim, procurar maneiras de oferecer valor aos outros em minha vida diária é o modo como retribuo os benefícios que recebi da minha proficiência. No começo, você pode sentir que não tem muito a oferecer, e tudo bem também. Expressar gratidão àqueles que ofereceram tempo, habilidades, incentivo e feedback é um bom começo e é sempre valorizado.]

FORÇA E CURA POR MEIO DO AMOR

Trabalhar com Shelly foi uma de minhas mais poderosas lições profissionais de autoeficácia. Eu não podia devolver a Shelly a vida que ela tivera. Não podia refazer o tecido de sua vida ou da vida de ninguém — incluindo a minha. Não podemos mudar o passado. Mas com autoeficácia podemos aproveitar ao máximo nosso presente e procurar forjar nosso futuro. Pensando no belo vaso *kintsugi* do escritório da dra. L — a arte de tornar uma coisa mais bonita e valiosa por ter sido quebrada e consertada —, eu percebi que podia ajudar meus pacientes a aplicar a cola dourada do amor e da compaixão em suas partes quebradas, e não escondê-las, mas aceitá-las, criando um eu mais forte e um amanhã melhor, mais saudável e mais feliz.

Essa é a própria essência do que faço. É a própria essência do trabalho de nossa vida. O Otimismo Prático nos empodera a assumir a responsabilidade por nossa própria cura. É a cola dourada que todos nós precisamos de vez em quando para restaurar a beleza de nossas vidas. Que ele possa fazer a você o grande bem que tem feito a mim.

Para conferir as referências científicas deste capítulo,
por favor, visite doctorsuevarma.com/book.

CAPÍTULO 7

PRESENTE

Estar aqui agora

A atenção é a mais rara e pura forma de generosidade.

— Simone Weil

"Uma mesa para dois, por favor", disse para o senhor idoso atrás do balcão do que talvez fosse o único café ali. Durante uma viagem repentina a Portugal, eu e meu marido havíamos entrado em um caminho errado e fomos parar nesse pequeno café em uma vila de pescadores no Sul de Portugal.

Quando nos sentamos e pegamos o cardápio oferecido, pedi: *"E por favor a senha do Wi-Fi, senhor?"* Eu sabia um pouco de português, mas precisava do Google para traduzir o cardápio. As baterias de nossos telefones estavam acabando; o sinal de celular era instável. O Wi-Fi tornaria as coisas muito mais fáceis.

Ele sorriu, apontando para uma placa atrás dele. Em inglês, lia-se:

"ONDE O SINAL DE WI-FI É BAIXO A CONEXÃO É ALTA."

Eu estava faminta, cansada e desesperada pelo Oráculo do Google. Ele nos diria como chegar aonde precisávamos ir, quanto deveríamos dar de gorjeta e como estaria o clima.

Quando é que me tornara tão dependente do Google, e nervosa quando não conseguia acessá-lo? Sim, tínhamos adorado as conversas de improviso e as aventuras em Portugal — onde, ironicamente, usáramos as ferramentas da internet para ficarmos "fora da rede". Então talvez aquela placa fosse um lembrete oportuno para pararmos de planejar nosso rumo e simplesmente nos sentarmos e aproveitarmos um café.

João — que, conforme eu soube, era o dono do café — tinha 85 anos. Quando meu marido explicou que planejávamos chegar a Lagos para o jantar, a risada de João disse muito. "Em nossos restaurantes, você é nosso convidado. Queremos que você coma e beba", disse ele. "Você não vai sair daqui antes de ficar umas duas horas e meia ou três horas, no mínimo — é por isso que nossos restaurantes têm apenas um ou dois lugares para sentar. Não, você não vai comer hoje à noite em Lagos se não tiver uma reserva, sinto muito." Ele acenou com a mão, murmurou algo em português e se afastou.

Era muito para um expresso rápido com direito a Wi-Fi!

Pedimos os pratos tradicionais que João recomendou. Ele e sua esposa prepararam. O filho e a nora administravam a parte da frente. Todos eles falaram conosco. João se juntou a nós para o Porto e os pastéis de nata — iguarias portuguesas com creme. Duas horas e meia depois, partimos, abastecidos de boa comida e histórias melhores ainda.

Eu me perguntei como nosso jantar poderia ter sido uma experiência diferente se houvesse Wi-Fi. Será que teríamos falado menos, interrompido a refeição para rolar a tela do telefone, checado mapas, e-mails de trabalho e redes sociais? Teríamos conversado com João e sua família?

Esses hábitos viraram rotina. Eu entendia a atração do mundo on-line paralelo — a tecnologia me trouxe muitas oportunidades, em termos profissionais e sociais. Eu entendia sua conveniência para manter contato com pessoas queridas. E quanto aquilo podia cooptar a atenção de maneira insidiosa — como quando me vi checando o e-mail do trabalho poucas horas depois de dar à luz um bebê... o meu.

Eu queria que o mundo virtual ocupasse um lugar de tamanho adequado em minha vida. Desejava estar ciente e presente o bastante para apreciar plenamente toda a beleza que se revelava à minha volta, no mundo real.

E sabia que encontrar esse equilíbrio dependia — depende — de mim.

De acordo com o aplicativo MobileDNA, que mostra o uso de smartphones, desbloqueamos nossos celulares, em média, oitenta vezes por dia, e enviamos ou recebemos 94 mensagens de texto diariamente. A bbc relata que, de acordo com a empresa data.ai (antes App Annie), que monitora aplicativos, passamos mais ou menos cinco horas por dia (um terço do tempo em que estamos acordados!) em nossos telefones. Um estudo da Common Sense Media mostra que adolescentes passam, em média, nove horas por dia em seus telefones. Um estudo da Pew Research, de 2018, mostra que cerca de metade dos adolescentes estão on-line "quase constantemente".

Esses números podem chocar você. Mas o que é ainda mais preocupante é que estudos estão ligando o uso de tecnologia a uma empatia reduzida. Uma pesquisa de 2011 que analisou 72 estudos feitos ao longo de trinta anos constatou um declínio de 40% na empatia autorrelatada por estudantes universitários — sendo a queda mais significativa após 2000 —, o que em parte foi atribuído à tecnologia. O que mais diminuiu? Nossa atenção moral/ética e o comportamento de bom samaritano; o desempenho cognitivo (é como se o QI tivesse diminuído); a leitura, a escrita e as habilidades sociais/emocionais em crianças. Como isso impacta a profundidade de nossas trocas interpessoais? Estudos revelam que a mera visão de um celular que pode nos interromper altera as conversas: a qualidade e a profundidade das conversas sofrem e as duas partes se sentem menos envolvidas, o que potencialmente reduz a conectividade delas e até a conexão empática que sentem uma pela outra. A ultradisponibilidade de tecnologia importa. Em um estudo realizado em um acampamento para crianças sem aparelhos, constatou-se que, depois de apenas cinco dias sem telefone, as crianças mostraram melhor reconhecimento e interpretação de expressões faciais e maior capacidade de prestar atenção em pistas sociais e interpretá-las, em comparação a um grupo de controle cujo tempo na tela não havia mudado.

A crescente falta de profundidade em nossos encontros é conhecida como hipótese rasante. Especialistas teorizam que estamos começando a esperar de nossas relações e do mundo as mesmas conveniências que obtemos da tecnologia, o que nos leva a ficar impacientes ou insatisfeitos com as pessoas e o mundo (nossa tolerância à frustração diminuiu) e, em casos extremos, a perder a empatia pelos outros. Inevitavelmente, o mundo e as pessoas nunca serão nem de perto tão previsíveis ou capazes de proporcionar gratificação instantânea quanto a nossa tecnologia (e, pense bem, mesmo nossos aparelhos são imperfeitos!), o que nos deixa decepcionados com o mundo real e as relações.

A hipótese rasante também se estende ao modo como consumimos informação. Nossa compreensão de leitura está decaindo, mas temos demasiada confiança de que entendemos o que lemos. A leitura on-line nos leva ao hábito de passar os olhos rapidamente e rolar a tela, o que pode estar em contradição com a consideração cuidadosa e a releitura necessária para uma compreensão profunda.

Mas...

Passei a perceber que não é só o mundo digital que está levando a essas e outras mudanças. A sociedade mudou bastante nos últimos trinta anos. Embora a prevalência e o uso de tecnologia estejam associados a um declínio da empatia, uma pesquisa liderada por Sara H. Konrath, da Universidade de Michigan, em Ann Arbor, e publicada na *Personality and Social Psychology Review*, considerou possíveis fatores para mudanças na empatia autorrelatada (cujo impacto pode ser influenciado pela tecnologia):

- Mudanças em quem são nossas referências e no que elas valorizam terão um impacto sobre nós. Houve um imenso crescimento dos reality shows, que exaltam um comportamento autocentrado e o narcisismo, além de recompensar a agressão.
- Cada vez mais, valorizamos conquistas externas à custa de amizades, investindo de forma menos emocional em amigos e mais em medidas de sucesso externas. Como resultado, podemos estar começando a ver amigos como concorrentes e potenciais ameaças. Além disso, quase quatro em cada dez adolescentes citam "obrigações demais" como motivo para não conviverem pessoalmente com amigos fora da escola, de acordo a pesquisa Teens, Social Media, and Technology, de 2018, conduzida pelo Pew Research Center. Poderia o tempo de lazer que passamos sozinhos com a tecnologia ser mais bem aproveitado pessoalmente? A mesma pesquisa mostra que os adolescentes estão se debatendo com os efeitos negativos do uso das redes sociais — pressão para se apresentarem sob uma luz positiva, *bullying* e dramas desnecessários em suas amizades. E outro estudo constatou que, para pessoas com idade entre 15 e 24 anos, o tempo passado pessoalmente diminuiu bastante — de mais ou menos 150 minutos por dia, em 2003, para apenas 40 minutos por dia, em 2020, uma queda de cerca de 70%.
- Noticiários e fontes de mídia nos bombardeiam com violência, guerras, terrorismo e outros desastres, e corremos o risco de ficarmos dessensibilizados, com menos amplitude emocional disponível para experimentar e expressar empatia.
- Estamos lendo menos — e a leitura (em particular de ficção) tem uma correlação com adquirir uma perspectiva melhor ou com perceber uma situação de outro ponto de vista.

- Como pais, nem sempre temos tempo ou paciência para validar as experiências de nossos filhos, dando-lhes espaço para se expressarem emocionalmente e desenvolverem capacidades de adquirir perspectivas.
- Passamos menos tempo procurando entender os pensamentos e sentimentos de pessoas próximas de nós, porque nossa atenção está dividida e porque experimentamos uma saciedade temporária com relações mais superficiais, deixando de desenvolver a sintonia emocional e a sintonia de dar e receber, ambas necessárias para aprofundar relações.

Embora essa lista possa parecer desanimadora, há um lado positivo: ela destaca a ideia de que a empatia não é uma característica fixa, mas sim fluida. Se a empatia pode ser diminuída, pode ser aumentada — mas isso precisa se tornar uma prática. A importância da intencionalidade não pode estar sendo superestimada, porque a empatia não é apenas um componente essencial do êxito interpessoal, mas também um indicador de sociedades humanas.

Isso leva a meu principal argumento. Acredito que a tecnologia ampliou um problema fundamental: quase sempre, nosso tempo e nossa mente não pertencem a nós.

Em pequenas doses *intencionais*, as redes sociais podem dar às pessoas um senso de conexão, significado e propósito — desde que suas necessidades básicas de conexão estejam sendo atendidas no mundo real. De fato, as redes sociais criaram oportunidades de aprendizado e ofereceram uma plataforma para pessoas e comunidades não representadas compartilharem ideias, experiências e causas.

O dano vem de fato quando o mundo virtual:

- Nos afasta da interação face a face — ou, mais comumente, quando continuamos a usar nossos aparelhos na presença um do outro e quando nossas conversas giram em torno do que há neles.
- Nos expõe a conteúdos (comparações com os outros ou com um ideal irrealista) ou experiências (*cyberbullying*) que nos fazem sentir mal com nós mesmos. (Curiosamente, constatou-se que essas comparações diminuem com a idade, o que, de forma não surpreendente, tem uma correlação com o aumento da felicidade à medida que envelhecemos.)
- Nos impede de fazer o que é necessário para cuidar de nós física e emocionalmente (sobretudo, sono e exercícios). De acordo com um estudo de observação de quase 10 mil estudantes, realizado ao longo

de três anos (2013–2015) e relatado em *The Lancet Child & Adolescent Health*, o uso muito frequente de redes sociais (definido como de três a cinco horas diárias) por adolescentes do sexo feminino foi relacionado à depressão, com hábitos de comportamento importantes sendo implicados nessa conexão: sono reduzido, menos exercícios, maior exposição a conteúdos prejudiciais e *cyberbullying*.

Esses não precisam ser os destinos-padrão na supervia de informações. Todos nós podemos fazer a nós mesmos estas perguntas:
Como resultado de meus hábitos digitais, eu:

- Estou dormindo menos ou a qualidade de meu sono diminuiu?
- Já não estou vendo tanto meus amigos pessoalmente?
- Estou vendo conteúdos perturbadores e negativos com frequência ou fazendo interações negativas pessoalmente ou on-line?
- Estou abrindo mão de exercícios físicos ou atividades ou me tornando mais sedentário no geral?
- Estou desperdiçando tempo em redes sociais, no lugar de realizar outras tarefas que pretendo fazer?

Não podemos mudar nossos genes, mas sabemos que mudanças no estilo de vida podem influenciar seus efeitos, às vezes de forma radical. Com a tecnologia não é diferente. Não precisamos nos ressentir dela, mas podemos ser muito intencionais em relação ao seu papel na nossa vida e podemos modificar ou ajustar nosso comportamento de acordo. Lembre-se, você tem controle sobre seu consumo digital.

Os Otimistas Práticos não deixam que eventos (ou maus hábitos) controlem para onde e como direcionam a atenção. Podemos retomar a agência da nossa atenção. Neste capítulo, examinaremos o que divide e limita nossa atenção, e compartilharei estratégias para retomá-la por meio da prática de estar presente.

PÉROLAS DE OP

Nosso tempo e nossa atenção estão entre os nossos recursos mais preciosos. Eles não são ilimitados. Precisam ser protegidos.

NOSSA MENTE DE MACACO

Imagine crianças pequenas em uma loja de brinquedos. Elas apontarão, gritarão empolgadas e apanharão cada brinquedo, insistindo em levá-lo para casa.

É isso que sua mente faz quando você está pensando. Nossa mente de macaco, como dizem os budistas, balança entre os pensamentos, como macacos entre galhos de árvores. Ela agarra noções, gira narrativas, atribui julgamentos: *Uau, legal! Uuh, assustador! Irc, horrível!*

Isso é natural. Podemos agradecer ao nosso córtex pré-frontal por essa inclinação para novidades, que nos incita a prestar atenção a novos estímulos. Permanecer alerta ao repentino farfalhar de folhas manteve nossos ancestrais pré-históricos vivos para relaxar junto ao fogo.

Agora, no mundo digital, onde estamos expostos 24 horas por dia às mentes de macaco de milhões de pessoas, a inclinação para novidades conduz nosso impulso a checar um e-mail quando ele entra, ou a checar as redes sociais em busca de novas postagens. Procuramos fechar a "lacuna de curiosidade" entre o que está acontecendo ali e nosso conhecimento sobre isso.

Estamos também condicionados a buscar prazer na forma de dopamina, uma substância química do cérebro associada a sentimentos de prazer. Falando em termos evolutivos, a dopamina nos incentiva a procurar comportamentos positivos, recompensadores, por meio de uma recompensa química semelhante ao sentimento que algumas pessoas experimentam por meio de drogas.

Ao longo da história, aprendemos a curtir uma onda boa com diversas ajudas razoavelmente inócuas, como músicas e livros que adicionam um bom valor à nossa vida, juntamente a um pouquinho de dopamina. Antes de o telefone celular se tornar o vilão da vez, houve preocupações semelhantes com a destruição da mente humana por rádio, televisão, videogames — e até livros. Mas as altas de dopamina que experimentamos por estarmos o tempo todo conectados tornam nossos telefones mais viciantes. Quanto mais dessas altas nós temos, mais precisamos para entrar naquela onda ou mesmo para retornar ao nosso nível básico de felicidade.

Escolhas e decisões também podem se tornar mais árduas naquilo que chamamos de paradoxo da escolha. Escolhas são ótimas — exceto quando as temos em excesso. Muita gente, ao se ver diante de mais opções, sente-se assoberbada e se afasta. De acordo com um estudo relatado na *Harvard Business Review*, uma barraquinha com muitas opções de geleias em uma feira de agricultores vendeu menos do que outra que oferecia poucas opções (embora a maior seleção de geleias tenha atraído mais passantes). A fadiga e a sobrecarga de escolhas corroem mais nossa capacidade de tomar decisões.* Portanto, embora o mundo moderno ofereça incontáveis alternativas que se encaixam em diversos estilos de vida, isso deixa muitos de nós com fadiga de decisão.

Há também o conflito da distração, que é a dificuldade de estar presente quando duas coisas que você valoriza disputam sua atenção: a pessoa em frente a você *versus* as notificações e chamadas/textos de outras pessoas em seu telefone. Simplesmente não temos amplitude mental para receber informações da internet em grande velocidade e o processamento mais profundo e lento necessário para entrar em conversas íntimas que nos permitem ver realmente um ao outro e forjar conexões emocionais duradouras.

Arrastada por esse tsunâmi de estímulos, nossa mente de macaco fica sobrecarregada para entender tudo. Mas pode diferenciar entre o que exige ação — um problema real a ser resolvido — e coisas para botar na pilha de "nada de mais". O que deveria ser um pensamento ou humor transitório pode arruinar o dia, a semana ou o mês porque nossa mente não separa aquilo que é racional, real e precisa de nossa atenção daquilo que não é e não precisa.

Exaustivo.

Então por que o cérebro faz isso? Bem, conforme dissemos, o trabalho do cérebro é manter-nos vivos, não necessariamente assegurar que sejamos felizes. Ser feliz? Esse trabalho é nosso. E é aí que entra o estar presente.

PÉROLAS DE OP

> Tornar-se presente é tornar-se consciente das tendências naturais da mente e usar a intencionalidade e a consciência para ajudar a direcionar nossa atenção.

---

* Em uma forma de sobrecarga sensorial chamada sobrecarga cibernética, somos inundados de informações e comunicação, o que leva a uma erosão da responsabilidade social, à alienação do nosso ambiente social e físico e a menos empatia pelos outros. A sobrecarga cibernética pode ser considerada um ramo moderno da teoria da sobrecarga urbana, identificada inicialmente pelo psicólogo Stanley Milgram para explicar por que as pessoas nas cidades grandes têm uma probabilidade menor de ajudar um estranho do que aquelas que moram em cidades pequenas. A teoria afirma que os moradores urbanos são expostos diariamente a um número tão grande de estímulos externos, que se adaptam a se desligar do ambiente para poderem atravessar o dia.

RETOMANDO NOSSA ATENÇÃO: AS TRÊS ARMADILHAS COGNITIVAS

Quando nossa mente de macaco prevalece, quase nunca estamos vivendo intencionalmente no presente. Somos apanhados pelas fofocas da vizinhança, pela reunião da semana que vem, pelo erro que cometemos, por aquela coisa que alguém tem ou fez e que queremos ter ou fazer, e por aí em diante. Há três maneiras principais de ficarmos presos na mente de macaco. Eu as chamo de três armadilhas cognitivas:

1. **Preso no passado:** Ruminação e arrependimentos sobre ontem.
2. **Preso no futuro:** Preocupações e "e se?" sobre amanhã.
3. **Preso em comparações:** Julgar nossa vida atual por meio de comparação — seja com pessoas que conhecemos, seja com certo padrão que internalizamos.

Vamos dar uma olha em como essas armadilhas geralmente se manifestam.

Preso no passado

Sintomas

- Focar eventos passados, culpando-se pelo que não funcionou ou desejando que as coisas fossem diferentes do que são agora.
- Guardar rancor ou ter dificuldade de perdoar ou de deixar para lá.
- Lamentar oportunidades perdidas ou ficar obcecado por "aquela pessoa que deixamos escapar", acreditar que houve uma pessoa certa, um trabalho certo ou uma oportunidade certa que escorregou entre seus dedos.
- Evitar experiências atuais e futuras ou relutar em tentar novamente com base em "fracassos" passados: insistir que é tarde demais (apesar do que os outros dizem).
- Acreditar que algo precisa mudar, mas sentir-se empacado e inseguro em relação a como seguir adiante.

Ruminar sobre o passado pode invocar sentimentos de arrependimento, culpa e vergonha que, se não forem controlados, podem levar à depressão. Alguns dizem que o arrependimento fica conosco mais do que o fracasso, e que a inação e a indecisão também têm um custo. Quando cultivamos a capacidade de agir atentamente no presente, considerando os riscos e os benefícios de cada curso de ação com cuidado, estamos em melhor posição para fazer agora as coisas que tirarão esses arrependimentos do nosso caminho.

Preso no futuro

Sintomas

- Pensamentos "e se?" frequentes, catastrofização, conclusões precipitadas. Dificuldade de lidar com a incerteza, quase preferindo um resultado certo, embora negativo. A indecisão é outra forma de armadilha, já que, em essência, é preocupar-se com os "e se?".
- Dificuldade de relaxar, foco constante no que vem em seguida, mesmo após um grande projeto/realização. Dificuldade de comemorar vitórias — sentindo pressão para voltar à ação imediatamente.
- Sintomas físicos, incluindo coração acelerado, mandíbula travada, dor de cabeça frequente, síndrome do intestino irritável, insônia, inquietação, irritabilidade e fadiga.

A obsessão com o futuro mantém seu corpo e sua mente em alerta elevado, incapazes de descansar no presente ou de planejar calmamente o futuro.

Preso em comparações

Sintomas

- Autocomparações frequentes com os outros.
- Sentimentos de não estar à altura do que os outros têm, do que os outros aparentam e/ou do que conquistaram e, como resultado, repreender a si mesmo ou sentir uma pressão extrema para acompanhar.
- Pensar que para os outros parece fácil ter uma vida boa.
- Sentimentos de ser deixado de fora, o que leva à tristeza, à solidão e à sensibilidade elevada para consequências sociais (encaixar-se, ser querido, ser excluído etc.).

Essa é a armadilha à qual eu acho que o mundo digital nos tornou ainda mais vulneráveis. Somos criaturas sociais, portanto nosso interesse pelos outros é normal. Compararmo-nos com os outros também é normal. Como vimos no Capítulo 5, "Orgulho", é uma maneira de nos avaliarmos realisticamente ou de aspirar a melhorar (via pessoas de referência ou mentores). Essas comparações podem às vezes levar a uma busca saudável por excelência, mas, quando os padrões que impomos a nós mesmos se tornam rígidos, arbitrários e implacáveis, podem ser considerados perfeccionismo desadaptativo, o que nos põe sob grande pressão para estarmos à altura e, com frequência, leva a nos sentirmos mal conosco. E, quando nosso humor é baixo, com frequência procuramos coisas que imaginamos que nos farão sentir melhor. Para muitos, isso significa pegar o telefone celular. A maioria das pessoas checa suas redes sociais 15 minutos depois de acordar e de 8 a 12 vezes por hora ao longo do dia.

Mais ou menos como quando assistimos a um filme, rolar a tela nas redes sociais pode oferecer um escape mental temporário. Mas a exposição constante aos feeds escolhidos a dedo das pessoas, incluindo imagens de corpos bonitos, carreiras bem-sucedidas e relacionamentos perfeitos, pode levar a sentimentos de inferioridade e pode se traduzir em expectativas distorcidas para tudo, de realizações a romances: *Estou trabalhando duro. Por que isso não está acontecendo comigo?* Conforme foi dito, podemos nos sentir decepcionados quando as pessoas em nossas vidas não correspondem ao que vemos na internet. Por estarem constantemente mudando on-line, as tendências relacionadas à beleza e ao sucesso podem parecer inalcançáveis — assim como a felicidade à qual estão ligadas.

Comparações podem levar à inveja. A inveja benigna pode ser querer o que alguém tem. A inveja maliciosa vai um passo além: querer que ele não tivesse. Assim, a comparação pode nos roubar a alegria em nossa vida e a capacidade de ficar felizes pela sorte dos outros ou pode gerar empatia com a má sorte deles (isto é, ter satisfação com o sofrimento alheio).

Portanto, embora possa parecer relativamente benigna, a autocomparação pode nos consumir a ponto do nosso eu ficar sob ameaça. Nossa atenção é sequestrada, reduzindo a consideração que podemos dar aos outros. O foco passa a ser como nos vemos e somos vistos pelos outros. Isso pode levar à depressão, à ansiedade e ao uso problemático de tecnologia. Podemos postar para melhorar nosso humor (conscientemente ou não) com o feedback positivo — mas isso agora desencadeia a inveja de alguém, que então posta, e por aí em diante. Assim, o ciclo de inveja continua.

> **Fique sabendo**
>
> **FOMO — Mais do que medo de ficar de fora**
>
> É sexta-feira à noite, e você decidiu ficar em casa depois de uma longa semana de trabalho. Mas, por volta das 21h, você está curioso para saber o que todo mundo vai fazer. Você começa a rolar a tela de alguma rede social. Há um post de uma praia na Grécia. Aventuras de escalada em uma pedra. Um jantar romântico. Amigas em uma balada. O aconchego de um bebê.
>
> *Por que minha vida não é nem de perto tão empolgante?*, você se pergunta.
>
> De acordo com pesquisadores, o FOMO (*fear of missing out*), ou medo de ficar de fora, é "o sentimento incômodo e arrebatador de que você está ficando fora — do que seus iguais estão fazendo, do que eles sabem, ou da posse de algo que eles têm mais ou melhor do que você". É um pensamento que compreende três estados importantes: irritabilidade, ansiedade e sentimento de inadequação. FOMO é mais do que apenas o medo de ficar de fora. É o medo de ser deixado de fora. De não pertencer — o que, somado à competência e à autonomia, é uma das três necessidades inatas, de acordo com a teoria da autodeterminação.
>
> O resultado pode ser um sentimento de inquietação que podemos tentar aliviar checando e rolando a tela constantemente. Apesar de saberem que isso é disruptivo, as pessoas abrem as redes sociais quando acordam no meio da noite ou quando estão dirigindo, comendo, passando um tempo com a família, trabalhando ou estudando. O custo dessa alternância — a perda de foco interferindo no retorno à tarefa — é alto. O FOMO pode ter um impacto negativo sobre o humor, a satisfação na vida, o sono e a atenção, corroendo nosso senso de autovalor.
>
> Alguns dos meus pacientes descreveram dor no estômago, palpitação, tontura, insônia, irritabilidade, dor de cabeça tensional e outros sintomas quando o FOMO se sobrepõe com sentimentos de rejeição e isolamento social.
>
> A autocomparação e o FOMO sempre existiram. Mas este, da forma como o experimentamos por meio das redes sociais, é a autocomparação ao máximo — um nível de comparação que pode ameaçar nosso senso de si.

A maioria de nós fica presa nessas "armadilhas cognitivas" periodicamente. Mas, conforme aprenderemos, essas armadilhas não precisam ser um destino-padrão. O perigo de passar um tempo nelas é que elas levam a uma preocupação excessiva consigo mesmo, o que cientistas atribuem, pelo menos em parte, a uma escalada da crise de saúde mental. Alguns pensamentos autorreferenciais — como relacionamos conosco o que acontece no mundo externo — podem ser úteis quando levam à autorreflexão. Porém, o pensamento referencial em excesso personaliza tudo ao exagero e se manifesta como uma ruminação desadaptativa (*O que há de errado comigo?*), uma característica-chave do pessimismo.* Quando focamos essa lacuna entre quem somos e quem pensamos que deveríamos ser, já não estamos experimentando ou aproveitando o momento presente.

Em exames de imagens cerebrais, o autofoco e a ruminação elevados podem ser vistos como uma maior atividade cerebral em estruturas da linha mediana do córtex pré-frontal. Todas as técnicas que exploraremos neste capítulo aquietam essas regiões hiperativas da mente.

Vamos começar aceitando que somos feitos para ser curiosos e investigar novidades, que somos vulneráveis a sobrecargas de informação e decisão, e que com frequência caímos em buracos de autocomparação. Em vez de demonizar o mundo digital ou nos castigar, vamos usar nossa mente racional para combater a falácia de que podemos acompanhar tudo isso, ou mesmo de que *deveríamos*.

O restante do capítulo oferece um caminho até lá, além das minhas prescrições de presente para trabalhar com sua mente de macaco, de forma a guiar e dirigir sua atenção com gentileza.

CULTIVANDO A CONSCIÊNCIA DO MOMENTO PRESENTE

Consciência do momento presente (CMP) é uma prática que nos permite ver e observar a realidade no aqui e agora. Permite a você fazer uma pausa, criando um espaço entre um estímulo externo e sua resposta. Nessa distância emocional neutra, saudável, estão a liberdade, a escolha, o poder e a atenção.

A CMP pode aumentar a alegria, ajudando você a permanecer no momento para apreciar a beleza diante de si, desde os tons infinitos de um pôr do sol até o abraço de um amigo querido. Mesmo concentrar-se em momentos mais

---

* O pessimismo tem consequências reais para a saúde, e acredita-se que a ruminação está associada à gravidade e à duração de um episódio depressivo, bem como ao risco de reincidência. Se você está enfrentando uma ruminação e quer explorar isso de forma mais profunda, considere falar com um profissional de saúde mental.

mundanos da vida — vestir-se, tomar banho, bebericar um café, preparar um café da manhã — pode mantê-lo ancorado no presente e lúcido. Tenha determinação em seu foco, e prometo que você fará mais, com mais precisão e eficiência.

Parte da CMP é aprender a ser gentil com sua mente de macaco. Sugiro a pacientes observar os pensamentos como se fossem bagagens em uma esteira no aeroporto. Você nota a bagagem alheia, mas não a pega, não a examina, nem a leva para casa. Pode fazer um breve comentário a si mesmo sobre isso, mas não está investido nisso. Você deixa passar.

Muitos dos meus pacientes notam que, depois de praticarem atenção plena, lidam com conflitos de forma diferente, sentindo-se mais pacientes, menos magoados se as coisas não se resolvem. A CMP lhes dá a perspectiva de que outras pessoas podem estar tomadas por seus próprios e distorcidos pensamentos de medo.

Livros e materiais sobre o cultivo de CMP são abundantes. Explore, aproveite! Eu também ofereço algumas dicas de uso nas prescrições a seguir.

Saborear os momentos em que você está presente

Imagine isto: um drinque em um copo alto, cheio de gelo.

Sinta isto: um pelo macio de gato.

Cheire isto: biscoitos com gotas de chocolate fresquinhos.

Somos feitos com a capacidade sensorial para saborear. Podemos saborear só de *pensar* em coisas. Quando as comparações são uma distração constante, podemos nos esquecer de saborear o momento presente que está florescendo diante de nós. Essa é minha prática de alegria.

Você pode injetar a prática de saborear em sua vida diária decidindo vestir-se para um jantar de família no fim de semana ou transferindo seu escritório para a praia — levando o computador, uma mesinha dobrável e uma cadeira (eu fiz isso!). Eu costumava vestir minha roupa favorita para minhas aulas menos empolgantes na faculdade de medicina, e levava gostosuras para os funcionários do hospital quando trabalhava em plantões noturnos durante feriados.

Também podemos melhorar nosso ânimo no aqui e agora saboreando eventos passados e futuros (o que chamamos de saborear relembrando e saborear antecipando, respectivamente).

Também podemos saborear pessoas: relações da vida real com todas as suas vulnerabilidades, sua entrega emocional e seus momentos incomparavelmente bons. Há hora e lugar para enviarmos mensagens de texto a amigos: listas, direções, fotos. Mas você não pode saborear um texto da maneira que saboreia a voz de uma pessoa amada. Isso é como um bálsamo para sua alma, porque essas interações liberam uma resposta hormonal que reduz o estresse e aumenta as respostas emocionais positivas.

Um estudo de 2010 publicado na *Proceedings of the Royal Society B: Biological Sciences*, que acompanhou 61 meninas pré-adolescentes que buscaram contato e conforto em suas mães em um período de aflição, constatou que o contato apenas por voz (via telefone) reduziu os níveis de estresse e facilitou a liberação de hormônios naturais de vínculo e tranquilização de uma maneira que não aconteceu quando elas receberam o mesmo tipo de feedback das mães via mensagem de texto (quando as duas únicas opções oferecidas foram voz e texto). Há mais sobre o cultivo de relações em tempo real no Capítulo 8, "Pessoas".

Prescrições de presente

- Respiração profunda e exercícios de escaneamento corporal são dois processos de CMP que uso em pacientes. E são incrivelmente relaxantes! Tente os exercícios *Ficando amigo da sua respiração* e *Ficando amigo do seu corpo*, no Capítulo 3, ou experimente aplicativos de meditação para encontrar o que funciona para você. Também gosto do relaxamento muscular progressivo — tensionar e relaxar grupos musculares um a um — para aliviar a tensão. Aqui, mais uma vez, os recursos on-line são extensos.
- Saboreie detalhes do seu dia: o aroma de uma brisa... a maciez de sua cama à noite. Ou tente saborear devagar uma refeição. Admire a comida em seu prato. Coma bocados menores e mastigue devagar, absorvendo aromas, texturas, sabores. Como isso muda a experiência?

Você está tendo dificuldade de permanecer presente? Tente uma hora de pura diversão. Dê sua atenção a algo divertido e moderadamente desafiador — um jogo de tabuleiro ou um videogame, divertindo-se com seus filhos. Assista a uma distração benigna (sem sobrecarga sensorial ou sem maratonar) — uma comédia ou um documentário relaxante sobre natureza, talvez. Ou faça algo saudável que não exija nenhuma energia mental — uma caminhada, um banho — e em seguida algo divertido e interessante.

SUPERANDO A FADIGA MENTAL

Você se lembra do exemplo da barraquinha de geleias? Podemos nos fechar diante de um conjunto de escolhas aparentemente simples. Com nossa atenção sempre dividida entre demandas concorrentes, podemos experimentar fadiga mental até mesmo quando nosso corpo não se sente cansado.

Memória, cognição, tempo de atenção, aprendizado, pensamento criativo, tendências altruístas e tomadas de decisão ficam comprometidos quando somos privados de sono. Um estudo mostrou que a privação de sono levou a reduções de empatia, disposição para entender e escutar, generosidade e controle de impulsos. Juízes têm uma probabilidade menor de conceder liberdade condicional no fim do dia; médicos privados de sono têm uma probabilidade menor de receitar analgésicos requisitados por pacientes.

Quando nossa energia cai, tendemos a amplificar nossas perdas e a nos sentirmos vulneráveis à armadilha da autocomparação. Podemos ser apanhados por preocupações com o futuro, sentindo-nos desanimados com "tudo o que precisamos fazer".

São muitos os recursos para uma higiene do sono saudável. Aplicativos com sons calmantes da natureza, meditações guiadas e música podem ajudar. E às vezes *mais* descanso não é o que você precisa, mas sim o tipo certo de descanso. É importante observar que ir dormir uma hora antes e acordar uma hora antes pode reduzir a depressão.

Mas descanso é mais do que dormir. Ele pode ser dividido em três categorias, e o ideal é ter uma dose diária de cada uma delas:

- **Descanso físico:** Existe o *descanso passivo* — dormir e tirar cochilos breves tanto quanto necessário — e o *descanso ativo*, como alongar-se ou receber uma massagem.
- **Descanso mental/sensorial:** Faça uma pausa nos ruídos internos e externos da vida. Tente as prescrições de presente a seguir.
- **Descanso socioemocional:** Encontre o equilíbrio entre estar sozinho e estar acompanhado (mais sobre isso no Capítulo 8, "Pessoas"). Torne-se intencional com amizades: invista naquelas que são energizantes; faça uma poda naquelas que drenam sua energia. Decida quando, por quanto tempo e com que frequência você deveria estar com os outros. Isso pode mudar quando sua vida e suas necessidades diárias precisarem de mudança: "Podemos nos encontrar para caminhar quando eu for levar o

bebê para passear." "Estou com um prazo muito apertado, mas podemos nos falar por telefone?"

Prescrições de presente

- Escolha um espaço em casa onde você pode estar presente para si mesmo. Pode ser uma cadeira confortável para ler, almofadas e uma coberta para bons cochilos, velas, uma revista, plantas, fotos especiais, lembranças ou arte — qualquer coisa que, para você, seja um convite à paz e à calma. Para algumas pessoas, um lugar desocupado ou uma área organizada já parecem terapêuticos, induzindo produtividade, reduzindo o estresse e melhorando o humor.
- Tenha um ritual de relaxamento, um fim definido para seu dia. Feche o computador e deixe de lado o telefone (desligue as notificações!); ponha uma música para tocar ou acenda um incenso.
- Deixe haver paz em suas manhãs. Com frequência, nossos dias começam servindo aos outros ou checando mensagens ou redes sociais. Se possível, reserve um pouco das primeiras horas do dia para uma rotina só sua. Acorde vinte ou trinta minutos antes de todos. Tome seu café junto a uma janela ensolarada ou do lado de fora. A exposição à luz da manhã diz ao cérebro para inibir a melatonina, tornando você mais desperto quando quer estar alerta. Isso permite que a melatonina aumente gradualmente à noite, contribuindo para o sono noturno.
- Medite, leia por prazer, escreva em seu diário, caminhe.
- Estabeleça o que chamo de momentos de oásis — pequenos blocos de tempo, às vezes tão pequenos quanto cinco minutos, para recentralizar-se no agora, em oposição ao que vem em seguida. Feche os olhos. Respire profundamente algumas vezes.
- Conforme foi dito no Capítulo 5, "Orgulho", uma prática de lazer ajuda a assegurar que você recorra a seu cuidador interno não apenas quando pode dispor de tempo, mas como uma atividade que em si vale a pena. Tempo de lazer promove conexões com os outros, bem como uma pressão sanguínea mais baixa, menos depressão e mais relaxamento; contribui para sua felicidade geral. Aprecie uma xícara de chá, tenha um almoço saudável sozinho ou com um amigo, dedique um tempo a se exercitar, reavalie suas metas e sua programação, vá à terapia, tire um cochilo, ligue para um amigo.

Importante: a felicidade associada ao lazer não depende apenas de nos engajarmos nela, mas de encontrarmos valor ali. Pessoas que não a valorizam são mais propensas à depressão, à ansiedade e a níveis de estresse elevados. O tempo não é algo que ganhamos. É um bem precioso que faz parte da vida que recebemos.

Livrando-se de preocupações e ruminação

Conforme discuti anteriormente neste capítulo, pensamentos negativos sobre o passado ou o futuro podem nos impedir de sentir paz e conexão com o momento presente. Aqui estão algumas estratégias para se livrar desse tipo de pensamento perturbador que pode nos consumir:

- Faça um convite deliberado à preocupação nos horários que *você* determinar, usando seu diário de preocupações. Marque um horário: tire suas preocupações da cabeça e bote-as no papel. Agradeça à sua preocupação por compartilhar. Prossiga com seu dia. (Isso pode ajudar você a dormir — muitos de nós estamos tão ocupados, que a preocupação chega quando a cabeça bate no travesseiro.)
- Outro exterminador de preocupações: ponha suas obrigações em uma lista de afazeres, limpando a mente para focar as tarefas atuais.
- Tente escrever sobre como você se sente em relação a coisas do passado que o estão preocupando. O que você faria se pudesse voltar e ajudar a si mesmo? Como teria socorrido e consolado a si mesmo quando era mais jovem? Faça isso com um terapeuta se estiver enfrentando raiva ou um trauma passado. Se está escrevendo sobre seu futuro, o que pode fazer para resolver o problema?
- Se estiver guardando raiva de uma pessoa por alguma circunstância do passado (que não tenha criado trauma), considere escrever uma carta para ela, mesmo que nunca a envie. Vale a pena consertar a relação se a pessoa está viva? Você gostaria de perdoar a si mesmo ou a ela? (Para mais informações sobre perdão, veja *Fique sabendo: sobre perdão*, no Capítulo 8). Ninguém está dizendo que é necessário perdoar, mas experimente ver a situação do ponto de vista da pessoa. Você tornaria essa raiva menos dominante em sua vida?
- Toda vez que pensar ou disser "É tarde demais", anote algo que você poderia fazer agora. (Exemplo: "É tarde demais para eu _____." Substitua por: "Ainda posso _____."

> - Você tem arrependimentos sobre perdas? Experimente registrar no diário: "Isto foi tirado de mim: _____." Então acrescente: "E eis como vou dar isso a mim agora: _____." Muita gente se arrepende de tempo perdido — de não ter passado mais tempo com pessoas amadas, cultivando interesses ou pedindo promoções. Tente dizer: "Isto aconteceu, mas agora o que vou fazer em relação a isso?" Se nada pode ser feito, pergunte: "Qual é a necessidade não atendida subjacente que estou tentando atender?"
>
> Para alguns, sentir-se firme no presente exige aceitar o passado. Nem tudo pode ou deveria ser mudado. Às vezes, aceitar ou apenas honrar o passado — reconhecendo o que aconteceu ou não aconteceu — nos ajuda a nos recompormos, a aplicar um bálsamo nos lugares que doem e a nos sentirmos mais inteiros outra vez.

O EFEITO DE ATERRAMENTO DA GRATIDÃO

Nos capítulos 5 e 6, discutimos como a gratidão, combinada à autocompaixão, pode estimular profundamente nosso senso de autovalor e nossa confiança. A gratidão também nos ajuda a aproveitar a vida e as nossas relações no presente — evitamos as "armadilhas cognitivas" do passado e do futuro nos desapegando de decepções, arrependimentos, vergonhas e fracassos passados. Ela nos ajuda a nos abrirmos para pensamentos e possibilidades futuros.

A gratidão exige apenas alguns segundos. Faça uma pausa. Faça uma anotação mental de várias coisas pelas quais você é grato neste momento. Talvez pelos minutos que enfim está tendo para terminar o livro que está na sua mesa de cabeceira, pelas muitas mãos invisíveis que colocam comida no seu prato ou pela vida em si.

A gratidão também oferece um antídoto para o FOMO: JOMO (*the joy of missing out*) — a alegria de ficar de fora. JOMO é viver a vida em seus termos, com base em escolhas intencionais e apreciativas. É optar por não ir à festa, porque decidiu que o melhor para você é uma noite para recarregar as energias em casa, ou investir na relação com seu parceiro ou com um amigo, ou só não fazer nada. JOMO e gratidão nos permitem retomar nossa atenção e honrar nossas escolhas na vida. Quando estamos ocupados aproveitando o presente, não temos tempo para compará-lo ao de outras pessoas.

Em vez de se afundar em tristeza porque um amigo está tendo a diversão que você deixou de ter porque começou um emprego novo (*Eu era mais livre. Agora sou um escravo do trabalho*), deixe a gratidão moderar seu pensamento em preto e branco: *Estou em uma fase da vida diferente agora. Aceitar esse emprego foi uma escolha minha. Sou grato por essa oportunidade incrível, pela qual me esforcei muito.* Você pode até se sentir grato pelo exemplo de seu amigo: *Ninguém está me impedindo de fazer algumas mudanças. Posso começar encontrando uma hora da semana para me divertir.*

Lembre-se, também, de que você pode estar recebendo apenas uma parte boa da história da pessoa. É bem provável que ela já tenha enfrentado algum desafio ou mesmo uma mágoa. A graça lhe permite ficar feliz pelo bom dia dessa pessoa.

Nas relações, dizer "Sou grato a você" concede graça. Ou, em vez de cair na armadilha de se autocomparar com o outro que tirou umas férias incríveis, casou-se em um lugar bonito, venceu no trabalho ou cujo filho teve uma grande conquista, festeje isso enviando um comentário, um texto, um e-mail ou um bilhete (escrito à mão!). Expressar gratidão a um conhecido aumenta a probabilidade de ele se tornar um amigo.

Na comunicação, você pode conceder graça por meio de revelações mútuas e escuta atenta, oferecendo a dádiva da sua completa presença. Na escuta compassiva, conforme Thích Nhất Hạnh explica, "você escuta com apenas um propósito: ajudar [uma pessoa] a esvaziar [seu] coração".

Prescrições de presente

- Crie um mantra de gratidão: "Sou grato pelo que fui capaz de realizar. Sou grato pelas oportunidades e pelo apoio que me foram dados. Sou grato pela saúde que tenho."
- Expresse sua gratidão aos outros por escrito ou verbalmente.
- Alguém ajudou você hoje? Confortou você? Lembre-se de gentilezas.
- Está lidando com um desafio? Escreva uma nota de apoio a si mesmo. Um estudo mostrou que pais que fizeram um exercício de escrita de autocompaixão de 15 minutos sentiram menos culpa como pais e lidaram melhor com os desafios na criação dos filhos. Permita-se ter a mesma compaixão pela sua jornada, pelos obstáculos, pelas limitações e comemorações de vitórias e realizações que você teria por um amigo.

ENCONTRANDO SEU FLUXO

No Capítulo 2, discutimos o fluxo — ou o que muitos de nós pensamos como sendo foco total —, uma mistura totalmente imersiva de desafio, diversão, interesse e significado. Experiências de fluxo nos mergulham de forma tão profunda no momento presente, que perdemos a noção do tempo — um senso de si mesmo reduzido que pode advir de mudanças cerebrais talvez induzidas pela norepinefrina, enquanto a dopamina e a serotonina estimulam o prazer e impedem a fadiga. (Entrar em fluxo só é um problema se você está fazendo isso para evitar outras obrigações importantes do momento presente, mas na maioria das vezes o fluxo é um antídoto para muitos sequestradores de atenção.)

Associado a menos autofoco e menos preocupações, o fluxo pode ajudar a silenciar emoções turbulentas relacionadas ao passado, ao presente e ao futuro (como confirmam exames de imagem cerebrais). É um mecanismo de enfrentamento muito mais produtivo e saudável do que rolar a tela de celular sem parar.

O pico do fluxo geralmente acontece em atividades de grande interesse para você, nas quais você experimenta algum grau de competência e algum grau de desafio, mas não o suficiente para produzir estresse. Essas atividades unem propósito, brincadeira e momento presente em uma mistura potente. Resultado: alegria.

Se você estiver com dificuldade de encontrar as atividades que o movem para um estado de fluxo, considere maneiras de passar o tempo das quais você já gostou e que possam ter sido deixadas de lado quando enfrentou outras demandas da vida. Quase todo mundo pode encontrar pelo menos uma atividade em que parece esquecer-se do tempo, por ficar muito envolvido. Para mim, foi fazer a pesquisa para este livro e escrevê-lo, ou quando me envolvi profundamente em lecionar para estudantes de medicina ou dar palestras sobre coisas pelas quais sou apaixonada. Para meu marido, é quando ele está esquiando com nossos filhos. Eles incentivam uns aos outros a desenvolver suas habilidades para poderem encarar pistas mais desafiadoras — os diamantes negros e os *moguls*, que exigem uma combinação singular de foco, relaxamento e maestria. Para um dos meus pacientes, é dançar salsa ao som de Marc Anthony; para outro, é preparar o jantar de domingo. O consultório do cirurgião da minha mãe era repleto de esculturas e pinturas; era assim que ele experimentava o fluxo quando não estava na sala de operação. A um paciente meu de 55 anos que trabalhava muitas horas em uma função estressante em um banco de investimentos, sugeri que se conectasse com algo que lhe trouxesse grande alegria. Ele decidiu tirar a poeira de sua guitarra — remanescente de seus tempos de banda de *rock and roll* na faculdade. O bônus: ele acabou se apresentando no palco com a banda do filho de 16 anos, fera na bateria. Outro paciente, quando decidiu que não queria ser consumido ou limitado por sintomas de ansiedade social, agorafobia, depressão e TOC, voltou a praticar ciclismo *cross-country* em grupo e durante passeios, e com o tempo venceu corridas e triatlos.

Todos nós temos um lugar onde nos sentimos em estado de fluxo. A reconexão com essas atividades nos ajuda com a sensação de estarmos totalmente conectados com o presente outra vez e pode abafar o ruído — o que quer que isso signifique para você.

Esse pode ser também o momento de encontrar um novo hobby ou desafio. Se está curioso para descobrir os hobbies ou esportes praticados por seus amigos, as aulas que eles estão fazendo ou as realizações deles, isso pode ser um sinal de que está deixando de fazer algo há muito tempo. Abrace essas curiosidades — você pode encontrar uma nova fonte de realização e tempo de fluxo.

Prescrições de presente

- Tente praticar hobbies ou ter experiências que despertam sua curiosidade, ou volte a buscar ocupações que antes satisfaziam você de dentro para fora.
- Programe seu tempo de fluxo. Tente, no mínimo, por 15 minutos. Diga à sua família que você estará ausente. Telefones e computadores: fora do alcance da visão/do ouvido. Use esse tempo para entrar em possíveis atividades de fluxo ou para explorá-las.

CONECTANDO-SE COM A NATUREZA E O MARAVILHAMENTO

Cientistas estão estudando nossa relação com a natureza — o quanto nos sentimos conectados a ela — em três níveis: de forma cognitiva (se vemos a natureza como parte de nossa identidade e saúde, e se vemos valor em cuidar dela), emocional (se ela nos traz emoções positivas) e experimental (se a buscamos ou temos conforto e familiaridade com ela). Mas uma coisa é certa: quanto mais nos sentimos conectados à natureza, maiores são nossas emoções positivas, nossa satisfação com a vida e nossa vitalidade, bem como nossa autonomia, nosso crescimento pessoal e nosso senso de propósito na vida. Para mim, isso torna a convivência com a natureza uma proposição de "lugar onde tem tudo". Tendo em vista que as Nações Unidas preveem 68% da população mundial vivendo nos ambientes urbanos em 2050, precisamos ser intencionais em nossa busca pela natureza (e nos cuidados com ela).

Mas a palavra *natureza* aqui é um termo genérico para qualquer coisa que nos induza ao maravilhamento. O maravilhamento nos permite transcender o mundano, tolerar o insuportável e, às vezes, até confrontar verdades difíceis quando estamos dispostos. Experiências de maravilhamento nos permitem transcender os limites impostos por nosso diálogo interno negativo, por noções preconcebidas e por julgamentos moldados por experiências passadas. É quase como se houvesse uma suspensão momentânea do pensamento, quando apenas o presente está acontecendo. Nesse momento precioso, não há mente de macaco — estancam-se os julgamentos, as comparações, os arrependimentos, os pensamentos sobre o futuro e às vezes até as palavras — porque não há outras experiências que nossa mente possa comparar a isso.

Qualquer coisa que nos tire da ruminação em nossa cabeça é uma oportunidade de nos maravilharmos com o momento presente. Talvez você precise se levantar antes do amanhecer para pegar seu transporte matinal — mas que incrível é o nascer do sol que você vê; que façanha genial é a ponte que você atravessa!

Prescrições de presente

- Sente-se ao ar livre por 15 minutos. Feche os olhos. Sintonize-se com os sons à sua volta.
- Tente atividades como fazer excursões a pé, jardinagem, *mountain biking*, caminhar, nadar, observar estrelas ou acampar.
- Busque novos ambientes ou experiências para se maravilhar. Pode ser um breve passeio de carro, um deslocamento em transporte público ou uma caminhada mais distante. Observe uma arquitetura, um parque, uma galeria de arte, uma floresta, um sítio histórico, um museu. Ouça uma música ou dance.

RETOMANDO SEU TEMPO

Só você pode mudar o modo como seu tempo na Terra transcorre.

Isso pode começar quando deixamos para lá algumas coisas. Nunca quero abrir mão de nada que seja importante para mim. Mas, quando estava escrevendo este livro, muitos eventos sociais ficaram de lado. Precisei me dar permissão para que o equilíbrio de minhas atividades fosse flexível, de modo que eu pudesse ser mais eficaz. É importante manter uma mentalidade de "por enquanto" quando você não pode cumprir as obrigações como gostaria — por exemplo: *Não tenho tempo para estar com os amigos como gostaria neste momento.* Isso remove a suposição pessimista de que o que está acontecendo é permanente e continuará durante um futuro previsível.

Se você está se sentindo assoberbado, considere as três coisas principais que precisa priorizar e dedique seu tempo a essas tarefas. Se puder, descarte aquelas que o puxam para baixo; foque as que o puxam para cima, acrescentando significado e propósito. Isso pode exigir pedir ajuda ou apoio, talvez de seu parceiro, seu chefe ou colegas de trabalho; envolver ajudantes ou dividir tarefas com um amigo; ou dizer: "Vou deixar essa tarefa para lá, por enquanto." Se essas pessoas apoiam você de alguma maneira — ajudando você a cumprir tarefas importantes relacionadas ao seu significado e ao seu propósito, ou estando presentes para dar um incentivo —, vamos chamá-las de "parceiros de propósito" (veja o Capítulo 2, "Propósito").

Prescrição de presente

- Você está correndo de uma tarefa para outra? Aprecie os efeitos positivos de todas: *A louça está lavada. Agora poderei ver uma pia limpa amanhã de manhã. Enviei aquele e-mail difícil. Que bom. Foi ótimo sair hoje com minha filha. Pudemos conversar e resolver coisas.* Isso eleva seu senso de propósito e sua consciência atenta ao presente.

Eu adoraria lhe contar que, depois de meu jantar no café do João, nunca mais senti uma disputa interna entre estar totalmente presente para o mundo diante de mim e as breves altas de dopamina na rede social. Mas isso não é verdade. A tecnologia permite conectar-me com os outros de uma forma que não era possível nas gerações anteriores. Não estou isenta de, vez ou outra, me chamarem a atenção — "Mãe, você está no telefone *de novo*? — enquanto respondo a mensagens de pacientes, amigos, seguidores e imprensa.

Pelo menos no momento (e com certeza para mim), as redes sociais e um equilíbrio não muito claro entre trabalho e vida estão aqui para ficar; o mesmo provavelmente é verdade para muitos de nós. É assim que recebemos notícias, informações, mantemos contato com pessoas amadas, trabalhamos e às vezes nos divertimos. Portanto, vamos lidar com isso da maneira mais saudável possível. Para mim, isso significa ser intencional em relação ao meu tempo usando aparelhos eletrônicos. Também estou atenta ao conteúdo que chama minha atenção on-line, e acho que mantenho o FOMO afastado quando encontro tempo para manter minha vida, minha mente, meu corpo e minhas conexões enriquecidos, nutridos e ativos.

Nem todo uso de redes sociais leva a um bem-estar menor. Há menos impacto negativo sobre o bem-estar social quando estamos ativamente engajados do que quando estamos rolando a tela passivamente. Por exemplo, use as redes sociais para enviar mensagens às pessoas e manter contato, escrevendo e respondendo diretamente a elas.

Quanto a postar informações sensíveis sobre si mesmo, tenha consciência de que você está deixando um rastro digital; então seja intencional em relação ao que decide compartilhar. A um paciente que tem dificuldade com isso, eu sugeriria considerar: *Qual é o meu objetivo ou meta? Qual é o lado positivo e o negativo? Posso viver com o lado negativo?* Suponha que a meta seja: "Quero estar aberto para poder obter apoio." Se é esse o caso, será que você está realmente conseguindo esse resultado? Haveria outras maneiras de alcançá-lo, em vez de compartilhar isso nas redes sociais?

Prescrições de presente

- *Retome seus aparelhos: Nível 1*
    - Acompanhe seu tempo de tela. Muitos aparelhos têm limites de tempo pré-programados. Aplicativos podem bloquear o uso de sites e aplicativos ou permitir que um alarme soe quando você estiver usando o celular.
    - Tenha uma atenção no presente, ao rolar a tela. Note com que intenção você usa redes sociais (informações/interesses? Seguir amigos? Notícias? Inspiração?) e suplemente essas áreas com atividades off-line.

- Estabeleça momentos e espaços sagrados: períodos e zonas sem tecnologia durante as refeições e antes de dormir.
- Comece e termine seu dia com meditação, e não usando o telefone.

• *Retome sua tecnologia: Nível 2*
- Faça um intervalo programado das redes sociais uma ou duas vezes por dia. Eu às vezes não posto nos fins de semana. Isso remove a ânsia de checar: *Quem curtiu/comentou?* E: [silêncio] *Ninguém gosta de mim.*
- Delete aplicativos que você não usa regularmente.
- Aquelas newsletters e solicitações que você deleta todos os dias? Cancele a assinatura.

• *Retome sua tecnologia: Nível 3*
- Perceba como você se sente depois de usar as redes sociais. Inspirado? Mais ansioso? A esmo? Com inveja? Isso pode ser um catalisador para mudar comportamentos não saudáveis.
- Veja com os olhos, não com o telefone: resista a tirar fotos. Note as pessoas, a paisagem, os cheiros e as sensações táteis à sua volta. Faça um álbum mental reunindo as vívidas experiências do presente/momento.

• *Retome sua tecnologia: Nível 4*
- Quando estiver com amigos, deixe o telefone de lado. (Se achar que deve checá-lo caso alguém realmente precise falar com você, informe aos amigos que precisa fazer isso em alguns momentos, mas tente fazê-lo em intervalos breves.)
- Leia com intenção e atenção, acrescentando material impresso e livros ao conjunto. Com frequência, nosso cérebro supõe que podemos passar os olhos rapidamente sobre um recurso on-line e superestima sua compreensão do que acabou de ser lido. Assim, nosso entendimento quase sempre fica comprometido. Incentive seu cérebro a focar e alocar mais recursos mentais indo mais devagar de forma deliberada, reconhecendo uma determinada tarefa como importante. Feche notificações (mensagens, atualizações, alertas). Reduza outras distrações, escolha um lugar tranquilo e faça anotações — na tela ou em papel — usando palavras-chave e resumos, como se estivesse tentando explicar a alguém em uma linguagem simples.

- Já que nosso cérebro associa materiais on-line com a rolagem da tela, a leitura de um livro sugere ao cérebro ir mais devagar, absorver e reler. Pistas visuais de onde pontos importantes apareceram na página ajudam a ancorá-los e reforçá-los. Uma meta-análise de estudos envolvendo mais de 170 mil participantes e intitulada "Don't Throw Away Your Printed Books"* mostra que o material impresso tem vantagens sobre textos digitais em termos de compreensão de leitura. Folhear e correr os olhos acontece porque estamos acostumados a recompensas rápidas — como as altas de dopamina das curtidas on-line. Equilibre isso aproveitando o lento processo da leitura de um material impresso.
- Em férias ou feriados, dê um tempo das redes sociais. Poste depois, se quiser.
- Pergunte a si mesmo: *Meu uso de tecnologia está alinhado ao meu propósito de vida (por exemplo, construir uma carreira, ajudar os outros, educar-me, fortalecer ativamente minhas amizades)? Com que frequência estou usando a tecnologia somente para distração? Isso está me levando ao* FOMO *ou a comparações injustas?*

PÉROLAS DE OP

Que o seu passado esteja em paz, que seu presente seja produtivo e alegre e que seu futuro seja livre de preocupações.

LUZ DA ESTRELA, BRILHO DA ESTRELA

Quando vemos as estrelas à noite, sua luz parece imediata. Mas sabemos que há um intervalo entre o momento em que aqueles comprimentos de onda começam e o momento em que eles atingem nossa retina. De acordo com a NASA, a luz do Sol — a estrela mais próxima de nós, a cerca de 150 milhões de quilômetros de distância — demora 8,3 minutos para chegar até nós. Sempre vemos o Sol como ele era 8,3 minutos antes. A segunda estrela mais próxima

---

* "Não jogue fora seus livros impressos". (N. do T.)

da Terra está a mais de quatro anos-luz de distância. A luz dessa estrela que vemos é a que foi emitida anos atrás.

Portanto, talvez seja impossível viver literalmente o agora. Mas essa é uma daquelas coisas em que a recompensa está no esforço, conforme o entendimento de muitas tradições espirituais. Na Grécia antiga, os estoicos escreveram sobre a prática da atenção (*prosochê*) como a pedra angular da boa vida espiritual. No início deste capítulo, há uma citação da filósofa, mística e ativista política francesa Simone Weil postulando o presente puro que oferecemos quando concedemos nossa atenção. A prática de estar presente é precisamente isso: uma prática. A forma como você faz isso varia dia a dia, porque a corrente do tempo e da vida está sempre mudando. Essa é a bonita possibilidade do presente. Assim como a luz da estrela, ele corre para nós. Nós o encontramos em algum lugar no caminho. O que acontece no momento do contato... depende de nós.

Para conferir as referências científicas citadas neste capítulo, por favor, visite doctorsuevarma.com/book (em inglês).

CAPÍTULO 8

PESSOAS

Criando relações enriquecedoras

Se você quer ir rápido, vá sozinho. Se quer ir longe, vá acompanhado.

— Provérbio africano

Há uma breve discussão sobre suicídio nesta seção; porém, os temas maiores focam o desenvolvimento e a manutenção de relações saudáveis. Você pode pular esta parte, se o tópico lhe parecer provocador demais, ou pode permanecer por mais tempo, se ficar à vontade. E, por favor, discuta com um terapeuta treinado em saúde mental, caso perceba qualquer sinal e sintoma de depressão ou ideação suicida.

COM POUCO MAIS DE 60 ANOS, EXECUTIVA DE PUBLICIDADE EM Nova York bem-sucedida e recém-aposentada, maratonista, mãe e avó, Liz* era o tipo de pessoa que você olha e pensa que tem tudo. E ela havia saltado de uma ponte.

Ela sobreviveu, mas tinha sérios danos físicos e um longo caminho à frente para se recuperar. Fora transferida para uma ala psiquiátrica depois de várias cirurgias e noites na UTI.

---

* O que você está aprendendo sobre Liz é uma versão condensada de sua história. Tive de selecionar aspectos relevantes do caso e do tratamento para os objetivos deste capítulo, que foca a importância das relações e como elas são embasadas pela solidão e pelas nossas experiências iniciais na infância. A jornada de cada indivíduo é única. Não é minha intenção sugerir ou tentar apresentar uma discussão abrangente sobre suicídio, seus fatores de risco ou tratamentos de saúde mental disponíveis (nem sugerir que são amplamente disponíveis a todos os indivíduos, considerando as disparidades em assistência médica).

"Estão tentando me montar de novo", brincou ela em sua cadeira de rodas. Foi a primeira vez que vislumbrei o senso de humor nova-iorquino de Liz — e fiquei feliz por ver que ela ainda o tinha.

Embora Liz tivesse sofrido vários episódios de depressão durante mais de trinta anos, aquela tinha sido a primeira vez que tentara pôr fim à vida. "Eu não queria mais ser um fardo para ninguém", disse ela.

Eu podia ver muitas das feridas físicas de Liz. E, pelo seu prontuário, tomei conhecimento de sua história de depressão crônica e cirurgias recentes. Mas estava mais atenta a algo que nenhum gesso, atadura, cicatriz visível ou prontuário médico revelaria: as feridas da solidão. Lembrei-me do tempo que passara trabalhando em um hospital na Índia, onde membros da família estavam sempre à cabeceira de pacientes. A ideia era que podíamos curar enfermidades físicas com remédios, mas o tratamento para desespero e solidão era amor, apoio, preocupação e compaixão dos outros. E o ideal era que as pessoas recebessem ambos.

Depois do divórcio de Liz, seus filhos foram morar com o pai. "Eu não sabia como ser boa em muita coisa além de meu trabalho. Também estava lutando contra minha depressão — meu prontuário é como um livro de psicofarmacologia."

Liz não via os filhos e netos havia "algum tempo. Eles são ocupados. Não quero ser um fardo para eles". De novo, a palavra *fardo*. "Ninguém precisa mais de mim", afirmou ela. "Não vejo sentido em viver."

Quando falei com os filhos de Liz e seus parceiros, que estavam vindo de outras partes do país para ficar ao lado da mãe, o amor deles me pareceu bem mais palpável do que Liz percebia: "Acho que eles apenas lamentam por mim." Será que Liz tinha dificuldade de perceber apoio? Como isso funcionava em relação a tudo com o que ela estava lidando agora?

UM BOM AMIGO* lhe dá permissão para ser você mesmo. Suas amizades são o que você quer elas sejam? Quer sua vida social precise de uma levantada, quer precise de um bote salva-vidas, meu objetivo é ajudá-lo a cultivar amizades como fazem os Otimistas Práticos: com desenvoltura e intenção.

---

* Neste capítulo, *amigos* se refere a qualquer uma de suas conexões interpessoais, ou a todas elas — família, relações afetivas, trabalho, comunidade ou outras conexões sociais.

Uma "prática de pessoas", como eu a chamo, bem-sucedida é um círculo virtuoso: uma mentalidade positiva estimula ações positivas, e vice-versa. Nossa mentalidade de relacionamentos — nossas expectativas positivas ou negativas — pode moldar o modo como as pessoas nos tratam ao moldar o modo como nos comportamos com os outros. Um estudo sobre as percepções de colegas de classe a respeito de seu ambiente social em sala de aula (frio ou receptivo?) mostrou que suas percepções dependiam sobretudo de seus comportamentos ali dentro. Aqueles que se envolviam com os outros consideraram o ambiente amigável. Já os que se mantinham distantes não viam receptividade. Isso é conhecido como profecia de aceitação.

Se você não consegue se ver claramente, é provável que tenha uma visão distorcida do modo como os outros veem você, o que afeta seu comportamento em relacionamentos. Diz-se que a melhor maneira de ter amigos é ser amigo. Isso também inclui ser amigo de si mesmo.

Este capítulo compartilha maneiras de forjar relações enriquecedoras com os outros e consigo mesmo. Identificarei as distorções de pensamento que comumente minam amizades. Embora amizades exijam esforço — de fato, segundo pesquisas, pessoas com a mentalidade de que suas amizades não exigem esforço têm uma menor probabilidade de sucesso nessa área —, elas não precisam ser complicadas. Ajudarei você a entender sua história e seu estilo de relações, os vários tipos de amizade, e os passos que você pode dar para fortalecer suas relações e criar outras.

PLANETA SOLITÁRIO?

O isolamento social tem sido usado como forma de tortura ao longo da história humana por bons motivos. Conexão social é uma necessidade humana básica — que devemos priorizar, como comida, abrigo e descanso. Portanto, estatísticas como estas são preocupantes:

- Uma pesquisa divulgada em janeiro de 2020 pela empresa de seguros Cigna com mais de 10 mil pessoas de 18 anos ou mais em todos os Estados Unidos revelou que 61% dos norte-americanos são solitários. (Isso foi *antes* da pandemia global que forçou grande parte da população a um isolamento prolongado.) Dados pós-pandemia publicados pela Cigna mostram que os índices altos de solidão permanecem consistentes.

Um estudo de 2022 revelou que 58% dos adultos relataram sentir-se solitários, sendo que os adultos mais jovens (o dobro de indivíduos na casa dos 18 aos 34 anos se sentia "deixado de fora"), pais (em especial mães), pessoas de renda mais baixa e grupos raciais sub-representados tinham os maiores índices de solidão. Embora o isolamento social já tenha sido associado a adultos mais velhos, os índices de solidão relatados em 2021 por adultos jovens eram o dobro daqueles relatados por adultos com mais de 65 anos.

- Em 2021, uma pesquisa em andamento do Survey Center on American Life mostrou que o número de amigos próximos dos norte-americanos caiu substancialmente. Trinta anos atrás, 33% dos norte-americanos podiam identificar dez ou mais amigos próximos, sem contar membros da família. Hoje, são apenas 13%. Menos da metade das pessoas entrevistadas disseram que tinham um melhor amigo.
- A mesma pesquisa mostra que as pessoas estão falando e contando com seus amigos em menor frequência, para apoio pessoal — e menos ainda no caso dos homens: "Quatro em dez (41%) mulheres relatam ter recebido apoio emocional de um amigo na semana anterior, em comparação a 21% dos homens."

Nossas amizades estão sendo postas em segundo plano por vários motivos: mais horas de trabalho; ênfase em produtividade, status e realização; mais tempo de deslocamento entre trabalho e casa; trabalho remoto; pais passando mais tempo com filhos do que em gerações anteriores; menor envolvimento com igrejas e menor engajamento cívico; uso de redes sociais — e até a troca para as compras on-line. Muitos de nós nos afastamos de nossas cidades natais e, assim, podemos ter perdido muitas conexões iniciais que família estendida, colegas de sala, vizinhos e membros da comunidade ofereciam.

Solidão é mais do que passar muitas noites sozinho assistindo à Netflix sem parar. É um estado de sentir falta de conexões significativas. Solidão não tem nada a ver com nosso número de contatos sociais, mas com a qualidade desses contatos. Podemos ter poucos contatos sociais, mas estar satisfeitos com a qualidade deles; ou podemos estar cercados de conhecidos, mas não sentir nenhuma verdadeira conexão. Como diz o personagem Lance Clayton, vivido pelo comediante Robin Williams no filme *O melhor pai do mundo*: "Eu achava que a pior coisa da vida era acabar completamente sozinho. Não é. A pior coisa da vida é acabar com pessoas que fazem você se sentir completamente sozinho."

Acredito que muita gente não está de todo satisfeita com suas relações, mas não considera isso solidão — embora seja. Amanda (que você conhecerá na página 234) adorava os amigos, mas sentia que eles não estavam muito sintonizados com ela — algo que muitos de nós experimentamos.

A solidão pode ser insidiosa. Se você perguntasse a Liz durante suas semanas de trabalho de cem horas se ela era solitária, ela teria recitado almoços de negócios e bailes beneficentes para provar o contrário. Estava cercada de pessoas, mas era solitária, como percebeu quando essas conexões evaporaram quando se aposentou — um perigo em uma cultura que reverencia a realização profissional e demonstrações de sucesso tangíveis.

As consequências da solidão para a saúde são impressionantes. A solidão altera a expressão genética e causa inflamação — que, quando crônica, pode impactar tudo, desde a saúde cardíaca[*] até o declínio cognitivo, aumentando o risco de câncer, derrame e transtornos de saúde mental, e até acelerando o envelhecimento. A solidão muda o modo como o cérebro funciona. O isolamento social agudo cria uma assinatura neural única no cérebro que não está muito longe da depressão. A resposta de estresse associada à solidão pode nos tornar mais propensos a perceber perigo em situações sociais, prejudicando as próprias habilidades necessárias para nos tirar do isolamento.

Relações proporcionam proteção contra estresse, doenças e depressão. E para aqueles que, como Liz, podem ser predispostos à solidão e à depressão por causa de fatores biológicos e ambientais, acredito que uma prática de relação intencional pode ser uma parte importante de um programa de tratamento completo e abrangente. Para Liz, isso incluiu medicação e psicoterapia, além de diversas terapias em grupo oferecidas na unidade de pacientes internados. Importante: Liz me disse que se sentia comprometida a melhorar.

---

[*] Em uma meta-análise de 23 estudos envolvendo 181 mil adultos, de 2016, publicada na revista científica *Heart*, a falta de apoio social e emocional foi associada a um aumento de 29% no risco de ataque cardíaco e a uma probabilidade 32% maior de derrame. O estudo constatou que o perigo cardiovascular associado à solidão se equiparava ao de fumar e ao da obesidade. De acordo com uma meta-análise publicada na *Perspectives on Psychological Science* em 2015, a solidão tinha um impacto sobre a mortalidade — especificamente, o aumento da probabilidade de morte era de 26% para solidão relatada, 29% para isolamento social e 32% para viver sozinho.

A conexão social reduz à metade o risco de morte prematura. Em um estudo com mulheres de meia-idade, aquelas com casamentos e relações do tipo conjugal altamente satisfatórios tinham um risco menor de doença cardiovascular do que aquelas com casamentos menos satisfatórios. Mas você não precisa ser casado com sua rede de apoio. Cientistas agora suspeitam de que sair com amigos pode ajudar a mitigar as manifestações físicas de estresse. Oferecer ajuda a amigos em momentos estressantes induz uma resposta de cuidado e apoio que aumenta a oxitocina e as endorfinas, podendo contribuir para a redução do estresse.

O apoio social pode abaixar o colesterol, estimular o sistema imunológico, acelerar a cura de feridas pós-cirúrgicas e reduzir os níveis de cortisol. A literatura científica sobre os benefícios do apoio social é abundante em todas as especialidades de medicina. E não são só os vínculos sociais próximos na vida pessoal que proporcionam benefícios. Ter relações próximas no local de trabalho influencia de forma positiva o engajamento, a produtividade e os índices de retenção do funcionário; maximiza a saúde do funcionário; e minimiza os acidentes no ambiente de trabalho, bem como os dias de ausência devido a estresse, doença e/ou ferimento na empresa. A falta de apoio de colegas no local de trabalho pode até impactar índices de mortalidade. Os benefícios do apoio social também se estendem às comunidades, estimulando a capacidade de se preparar para desastres naturais e de se recuperar desses desastres com mais rapidez.

E, bem, o conflito crônico tem o efeito oposto. Estudos associaram interações decepcionantes ou negativas com família e amigos a menos saúde física e mental. Uma linha de pesquisa intrigante constatou sinais de imunidade reduzida em casais, durante brigas conjugais hostis. A síndrome do coração partido é real. As pessoas podem desenvolver arritmia, batimentos cardíacos irregulares e vasoespasmo decorrentes de um estresse maior ou crônico em uma relação. Algumas têm até ataque cardíaco.

Pesquisas indicam que ter quatro a cinco relações próximas, considerando família e amigos, pode ser o ponto ideal para reduzir a solidão — mas outros dizem que deveríamos nos sentir abençoados por ter uma ou duas pessoas que sentimos que nos entendem. Penso que um único confidente próximo pode ajudar muito. Embora a internet proporcione acesso imediato a todo tipo de gente, as evidências não esclarecem se relações exclusivamente digitais são tão benéficas quanto conexões na vida real.

Nossa melhor defesa contra a solidão é vê-la como uma pista interna que nos direciona para nossa necessidade de pertencimento. Embora algumas pessoas tenham predisposição genética para a solidão,* os genes não selam nosso destino. Como você verá, Liz provavelmente tinha uma predisposição à solidão combinada com uma séria depressão em curso, mas, com tempo, autocompaixão e tratamento de saúde mental contínuo, ela conseguiu pôr em prática novos padrões de pensamento e hábitos e mudar seu roteiro social — porque ambiente e esforço exercem um papel muito maior no modo como esses genes são expressos do que muitos de nós poderíamos imaginar.**

Se nossas percepções e ações moldam nossas relações, o que molda as nossas percepções? Isso começa com nossas primeiras lições sobre conexão.

APEGO: NOSSAS PRIMEIRAS RELAÇÕES

Quando nascemos, o cérebro humano está a postos — cheio de neurônios (100 bilhões) e preparado para aprender. Mas mesmo no ventre estamos aprendendo. Nossos cuidadores iniciais são tão cruciais para nossa sobrevivência física e emocional, que o bebê começa a aprender sobre sua mãe no útero — experimentando sons e tato e detectando odores e gostos no fluido amniótico — e mostra uma preferência natural, logo após nascer, pelo cheiro, gosto, voz e tato da mãe. Assim começa uma impressão que continuará, em um processo chamado apego, ao longo de nossos primeiros anos.

Nossa capacidade de prontamente criar vínculos com os outros varia dependendo do nosso estilo de apego, que é formado na primeira infância. O apego é considerado uma necessidade instintiva, nascida de nossa necessidade biológica de sobrevivência e de nossa necessidade psicológica de segurança. O psiquiatra e psicanalista britânico John Bowlby descreveu o apego como a conexão psicológica duradoura entre humanos, que dá o tom para tudo, desde nossa capacidade de regulação emocional e nos autoacalmarmos quando adultos até o modo como interagimos e se somos seguros o bastante para formar vínculos confiáveis, buscar conforto e ajuda nos outros e explorar. Apegos

---

* Um dos primeiros estudos sobre solidão com ampla associação ao genoma, envolvendo mais de 10 mil pessoas e publicado na revista científica *Neuropsychopharmacology*, demonstrou que, embora nenhum gene seja responsável, a solidão pode ser uma característica herdada.

** Se você está sentindo solidão acompanhada de sintomas de depressão ou sentimentos de impotência e desesperança, fale, por favor, com um profissional de saúde mental treinado.

seguros estimulam um equilíbrio saudável entre nos valorizarmos e valorizar os outros — o equilíbrio "eu estou ok, você está ok", de Eric Berne, discutido no Capítulo 5, "Orgulho".

O quanto os cuidadores respondem bem (ou mal) a nossas necessidades na infância acaba determinando nosso estilo de apego. Nos anos 1970, a psicóloga dra. Mary Ainsworth e outros estudaram a relação mãe-criança, levando à classificação de estilos de apego cruciais: seguro e inseguro. Quando uma criação calorosa e carinhosa está ausente ou é inconsistente, o resultado pode ser um apego inseguro — evitativo ou ansioso.* Ambos podem minar as relações, se não estivermos conscientes.

Estilo de apego evitativo

Quando os sentimentos das crianças são invalidados e elas não recebem empatia, há uma internalização da mensagem de que não há espaço para seus sentimentos. Na vida adulta, elas podem ser menos emocionalmente sintonizadas com os outros e consigo mesmas. Podem erguer muros, desconfiar das pessoas, tentar se tornar autoconfiantes em excesso, parecer distantes, terminar relacionamentos antes da hora e ter baixa tolerância às demonstrações emocionais dos outros.

Um excesso de confiança em si mesmo pode ter sérias consequências às vezes. Em geral, os clínicos acreditam que os índices de suicídio aumentaram devido à expectativa social nos Estados Unidos de que tenhamos autoconfiança, inclusive quando estamos com problemas de saúde mental, levando as pessoas a evitar buscar ajuda profissional: *Eu deveria ser capaz de resolver isso sozinho.* (Eu disse a você que esses *deveria* são perigosos!)

Em geral, a tendência a não buscar ajuda em relações interpessoais pode ser bastante pronunciada em pessoas com estilo de apego evitativo. Elas também podem ser menos capazes de reconhecer e responder às necessidades de ajuda dos outros, a não ser que esses indivíduos peçam ajuda explicitamente.

Pessoas com estilo de apego evitativo podem parecer bacanas e contidas, mas sua frequência cardíaca e sua pressão sanguínea são altas quando medidas durante momentos difíceis, revelando um estresse da qual elas não têm consciência. Isso desgasta a mente e o corpo. Vi pacientes desabarem sob o peso de emoções suprimidas. Sempre digo que, se você está suprimindo emoções

---

* Outro tipo acrescentado mais tarde, conhecido como desorganizado, é, de algumas maneiras, uma combinação desses, mas focaremos o ansioso e o evitativo.

em um lugar, elas aparecerão em outro, na forma de (faça sua escolha) perturbação intestinal, dor de cabeça, erupções cutâneas e mais. O apego inseguro é associado a índices mais altos de doença cardiovascular, dor, fadiga, ansiedade e depressão.

Liz fora criada por pais severos, controladores, frios, rigorosos demais e críticos, o que pode estimular um estilo de apego evitativo. Um histórico familiar de ansiedade crônica e possíveis doenças mentais não tratadas contribuiu para sua vida doméstica dolorosa. Liz descreveu a mãe como tendo muita ansiedade em relações interpessoais e medo de rejeição, enquanto o pai evitava conflito e proximidade até certo ponto nas relações em geral. Considerando seu histórico familiar, Liz talvez já tivesse uma vulnerabilidade genética à depressão e à solidão. A ciência da epigenética revela agora que o estresse crônico de ambientes infantis punitivos ao extremo pode causar mudanças no modo como nossos genes acabam sendo expressados e é associado à depressão mais tarde (sem contar que o estresse crônico na infância pode ser associado a um envelhecimento cerebral acelerado). De fato, as mudanças epigenéticas na vida dos nossos pais causadas por condições adversas podem ser transmitidas para nós.

Desde pequena, Liz aprendeu que seu valor estava em ser útil para os outros e em alcançar medidas externas de sucesso; que ter emoções e buscar ou obter ajuda eram sinais de fraqueza. Liz percebia que estava sozinha no mundo, que não gostavam dela, que era um fardo e fraca se mostrasse vulnerabilidade.

Na vida adulta, Liz investiu energia em realizações profissionais e em integrar grupos beneficentes. Seu muro de autoproteção a fazia parecer reservada, mas por dentro era perfeccionista, autocrítica, angustiada e isolada apesar de suas muitas atividades. Quando achava que recebia pouco no trabalho, ela repreendia a si mesma (internalizara a voz dos pais) e redobrava o trabalho, isolando-se ainda mais. Ela era receptiva quando os filhos a procuravam, mas quase nunca iniciava o contato. Sua tentativa de suicídio chocou a família. Liz era realizada e respeitada, tinha muitos interesses e era amada pelos filhos — mas seus genes, a depressão crônica e as adversidades no início da vida a cegaram para esses pontos positivos.

Estilo de apego ansioso

Em contraste, uma pessoa com estilo de apego ansioso — considerado resultado de uma criação inconsistente — tende a ansiar por conexão, a ter dificuldade de tolerar os altos e baixos naturais das relações e a tornar-se extremamente ansiosa e hipervigilante quando a conexão é percebida como ameaçada ou diante do que considera uma rejeição. De forma semelhante a Sam, Nicole, Sejal e Lina, que você conheceu em capítulos anteriores, essa pessoa trabalha duro para agradar os outros, com frequência à custa de seu próprio bem-estar, tornando-se desanimada ou frustrada se não consegue o nível de aprovação, conforto e elogio de que precisa e vivendo com medo de ser rejeitada ou de cortar vínculos. Ela pode ser atormentada por autodúvida, temer buscar ajuda no trabalho ou preocupar-se com a dinâmica interpessoal e ser hipervigilante em relação a pistas que "provam" seu medo de que um relacionamento ou trabalho termine. Às vezes, esse medo se torna uma profecia autorrealizada porque seu comportamento (em casos extremos) afasta os outros.

Estilo de apego seguro

Se tivesse de resumir os estilos de apego inseguros, diria que é como ter um braço hiperdesenvolvido ou hiperativo e o outro hipodesenvolvido ou hipoativo. No apego evitativo, a autoconfiança é hiperdesenvolvida (hipertrofiada) e a busca de ajuda é hipodesenvolvida/hipoativa. Isso pode levar ao término prematuro ou abrupto de relacionamentos. Porém, quando seus parceiros mostram apreço, isso pode ter grandes benefícios para indivíduos com estilo de apego evitativo, mostrando-lhes que estão cuidando deles e aumentando sua disposição e seu compromisso de retribuir. No apego ansioso, há um sistema de ameaça hiperdesenvolvido (uma sensibilidade elevada à percepção de perda, abandono, rejeição ou distância em uma relação) e um sistema interno de se autoacalmar que pode estar hipoativado ou hipodesenvolvido. Isso pode levar a pessoa a manter amizades ou agarrar-se a elas por tempo demais (mesmo aquelas que não são saudáveis). Nos dois estilos, a baixa autocompaixão se traduz em retraimento ou insistência excessiva socialmente. Mas, com tempo, intenção e ajuda, qualquer que seja o nosso estilo, podemos fortalecer e praticar aos poucos o uso das nossas estratégias internas de cuidado, enquanto também buscamos trazer o processamento e a regulação emocionais para nossas relações.

O ideal, como vemos no apego seguro, é sentir que podemos contar com os outros e procurá-los para receber (e oferecer) ajuda, mas também podemos nos autoacalmar e contar com nós mesmos de maneira adequada, permitindo o mesmo espaço aos outros. Talvez, graças a um conforto mais consistente por parte de seus cuidadores, as pessoas com apegos mais seguros demonstram mais autocompaixão, gozam de um orgulho saudável e são capazes de efetivamente regular suas emoções: *Tenho uma consideração realista e positiva por mim mesmo e trabalho para estar sintonizado com meus sentimentos e tratar deles.* Elas são capazes de confiar em seus instintos quando não são bem tratadas, de pedir o que merecem e de seguir adiante quando necessário. Esperam que seus parceiros as apoiem e tendem a ver o melhor das pessoas: *Acredito que importo para você e que você tem uma consideração positiva por mim. Sei que posso pedir ajuda e contar com você em momentos de necessidade, assim como você pode contar comigo.* Essa expectativa positiva melhora o modo como elas apoiam os outros — *Tenho uma consideração positiva por você* — e tende a extrair o melhor das pessoas.

Os muitos benefícios à saúde associados a apegos seguros incluem menos dor, fadiga, ansiedade, depressão e irritabilidade; mais energia e capacidade de criar e manter hábitos saudáveis, de evitar os males da solidão. Alguns empregadores estão até começando a prestar atenção ao estilo de apego de seus funcionários e a como isso funciona no local de trabalho, em um esforço para maximizar a confiança, a colaboração e a comunicação (e a diversão!).

Exercício: Aprendendo sobre seu estilo de apego

As perguntas para estimular o pensamento a seguir podem parecer grandes questões e provocar fortes emoções. Sinta-se à vontade para pular perguntas que parecem opressivas. Mas, se algo ressoar em você, pare um pouco para ponderar. Podemos não ter dificuldade pessoal com algo, mas perceber que se trata de um problema porque outros tocaram no assunto.

Seu conjunto de respostas pode indicar quais são as circunstâncias que tendem a desencadear ou produzir certos pensamentos, emoções e comportamentos em você. Nenhuma resposta o categoriza de uma forma ou de outra. Você pode se sentir de uma maneira no trabalho e de outra com os amigos — alguma variação é normal. O que importa é seu padrão de resposta geral. Este exercício pretende apenas ajudar você a ganhar clareza a respeito de suas tendências gerais. Você pode querer explorar isso de maneira mais profunda com uma fonte confiável ou um profissional de saúde mental treinado.

Terapia pode ser útil ao lidar com as perguntas, preocupações e emoções que aparecerem.

Cada conjunto de perguntas a seguir está organizado de acordo com a dinâmica hiperativo/hipoativo discutida anteriormente.

Autoconfiança hiperativa

1. Em geral, na maioria das relações, você prefere espaço a proximidade?
2. Em momentos difíceis ou estressantes, você tende a contar quase que exclusivamente consigo mesmo e se orgulhar disso?
3. Você acha que conta consigo mesmo com frequência porque percebe que não pode contar com os outros ou depender deles?
4. Você nota que não reage de maneira forte ao que os outros podem considerar uma situação estressante? Ou os outros descrevem você como calmo demais ou dizem que reage pouco ao que eles podem considerar eventos estressantes?
5. Você às vezes se pergunta por que esse alvoroço todo em torno de amizades, já que pode recorrer a si mesmo?

Busca/oferta de ajuda hipoativa

1. Você evita expor seus sentimentos aos outros?
2. Evita confrontos ou situações que provocariam sentimentos, e/ou prefere ater-se aos fatos?
3. Mantém as pessoas à distância de um braço (ou outros observaram isso em você) ou perde o interesse quando começam a se aproximar — seja como amigos, seja em um relacionamento romântico?
4. Evita pedir ajuda, pensando que os outros não ajudarão ou que você não quer ser um fardo para eles?
5. Pessoas já expressaram decepção/insatisfação com sua capacidade de mostrar apreço e afeto, de proporcionar conforto emocional, e/ou acha difícil confortar/consolar os outros ou lhes dizer o que eles significam para você?

Autoacalmando-se de forma hipoativa

1. Você anseia por estar acompanhado, temendo não conseguir agir sozinho?
2. Você se vê constantemente buscando atenção/elogios/conforto em pessoas próximas, apesar de saber que é amado ou encarado de forma positiva na relação?
3. Você adota com frequência comportamentos de agradar às pessoas e buscar aprovação, até mesmo a ponto de negar seus limites, ou recorre a muita gente em busca de apoio, tranquilização e conselhos quando está angustiado?

4. Você costuma se sentir decepcionado com as tentativas dos outros de acalmar você ou sente que suas tentativas de se autoacalmar são inadequadas?
5. Tem dificuldade de confortar a si mesmo quando é desprezado ou rejeitado?

Sistema de ameaça hiperativo

1. Em geral, você tende a supor o pior nas relações? Por exemplo, costuma temer que uma relação esteja acabando? Você rumina que os outros (incluindo amigos) não gostam de você, ou teme que algo esteja errado quando alguém não lhe responde imediatamente?
2. Você teme (secretamente) que seu parceiro encontre alguém melhor?
3. Quando os outros discordam de você, pensa que eles não gostam de você?
4. Suas relações poderiam ser classificadas como tumultuadas ou instáveis?
5. Você é muito impactado por/sensível a humores alheios e se esforça para manter todos felizes?

Muitos de nós temos dificuldades se a criação que tivemos nem sempre foi boa, ou foi completamente negligente ou dura. Talvez, apesar das melhores intenções e esforços, o que nossos cuidadores nos davam simplesmente não correspondia às nossas necessidades. Talvez as limitações deles os impedissem de atender às nossas necessidades.

Se você não teve um apego seguro, saiba, por favor, que seu início de vida não é uma pena de prisão perpétua. Embora haja uma forte base neurobiológica do estilo de apego moldada pelo ambiente inicial, isso não é irrevogável. Seu maravilhoso cérebro adulto é sofisticado, e você pode moldá-lo. É preciso conhecimento e persistência, mas agora você está sentado no banco do motorista e pode escolher seguir por um caminho diferente. Assim como está ao alcance de pessoas que podem não ter nascido com otimismo ou nas quais o otimismo foi modelado em suas relações, o Otimismo Prático pode nos ajudar a dar passos para entender nossas tendências de apego e para nos tornarmos conscientes de padrões de comportamento potencialmente contraproducentes ou desadaptativos.

OS QUATRO TIPOS DE AMIZADE

Não precisamos de muitos grandes amigos; apenas de alguns bons com os quais estejamos em contato regularmente. Conhecer os diferentes tipos de amizade pode nos ajudar a cultivá-las de forma mais intencional.

1. *Amizades profundas:* Todos os clichês se aplicam: os amigos estão ali para você, apoiam e entendem você. Vocês se veem em bons e maus momentos. Festejam os sucessos um do outro e são afetuosamente sinceros em relação aos pontos fracos e às dificuldades.

    Pontos positivos: Você sabe que é amado pelo que é, e não pelo que tem, pelo que realizou ou pelo que pode fazer por essa pessoa. Vocês estão na vida um do outro porque se preocupam profundamente um com o outro.

    Dicas de conexão: Mesmo as amizades mais próximas podem enfraquecer sem o compartilhamento dos altos e baixos da vida, algo que desenvolve a intimidade. Claro, mande mensagens e fotos divertidas — mas seja consciencioso no contato, de preferência com conexões cara a cara e de voz regulares.

2. *Amizades significativas:* Essas amizades combinam, de forma vibrante, experiências compartilhadas e proximidade emocional moderada. Talvez vocês dois estejam passando por situações semelhantes na vida (por exemplo, abrindo negócios, criando filhos, frequentando a escola ou se tornando solteiros/aposentados).

    Pontos positivos: Vocês tornam a vida um do outro melhor — de forma tangível, com informações e experiências; de forma intangível, escutando e tendo receptividade emocional.

    Dicas de conexão: Atividades compartilhadas e conversas podem levar a uma amizade profunda. Outras conexões são boas como são ou naturalmente enfraquecem quando suas vidas se entrelaçam menos.

3. *Parceiros de interesse/de atividade/de trabalho:* Exemplos: seu companheiro de corrida favorito, pessoas com as quais você conversa em reuniões da diretoria, parceiros confiáveis em projetos no trabalho, conselheiros de negócios.

    Pontos positivos: Vocês não trocam segredos profundos, mas gostam da companhia um do outro. Vocês tornam as experiências imediatas um do outro significativamente melhores.

Dicas de conexão: Este grupo pode ser uma incubadora de amizades importantes à medida que a confiança se desenvolve por meio de interações regulares, progresso compartilhado em direção às metas e troca de recursos. Aprofunde se você sente vontade de dizer: "Ei, vamos tomar um café/almoçar qualquer hora?" Quando essas amizades unem diversos contextos da sua vida — seu colega de ioga também tem um filho que frequenta a mesma escola que o seu; o parceiro de corrida também é um colega de trabalho —, isso pode ajudar a aprofundar a ligação, mas, se não, tudo bem também.

4. ***Microconexões:*** Uso esse termo para descrever interações pequenas, mas emocionalmente gratificantes (*micromomentos*, segundo a pesquisadora, professora, escritora e doutora Barbara Fredrickson), disponíveis em nossas atividades do dia a dia — talvez com o barista, o motorista do ônibus, outros pais na hora de deixar/buscar o filho na escola, pessoas que também amam animais de estimação ou que você encontra ao ir ou voltar do trabalho. Não exatamente amigos, mas conhecidos amistosos em seu mundo compartilhado.

Pontos positivos: Nós subestimamos o poder desses contatos simples, mas frequentes, com pessoas estranhas ou conhecidas em experiências compartilhadas. As microconexões combatem a solidão e nos dão um pequeno, mas potente, estímulo. A dra. Fredrickson chama isso de "ressonância positiva [...] um tipo de conexão interpessoal caracterizado por positividade compartilhada, cuidados e preocupações mútuos e sincronia comportamental e biológica". O contato visual dá início a uma sincronia comportamental em que nossos gestos não verbais se combinam e nossa emoção desperta em um momento compartilhado — um cachorro fofo, crianças bonitinhas, uma fila de caixa enorme, um clima maravilhoso. Nada pesado. Mas seu humor e seu dia parecem mais radiantes. (Para sua informação: acredita-se que receber ou mesmo testemunhar atos de gentileza protege/amortece nosso sistema de resposta ao estresse.) Talvez o mundo fique mais radiante também: experimentos sociais envolvendo pessoas que recebem pequenos atos ou gestos de gentileza demonstram que, quando há oportunidade, quem os recebe tem uma probabilidade maior de transmiti-lo a outra pessoa.

Dicas de conexão: Comece com contato visual, um sorriso ou um cumprimento. De acordo com Fredrickson, gestos não verbais positivos e emocionais (as carícias positivas mencionadas no Capítulo 5, "Orgulho") convidam nosso cérebro a imitar os gestos do outro, entrando em sincronia. Sinalize uma disponibilidade para conversar virando-se para a pessoa e fazendo uma pausa. Inicie uma conversa à toa: compartilhe um bom humor ou uma apreciação mútua. Aprofunde a conexão fazendo perguntas apropriadas ("Como estão as coisas?", "Como está a patinha do Sparky?", "Anya gostou da festa de aniversário?"). Se perguntarem como você está, diga algo agradável/alegre ou admita que está tudo agitado, se for o caso.

Embora não substituam relações mais profundas, as microconexões, quando cultivadas, podem se tornar um apoio agradável. O atendente da loja separa um item que sabe que você quer. O guarda vigia seu carro em fila dupla enquanto você vai buscar algo que esqueceu. Você alterna com o vizinho os cuidados com seus animais de estimação ou o recebimento da correspondência quando um dos dois está viajando, talvez um leve o outro a uma consulta médica.

As microconexões ou petiscos sociais acrescentam, sem esforço, variedade à nossa dieta social, pondo-nos em contato com pessoas de diferentes fases da vida e com diferentes experiências. Microdoses regulares podem alimentar nossa alma, proporcionando positividade, segurança, pertencimento e conexão — e melhorando o humor, a saúde e o bem-estar geral.

Exercício: Seu estilo de amizade

Sem pensar demais, anote suas respostas para estas perguntas:

1. Você se sente energizado com a ideia de socializar? Ou, caso se sinta menos nutrido emocionalmente pela interação social do que os outros pensam, você evita fazer planos sociais?

2. Você às vezes ultrapassa seus limites socialmente (sente-se exausto, não consegue fazer suas coisas ou se ressente por não estar conseguindo tempo sozinho)?

3. Você se sente ouvido e compreendido pelas pessoas da sua vida, certo de que algumas o amparam?

4. Você está completamente satisfeito com o equilíbrio entre amizades profundas, amizades significativas, parceiros de interesse/atividade/emocionais e microconexões em sua vida? (Por exemplo, a balança está pendendo para muitas interações sociais superficiais, mas sem muita profundidade? Ou você tem alguns amigos, mas a maioria espalhada pelo país, e ninguém para chamar para uma atividade de improviso ou uma situação urgente? Quais são as categorias que você sente que poderiam melhorar, se é que há alguma?)

5. O quanto você é proativo em priorizar sua vida social? Você tende a esperar que os convites cheguem? No último mês, com que frequência você ligou para pessoas do nada para dar um alô? Encontrou amigos pessoalmente, via vídeo ou por telefone? Se o problema é tempo, há momentos do dia (por exemplo, durante uma caminhada ou a caminho do trabalho) em que você poderia construir conexões?

As perguntas deste exercício pretendem dar uma ideia de seu estilo de amizade básico, dos tipos e qualidades de amizade que podem estar faltando e do quanto você é intencional em moldar sua vida social — não para atribuir culpa ou responsabilidade, mas para descobrir o que o nutre socialmente ou não e o que você poderia fazer em relação a isso.

Se você costumava ter a companhia de certas pessoas, mas agora nem vê mais seu melhor amigo — e isso preocupa você e as pessoas com quem você se importa —, e seu ânimo, sua motivação, sua energia e seu interesse por coisas que antes prezava estão baixos, pode ser bom falar com um terapeuta.

O GUIA DO OTIMISTA PRÁTICO PARA O ENGAJAMENTO SIGNIFICATIVO

As técnicas a seguir ajudarão a trazer mais intencionalidade para suas conexões. Algumas facilitam conversas; outras ajudam a administrar a mente e as emoções em tempo real.

Escuta de apoio: detecte, reflita, aja

Se estou falando com o público, pacientes, amigos ou meus filhos, tento me lembrar de uma fórmula simples: detecte, reflita, aja. Isso incorpora uma técnica chamada escuta ativa, uma habilidade que pode transformar relações e proteger a saúde.*

- **Detecte:** Significa escutar — sem interrupções e interjeições — quando uma pessoa diz o que está havendo (*o que ela está tentando transmitir?*). Observe também: talvez ela diga que está bem, mas o rosto abatido, os ombros caídos e a voz monótona sugiram o oposto.
- **Reflita:** Em seguida, verbalize o que você ouviu, primeiro com o *recebimento da mensagem*: parafraseie o que a pessoa disse: "O que estou ouvindo você dizer é que... Eu entendi corretamente? Entendi certo?" Isso também é uma oportunidade de refletir sobre comportamentos observados, demonstrações de emoções ou expressões faciais (algo que terapeutas fazem): "Você parece triste" ou "Você parece animado". E então deixe a pessoa continuar falando. Isso permite clarificação. Resista à vontade de injetar sua interpretação, sua experiência ou seu conselho ou de preencher silêncios com chavões de positividade e conforto — que podem soar como se você estivesse diminuindo a importância dos sentimentos e da situação da pessoa. Ser capaz de atualizar seus pensamentos com base no que alguém está lhe dizendo é uma característica da flexibilidade cognitiva.
  - Em seguida há o *registro da mensagem*: expresse a apreciação do impacto emocional do que você ouviu: "Estou vendo como você está triste/chateado/preocupado." "Nossa, percebi essa dor que você está sentindo."
  - Por fim, há a *resposta à mensagem*: Esse é o momento de mostrar que entende. Em vez de analisar ou aconselhar ("talvez você devesse..."), tente algo como: "Entendo que isso é difícil para você." "Parece que é um momento estressante." "Você tem muita coisa para lidar." Conselhos, embora bem-intencionados, impedem a oportunidade de alguém compartilhar. Não subestime o benefício de só escutar uma pessoa dividir sua dor, dando a ela espaço para encontrar o caminho para aqueles momentos *aha!* que acontecem quando nos confidenciamos livremente com alguém em quem confiamos.

---

* Um estudo de 2021 publicado na JAMA constatou que pessoas com predisposição genética para declínio cognitivo, mas que contavam com escuta de apoio na vida, tinham menos chance de desenvolver derrame e demência. Outro fato interessante: contar com escuta de apoio na vida diminui a idade de seu cérebro em até quatro anos.

- Agora talvez seja o momento de uma autorrevelação apropriada. De novo, com delicadeza, sem oferecer conselhos ou mudar o foco para si mesmo, apenas ofereça sua compaixão a fim de reduzir o isolamento que a pessoa sente quando está sofrendo. Tranquilize-a de que ela não está sozinha e, talvez, compartilhe uma experiência que possa ressoar: "Embora eu não tenha passado pelo que você passou, certa vez experimentei X, e foi realmente difícil. Eu sinto muito." Seja breve, sem comparar situações. Se a autorrevelação não lhe parecer apropriada no contexto de pessoa que descreve sua dor, abstenha-se.
- *Aja:* Aqui você transforma empatia em ação — a essência da compaixão:
  - "Estou aqui para você." "O que posso fazer para ajudar?" Você pode oferecer soluções tangíveis quando isso for apropriado, autorizado e bem recebido. Ou ofereça uma assistência específica se puder e quiser de verdade. Simplesmente ser ouvinte já é uma ação, se isso for desejado e necessário.
  - Em seguida, apresente-se de forma consistente com lembretes sobre seu apoio, amparando com palavras, atos ou as duas coisas. Até mesmo um cartão com uma mensagem — "Tenho pensado em você/Por favor, cuide-se bem" — pode significar muito.
  - Se você pode fazer uma pessoa em sofrimento se sentir verdadeiramente apoiada estando presente para ela de forma consistente, você, meu amigo, é um anjo.

Essa abordagem pode funcionar com qualquer um dos quatro tipos de amizade. Suponha que eu seja nova na cidade e me inscreva para uma série de passeios a pé para conhecer a cidade e pessoas. Começo a conversar com uma mulher, e acabamos caminhando juntas nos dois primeiros passeios. Depois do segundo, ela pergunta: "Como foi que você se mudou para cá?" E, então, talvez eu me sinta segura para compartilhar que me mudei para esta cidade querendo um recomeço após um término, seguido de uma reestruturação na empresa em que fui demitida. Ela escuta e responde com validação e compaixão: "Nossa. É muita mudança em pouco tempo. Como as coisas estão indo?" De repente, nossa conversa se aprofunda.

Então ela põe a empatia em ação: "Eu adoraria apresentar você a alguns amigos meus. Por que você não vai à minha aula de ioga? Costumo tomar um café com alguns amigos depois." E de repente nós duas estamos expandindo e aprofundando nossos círculos sociais.

Parte do tratamento de Liz envolveu conectar-se com os outros. Grande parte de seu senso de si mesma estava centrado no trabalho, mas seus colegas pacientes estavam interessados *nela*, e não em suas conquistas profissionais. Aos poucos, ela aprendeu a se conectar sendo receptiva e vulnerável aos outros, e não apenas atuando. Sua curiosidade e sua atenção aos detalhes, que a haviam tornado bem-sucedida no trabalho, também a tornaram bem-sucedida nas relações. Ela se tornou líder de um clube de livros, conduzindo discussões estimulantes. Liz me disse que ensinar era uma paixão sua, mas seu pai não valorizava isso. Pude lhe dizer que eu adorava ser uma educadora.

Resolvendo conflitos: A técnica XYZ

A técnica XYZ* é poderosa para interações em tempo real, sobretudo quando as emoções estão exaltadas. Embora o programa pretendesse ajudar casais a desenvolver habilidades para fortalecer suas relações, promover a resolução de conflitos e prevenir a escalada de problemas conjugais e o divórcio, acho essa técnica igualmente útil para pessoas com relacionamentos de longo prazo e para diferentes tipos de relação, de amizades a filhos adultos e pais. Pode funcionar não apenas para resolver relações conflituosas, mas para manter relações saudáveis.

A técnica XYZ mantém as discussões focadas em um comportamento ou uma situação, e não em uma *pessoa*. Não há difamação ou "chuvas de reclamações" generalizadas sobre uma pessoa durante uma discussão ou afirmações tudo ou nada. Eis a fórmula:

"NA SITUAÇÃO X, QUANDO VOCÊ FEZ Y, EU ME SENTI Z."

- **"Na situação X":** Descreva a situação específica que criou um problema na sua relação — um momento, e não uma lista de falhas.
- **"quando você fez Y":** Descreva o comportamento específico.
- **"eu me senti Z e [acrescente a ação/reação]":** Explique como você se sentiu ou como foi afetado, e reconheça sua reação, usando afirmações com "eu". Esse feedback pode identificar comportamentos negativos.

---

* Adaptada do programa de prevenção e aprimoramento de relacionamentos (PREP, na sigla em inglês), que ensina a casais como resolver conflitos de maneira eficaz e melhorar a proximidade emocional, a amizade e a conexão.

Você se lembra de Nancy e Sharon, do Capítulo 4, que estavam brigando por causa de tarefas domésticas? Elas praticaram essa técnica em nossa sessão e em casa. Por exemplo, Sharon disse: "Nancy, quando você espera até o último minuto para arrumar as crianças para as nossas férias, eu me sinto incrivelmente estressada e desvalorizada. Fico muito ansiosa (e às vezes magoada)."

Foque como a situação fez você se sentir, e não uma afirmação generalizada sobre quem a pessoa *é*. Como discutimos no Capítulo 5, essa é a diferença entre a carícia negativa condicional, que dá a alguém um feedback acionável sobre como seu comportamento impactou negativamente o outro, e uma carícia negativa incondicional — aquelas mensagens prejudiciais que induzem impotência e vergonha em relação à nossa própria identidade, o que nos leva a evitar, e não a consertar. Recomendo praticar essa técnica em situações de risco mais baixo, para que se torne mais acessível quando as tensões subirem.

XYZ funciona para pontos positivos também. Nancy e Sharon usaram afirmações XYZ para reforçar comportamentos positivos: "Quando você se ofereceu para sair com as crianças no domingo de manhã para que eu pudesse dormir, eu me senti grata, estimada e mimada." Carícias positivas condicionais incentivam mais comportamentos positivos que valorizamos. Lembre-se também do poder das carícias positivas incondicionais: "Obrigado"; "Eu amo você"; "Você é uma pessoa incrível"; abraços e sorrisos; fazer algo bom em troca. De acordo com o renomado pesquisador de relações dr. John Gottman a proporção mágica nas relações é 5:1 — para cada interação negativa durante um conflito, uma relação estável e feliz tem cinco (ou mais) interações positivas.

Desafiando suas percepções

De acordo com um estudo de 2014 publicado na *Journal of Experimental Psychology*, usuários do metrô de Chicago acreditavam, em geral, que interagir com estranhos era desconfortável ou indesejado ou reduzia o tempo de produtividade. Mas, quando eles conversaram, de fato, com algum passageiro ao lado, acharam preponderantemente que a experiência melhorou seu humor e foi positiva para seu bem-estar no curto prazo. Se isso pode acontecer quando desafiamos nossas suposições sobre microconexões, imagine o que poderia acontecer com nossas amizades mais profundas!

Sentir-se apoiado pelos outros sinaliza ao cérebro que podemos relaxar, que estão cuidando de nós e que estamos seguros. Como somos, por evolução, animais que se agrupam, ser relegado para a margem da tribo pode parecer ameaçador. Assim, pensar que você está protegido protege sua saúde mental.

Essa percepção de se sentir apoiado pode levar a um sistema de rede social mais robusto, estimulando uma atmosfera de esperança e otimismo, e contribuindo para o êxito das relações. Esse efeito se estende para além de nosso círculo imediato. Pacientes que se sentem apoiados e compreendidos por seus médicos terão uma melhor relação com eles e, assim, uma probabilidade maior de aderir ao tratamento e a consultas seguintes, o que resultará em melhores resultados para a saúde.

Expectativas positivas na relação criam resultados positivos porque nos colocamos à disposição com uma atitude de que isso é bom para os dois lados. Lembre-se do estudo sobre a sala de aula mencionado anteriormente: quando esperamos aceitação alheia, temos uma probabilidade maior de exalar cordialidade, o que por sua vez leva os outros a nos aceitar.

Com expectativas positivas, temos uma probabilidade menor de personalizar comportamentos neutros como negativos. *Talvez ela não estivesse me ignorando, mas sim estivesse ocupada com seu bebê inquieto, constrangida por eu vê-la com a camisa suja de sorvete ou simplesmente estivesse tendo um dia ruim.* Também vemos de forma clara quando pessoas nos decepcionam de novo e de novo, nos tratam mal ou ultrapassam nossos limites, e não evitamos confrontar o problema.

Infelizmente, às vezes, devido a experiências de apego iniciais, nossas suposições negativas sobre nós mesmos e sobre como os outros nos verão nos impedem de conhecer pessoas, aprofundar entendimentos ou nos reconectarmos com velhos amigos. Ou podemos nos sentir tão ansiosos com pertencimento, que nos perdemos nas relações, temendo o pior até mesmo diante de uma pequena turbulência. De um jeito ou de outro, tememos a rejeição: que não gostem de nós.

Supomos que gostamos dos outros mais do que eles gostam de nós, uma dissonância conhecida como lacuna de simpatia. Não nascemos assim. Crianças com menos de 5 anos não manifestam isso — é algo que só aparece na idade em que começamos a nos preocupar com o que os outros pensam de nós. Além disso, no que é conhecido como efeito da bela confusão, podemos temer até autorrevelações apropriadas, pensando que estar vulnerável levará a julgamentos negativos ou críticos.

PÉROLAS DE OP

Com frequência, subestimamos o quanto as pessoas gostam de nós.

Técnicas de comportamento cognitivo como a abordagem do ABCDE e os Cinco Rs da regulação emocional e da resolução de problemas do mundo real (veja os Capítulos 4 e 5 para rememorar essas técnicas e mais!) podem ajudar a desafiar distorções cognitivas e dar uma chance a você e aos outros.

Chegando a uma nova perspectiva com o ABCDE

Liz tinha dificuldade de ver sua situação fora da narrativa que construíra em torno da solidão, a ponto de acreditar que sua família a visitava no hospital apenas porque "lamentam por mim". Foi preciso trabalharmos sua percepção de apoio. Eis um modelo hipotético de como as suposições de Liz podem ser desafiadas usando a abordagem ABCDE:

Antecedente: *Minha família veio de avião para me visitar no hospital.*
Crença: *Eles só fizeram isso porque lamentam por mim.*
Consequências: Sentir-se sozinha, sem valor, emocionalmente dormente.
Distorções: *Eles só vieram porque têm pena de mim [atenção para a interpretação da mente, desconsiderando os pontos positivos]. Se eu tivesse sido uma mãe melhor, talvez eles realmente quisessem me ver [orientação para arrependimento]. Sem minha carreira, sou inútil/desinteressante [pensamento tudo ou nada]. Ninguém se importa [catastrofização], então estou sozinha [raciocínio emocional e filtragem negativa].*
Aceitação: *Tenho uma história de depressão e um histórico familiar em que me diziam que eu não importava. Isso é doloroso, mas não preciso deixar que isso comande minha vida. Posso acreditar no melhor dos meus filhos, de formas que meu pai não acreditava em mim. Se eles veem pontos positivos em mim, talvez estejam certos. Fiz amigos no hospital. Eles gostam de mim pelo que sou e me lembram de que tenho um valor inerente e que sou mais do que minhas realizações. Meus esforços me tornam mais capaz de ter empatia pelos outros. Oferecer ajuda faz bem aos outros e a mim também. Não preciso ser perfeita — na verdade, a necessidade constante de perfeição tem sido prejudicial. Posso ser mais gentil comigo mesma.*

Liz não teve *nenhum* desses insights da noite para o dia. Mas, à medida que a praticamos, a técnica ABCDE nos ajuda a perceber e desafiar pensamentos negativos automáticos e incentiva nosso cérebro a ressignificá-los com associações mais realistas, precisas e positivas, mas verdadeiras.

Intrusões na percepção

Aqui estão algumas maneiras de interferir em percepções comuns sobre relações:

Situação: Há um grupo de amigos próximos que sempre sai junto.
  Percepção: *Eles são um grupo fechado/não são amigáveis.*
  Intrusão: Que provas você tem de que eles são realmente assim? Pergunte a si mesmo o que você fez para se aproximar deles. Se tentou e eles o rejeitaram, essa conclusão pode ser justificada. Mas, se você se manteve afastado e se ressente por ninguém ter se aproximado, é hora de reconhecer essa percepção e decidir se irá se aproximar deles e ver o que acontece ou se deixará isso para lá.

Situação: Você foi convidado para um evento em que não conhecerá a maioria das pessoas.
  Percepção: *Não quero conhecer gente nova, embora eu saiba que isso seria bom para mim. Não consigo imaginar que será divertido. Não haverá ninguém conhecido, não sei o que posso esperar e não saberei o que dizer.*
  Intrusão: Com frequência, pensamentos tudo ou nada estão por trás dessas percepções: *Não sei lidar com pessoas/não me encaixo.* Ou autocomparações: *Não sou tão divertido/bonito/inteligente/legal/interessante/popular.* Ou uma autoconsciência de imagem do corpo: *Não me sinto bem com meu corpo neste momento/não fico bem em minhas roupas neste momento/não tenho nada para vestir em um evento social.* Ou um sentimento de vulnerabilidade: *Acabei de perder meu emprego/romper com meu parceiro e não quero pessoas me perguntando sobre isso.* Lembre a si mesmo de sua capacidade, dos desafios enfrentados, de habilidades que pode usar. Para fazer amigos, Liz aplicou sua curiosidade e sua percepção sobre pessoas.

  Você conhece alguém que já foi a esse evento antes? Pergunte o que se pode esperar e o que o tornou uma boa experiência. Se conhece alguém que está indo, você poderia ir junto? Se é permitido levar um acompanhante, convide alguém. Existem particularidades que ajudariam a deixar você à vontade (por exemplo, uma oportunidade de aprender)? Não sabe o que dizer? Mude o foco — a maioria das pessoas tem muito a dizer sobre si mesmas. Depois de sorrisos e cumprimentos, converse sobre o evento: o que as traz ali? Ouça; faça perguntas subsequentes. Faça perguntas abertas. Eu poderia perguntar a alguém como foi o verão ou de quais livros, filmes ou podcasts ele gostou — pequenas informações que proporcionam insights valiosos e possíveis pontos de conexão mútua baseados em interesses em comum. Expressar interesse verdadeiro pelos outros é suficiente para você ter êxito entre eles.

Situação: Você precisa de ajuda, mas hesita em pedir.

Percepção: *Não quero impor. Estou constrangido. E se disserem não?*

Intrusão: Uma pesquisa de 2022, feita pela empresa de pesquisas de mercado OnePoll, revelou que quase metade dos entrevistados só pedem ajuda quando se sentem assoberbados. A realidade: as pessoas não ficam tão sobrecarregadas com nossas solicitações quanto imaginamos que ficarão. Um vínculo se forma quando mostramos às pessoas nossa autenticidade.

Para as duas partes, os benefícios de dar e receber são muitos: pressão sanguínea mais baixa, queda de hormônios do estresse e aumento da imunidade.

Comece com solicitações pequenas: guardanapos a mais em um restaurante ou se alguém na academia de ginástica saberia onde estão os pesos mais pesados. Com o tempo, isso parecerá menos desconfortável. Para solicitações maiores, seja específico (nada de dar pistas, esperando que alguém leia seus pensamentos): "Vou a uma festa e é provável que esbarre em meu ex — se você vier comigo, será de grande ajuda e muito mais divertido." "Vou sair com alguém pela primeira vez e gostaria de planejar algo para depois, para o encontro ter um limite." Um exemplo maravilhosamente proativo: uma mulher compartilhou seu Google Agenda com membros do seu clube de caminhada, dizendo que não precisaria de uma enfermeira na semana após sua cirurgia, mas queria companhia e convidava as pessoas a visitá-la.

Depois, é claro, expressar gratidão e retribuir quando alguém estiver em um momento de necessidade.

Situação: Você perdeu o contato com alguém, ou faz muito tempo que encontrou alguém que gostaria de conhecer melhor.

Percepção: *Eu estraguei tudo. Faz tempo demais.*

Intrusão: Alguma versão de "é tarde demais" é um grande motivo para as pessoas não procurarem novos e velhos amigos. As variantes incluem: *Vou importunar/Não quero impor/Ele não precisa de mais amigos/Sou velho demais para fazer novos amigos/Tivemos um desentendimento — ele ainda está chateado.*

A vida moderna não se presta a conexões espontâneas. Temos que criar oportunidades. Semanas, meses e até anos depois — nunca é tarde demais para dizer a uma pessoa que você está pensando nela. De fato, estudos mostram que as pessoas gostam de receber mensagens, e quanto mais inesperadas, maior o benefício para quem recebe. Quando eu era mais jovem, não era boa em manter contato. Eu pensava: *Faz tempo demais; vai parecer estranho.* Agora percebo que talvez a pessoa se sinta da mesma forma! Então eu a procuro.

As pessoas adoram saber de nós quando nos abrimos, compartilhamos, pedimos ajuda. Minimizamos o quanto significamos para os outros e o quanto uma mensagem inesperada significa. Expressar e receber apreço têm benefícios para a saúde mental, aumentando a satisfação com a vida e o bem-estar. A estima cria e fortalece vínculos e está associada a maior satisfação e maior comprometimento com a relação.

Como parte do restabelecimento de conexões, Liz procurou uma companheira de quarto da época da faculdade, professora titular de economia da faculdade onde se formara, em Boston. Começara a praticar caligrafia novamente — um hobby que deixara de lado assim como muitos outros confortos, na esperança de ganhar a aprovação do pai. Liz enviou a essa velha amiga um de seus cartões escritos à mão. As duas não se falavam havia dez anos. Recebeu uma carta em resposta, endereçada a ela no hospital — um sinal de que estava não apenas se aproximando, mas se abrindo.

Portanto, procure um velho amigo da escola, do trabalho ou da infância. Envie um e-mail dizendo que andou pensando nele, perguntando-se como ele estaria. Lembre a ele o quanto vocês gostavam de conversar, onde se encontravam e uma piada ou brincadeira que compartilhavam. Envie um artigo que possa interessá-lo. Você não precisa se abrir ou sugerir um encontro. Apenas reacenda a conversa. Se houver uma resposta e a conexão parecer mútua, desenvolva a partir daí. Esteja aberto à possibilidade de às vezes nossos esforços não serem recíprocos. Às vezes recebo uma resposta; outras, não. De um jeito ou de outro, eu me sinto bem procurando.

Se o silêncio tem origem em um simples mal-entendido com um velho amigo ou se acha que alguém já não gosta de você, seja aberto e honesto. "Sinto sua falta. Faz tempo. Gostaria de falar sobre o que aconteceu." Esteja disposto a discutir coisas difíceis, assuma sua parte de responsabilidade por algum mal-entendido que possa ter ocorrido e indique que está aberto a levar adiante ou a encontrar um desfecho.

Fique sabendo

Sobre o perdão

Perdão é o poder de deixar para lá o ressentimento com alguém que nos fez mal. Se as ações do outro romperam uma relação, você ainda pode dar opções a si mesmo:

1. **Livre alguém completamente da culpa.** É fácil desculpar alguém no caso de um erro de verdade, se a pessoa realmente não entendeu a importância de suas ações (por exemplo, ela era muito jovem), ou se ela aceita completamente a responsabilidade e você quer manter a relação. É claro que a melhor maneira de se desculpar é mudar o comportamento. Mas, na ausência disso, a seguir estão algumas maneiras de lidar com uma mágoa prolongada ou com um mau comportamento, ou quando alguém não reconheceu bem o mau comportamento ou ainda não resolveu as coisas.

2. **Confie, mas verifique.** Isso pode se aplicar no caso de um quase pedido de desculpas insincero em que, de algum modo, você também é parcialmente culpabilizado (a pessoa racionaliza ou tenta explicar o comportamento que teve, e não pela primeira vez) ou quando a relação não é autêntica. Talvez você esteja em um beco sem saída — precisa continuar a relação por motivos importantes e/ou simplesmente precisa levar adiante. Você perdoa, mas não esquece, e seu lema é "confie, mas verifique".

3. **Viva e deixe para lá.** Nesta opção, baseada na ideia do não apego ou da aceitação radical, não desculpamos ou aprovamos o comportamento que nos magoou, mas escolhemos nossa sanidade e paz de espírito aceitando,

> desapegando e deixando para lá. De acordo com o budismo, a dor faz parte da vida, e o sofrimento é a interpretação que damos a ela por meio do nosso apego a ideias, lembranças, pessoas e o passado. Confie em mim, já passei por isso: "Se pelo menos isso não tivesse acontecido." Mas aconteceu. Aceitar uma situação ruim não é tolerá-la; estamos nos livrando de suas garras sobre nós porque não queremos ser prisioneiros do passado.
>
> Às vezes, quando nos permitimos sentir raiva (e não necessariamente fazer alguma coisa sobre isso além de reconhecê-la), isso nos permite sofrer e perdoar. É possível ter raiva de alguém que fez muito por você. Às vezes, o que está nos fazendo sofrer pode ser a perda de uma relação ou apenas nossas expectativas para ela. Às vezes, equiparamos aceitação com resignação ou com tolerância a uma situação ruim ou a um mau comportamento. Não é isso. O perdão impede que a raiva calcifique e se torne ressentimento, permitindo a você curar-se dos sentimentos negativos associados.

Limites saudáveis

Conflitos de relação se devem, quase sempre, a interesses contrários — os valores, objetivos, necessidades e vontades do outro podem ser incongruentes com os nossos. Mas, com frequência, há também um conflito interno: não gostamos de decepcionar as pessoas. Porém, pôr as necessidades e vontades alheias à frente das nossas de maneira consistente é uma receita para o ressentimento.

A solução? Limites. Limites podem nos proteger e honrar todos os envolvidos. Ajudam-nos a reabastecer nossas reservas emocionais, assim temos recursos a fim de estarmos presentes para aqueles que amamos.

Anos depois de meu trabalho com Liz, conheci uma paciente chamada Amanda. Enquanto os limites emocionais de Liz a isolavam das pessoas, a falta de limites de Amanda criara um problema recorrente. No início de sua carreira, ela estava achando difícil encontrar estabilidade porque se sentia em dívida com compromissos sociais. Assim como para muitos de meus pacientes solteiros e mais jovens, as amizades eram vitais para Amanda. Ela era sociável por natureza, e a comunidade era central em sua herança cultural. Mas, agora que as amigas estavam ficando noivas e se casando, "ir a casamentos é meu trabalho em tempo integral", comentou. Isso significava chás de panela, presentes, dias de folga e despesas de viagem — além disso, se fosse madrinha, "os vestidos, os sapatos, as festas".

De muitas maneiras, Amanda aperfeiçoara a arte de fazer e manter amizades.

Mas sua necessidade de pertencer estava batendo de frente com outras necessidades básicas de autonomia, competência e segurança financeira. Ela sentia falta de ter tempo sozinha para sair, pedalar e fazer uma aula de ioga que a interessava. Achava difícil dizer não à expectativa implícita de gastar dinheiro e comparecer. Estava priorizando as necessidades dos amigos, mas sentia que suas necessidades nunca entravam na equação.

Embora Liz e Amanda parecessem polos opostos, ambas precisavam examinar sua compreensão sobre relações e pensar em como as emoções influenciavam suas escolhas nessa área da vida, e o que podiam fazer para terem experiências sociais mais gratificantes.

No caso de Amanda, o que mais me chamava a atenção era sua ruminação de que os amigos a deixariam se ela não fizesse o que eles pediam. Seu senso de autovalor parecia depender da aprovação deles. Ela passara anos e gastara milhares de dólares priorizando as necessidades dos amigos. Sua falta de limites saudáveis criara um ressentimento em relação às pessoas que amava. Sua necessidade de ser benquista e de pertencer estava em conflito com seus objetivos financeiros e o desejo de tomar decisões na vida que parecessem mais autênticas e gratificantes.

Limites saudáveis, quando criados com pessoas que respeitamos e nas quais confiamos, visam preservar a relação. Quando o próximo inevitável convite para ser madrinha chegou, Amanda e eu criamos maneiras estratégicas de erguer limites saudáveis e ao mesmo tempo apoiar os amigos.

Para começar, ela disse à amiga que estava felicíssima por ela, agradeceu por ser incluída em um dia tão especial e deu a si mesma um tempo para pensar: "Eu realmente quero ir a todos os eventos para os quais você me convidou. Estou muito feliz por vocês dois. Vou dar uma olhada na minha agenda (e no meu orçamento!) e volto a falar com você daqui a alguns dias." Mais tarde, entrou em contato e disse que seria uma honra ser madrinha, mas não poderia viajar para a festa de despedida de solteira em Nova Orleans, dando à amiga a opção de aceitar seus limites bastante razoáveis, considerando seu tempo e suas finanças, ou encontrar outra amiga para cumprir o papel.

Os limites de Amanda foram:

1. **Intencionais:** Limites saudáveis não são reativos ou baseados em raiva. Amanda considerou suas opções.
2. **Compassivos:** Limites refletidos, gentis, podem incluir o que você *pode* fazer e o que você não pode: "Eu sinto muito, não poderei ir à festa de despedida de solteira em Nova Orleans — meus horários e meu orçamento não me permitem, infelizmente. Mas estou muito animada para ir ao casamento!" A gratidão mostra que você valoriza a relação e a intenção por trás do convite: "Muito obrigada por pensar em mim." "Agradeço muito por estar tentando me incluir." "Obrigada por me chamar."
3. **Colaborativos, cooperativos, com frequência criativos:** A melhor percepção de Amanda — e uma das mais eficazes para prevenir qualquer ressentimento eventual — foi de que ela poderia estar presente para seus amigos participando do planejamento da festa e ajudando na decoração e nos jogos (atividades compatíveis com seu tempo e seus meios financeiros). Você pode adaptar essa ideia: "Embora eu não possa receber amigos para um jantar, ficarei muito feliz em levar algumas comidas e ajudar na limpeza." Pessoas diferentes levam forças, recursos e maneiras de mostrar afeto diferentes. Algumas oferecem o próprio tempo, outras a casa, outras os bolsos. Foque o ponto forte das pessoas.
4. **Explícitos:** Amanda foi clara sobre sua empolgação com a amiga, seu entusiasmo para comparecer ao casamento *e* sua impossibilidade de comparecer à despedida de solteira. Nenhuma conjectura ou surpresa.
5. **Flexíveis:** Amizades raramente são tudo ou nada. Amanda percebeu que não precisava participar de tudo para ser uma boa amiga.
6. **Reforçados:** Quando seus limites foram testados, Amanda permaneceu compassiva, mas firme. Quando a amiga disse "Estou tão chateada — não há como você conseguir ir à despedida de solteira?", Amanda pensou um pouco e então reforçou claramente seus limites (sem reiterar as restrições de orçamento, sobre as quais a amiga já sabia): "Mal posso esperar para ver você no chá de panela e no casamento. Não consigo ir à despedida de solteira. Mas estou muito animada para ajudar no planejamento e feliz por as outras meninas poderem ir!"
7. **Abertos:** Dependendo da proximidade, você pode escolher compartilhar mais daquilo que justifica sua decisão: "Eu realmente preciso focar a

escola/trabalho/família/descanso/saúde mental." Entre amigos, isso é uma maneira de informar a eles: "Não é você, sou eu cuidando de minha saúde neste momento."

Amanda ficou agradavelmente surpresa por nada tê-la impedido de falar, embora alguns amigos tenham, claro, expressado uma leve decepção. Com o tempo, ela normalizou sua nova rotina de estabelecer limites.

Estabelecer limites pode parecer amedrontador, portanto lembre-se dos benefícios disso:

- **Limites visam facilitar a proximidade.** Às vezes, os limites podem exigir que causemos uma decepção de curto prazo para a preservação da relação em longo prazo. No fim das contas, ajudam a administrar expectativas, contribuindo para menos mal-entendidos.
- **Limites nos ajudam a cuidar de nós mesmos.** Eu estabeleço limites para ser a melhor versão de mim mesma quando estou presente para os outros.
- **Limites nem sempre precisam ser absolutos.** Em uma relação na qual duas pessoas se apoiam, os limites podem ser mais como cercas vivas do que muros. Quando uma respeita as necessidades da outra, ambas concordam em ser flexíveis com os limites quando necessário.
- **Limites podem agir como uma ponte para a força.** Às vezes, cercas vivas precisam se tornar muros. Estabelecer limites pode ser o primeiro passo para tomar a decisão de terminar uma relação.

SENDO AMIGO DE SI MESMO

No início deste capítulo, observei que a melhor maneira de ser amigo dos outros é ser amigo de si mesmo. Estudos mostram que, quando se sentem principalmente inquietas ou angustiadas, as pessoas podem se sentir mais seguras ao utilizar palavras-chave, imagens e exercícios que evoquem lembranças de cuidados e seu cuidador interno — um processo chamado pré-ativação de segurança.

As ideias a seguir focam o cultivo da nossa amizade mais próxima — aquela que temos com nós mesmos — como parte essencial de uma relação saudável com os outros. Poucos de nós tivemos uma criação idílica. Qualquer que seja a nossa experiência com relações iniciais ou atuais, podemos formar uma base restauradora e tranquilizadora dentro de nós. A autocompaixão rompe o ciclo, estimula a cura e permite nos relacionarmos com os outros com o que há de mais pleno e melhor em nós.

- *Ajude seu parceiro a ajudar você.* Seu parceiro nem sempre vai encontrar as palavras certas para ajudar você a se acalmar, mas talvez haja outras maneiras de ele mostrar apoio que você valorize e possa contar a ele (sentar ao seu lado/abraçar e fazer um carinho nas costas/preparar uma bela refeição). E lembre-se: vocês podem praticar efetivamente uma escuta ativa um com o outro, para mostrar apreço e compreensão.*
- *Peça o que você precisa.* "Suas palavras sempre me confortam. Você poderia me dar algum conselho hoje? Estou tendo um dia difícil e suas mensagens sempre me animam."
- *Escreva ou evoque uma lembrança positiva.* De uma situação em que você se sentiu seguro, estimado, amado.
- *Escreva uma carta para seu futuro eu seguro.* O que você espera para ele? O que você quer ser capaz de dar aos outros? O que precisa acontecer; o que você precisa dar a si mesmo? O que você sente que merece (descanso, sono, reconhecimento)? Quais são os padrões que você quer mudar? O que não está funcionando (por exemplo, distanciar-se, pressionar demais)?

Embora esses exercícios possam dar algum grau de conforto, tranquilidade e calma, explorar o estilo de apego em uma terapia pode ajudar a aprofundar seus conhecimentos e aprimorar suas habilidades de enfrentamento.

Cultive uma prática de estar sozinho

Uma prática de estar sozinho nos ensina e nos lembra da nossa capacidade de dar a nós mesmos. É um estado deliberado e intencional de aproveitar a própria companhia — dando-nos carícias positivas do tipo descrito no Capítulo 5. Isso permite nos recarregarmos totalmente para podermos estar presentes de maneira plena para os outros, reafirma nosso valor para nós mesmos e ajuda

---

* Embora expressar apreço funcione para todo mundo, independentemente do estilo de apego, é bastante eficaz para aqueles com estilos de apego evitativos, tanto em relações pessoais quanto profissionais. Sabemos que gerentes que dizem obrigado motivam seus funcionários. A gratidão pode melhorar a produtividade, incentivando-nos a trabalhar mais duro e por mais tempo.

a assegurar que nós e nossas relações não estejamos sofrendo por evitarmos nossas emoções, não encararmos desafios ou esperarmos que outros preencham um vazio dentro de nós. E nos lembra de que somos a fonte da nossa própria alegria.

Para muitos, estar sozinho pode parecer desconfortável. Um estudo constatou que algumas pessoas prefeririam dar um choque elétrico em si mesmas do que estar sozinhas sem nada para fazer. O medo da solidão central deriva da concepção equivocada de que a alegria vem do mundo externo ou do nosso senso de pertencimento. Quando nos divertimos na companhia de uma pessoa, podemos associar essa diversão a ela, sem perceber que a diversão, a alegria, os riscos e a capacidade de experimentar e expressar sentimentos positivos que temos na companhia do outro já eram nossos e estavam esperando lá dentro para serem evocados. Pare de esperar que as pessoas lhe deem permissão para aproveitar seu lar interno. Você — sua própria mente, seu próprio corpo, seu próprio espírito — é a fonte da sua alegria e do seu prazer. Embora a rejeição e o isolamento sociais magoem (e o pertencimento seja uma necessidade humana básica), nosso senso de significado e pertencimento é, no fim das contas, limitado pelo quanto nos sentimos confortáveis em nossa própria pele.

O tempo sozinho e sem distração pode revelar muito sobre nossas esperanças, sonhos e comportamentos. O cérebro cria conexões que só pode produzir durante períodos de descanso e foco em silêncio. Estar sozinho ajuda a regular emoções (especificamente, permitindo-nos desativar emoções negativas fortes), promove autoconsciência, liberta nosso pensamento para uma resolução mais eficaz e criativa de problemas, recarrega e restaura nossas baterias para podermos nos relacionar melhor com os outros e aumenta a empatia e a compreensão dos outros. Nosso foco, nossa produtividade e nossa criatividade aumentam quando equilibramos a solidão alegre com o estar acompanhado de forma intencional. Mesmo o envolvimento positivo com os outros pode servir para nos distrair do importante trabalho que o cérebro precisa fazer em um estado de descanso mental ativo, quando estamos sozinhos. Portanto, embora o tempo sozinho pareça mais preferível para alguns (Liz) do que outros, aprender a estar sozinho é uma habilidade bastante importante e parte de uma vida bem equilibrada.

As motivações acima para ser amigo de si mesmo podem fazer parte de sua prática de estar sozinho. Mas não precisa ser nada grande, pesado. Você pode fazer esse exercício em um lugar tranquilo em casa, ou no banco de um parque em meio a outras pessoas, em um passeio de balsa, ou em um café. Não olhe o telefone. Veja o Capítulo 7, "Presente", para atividades que inspiram maravilhamento, gratidão, o ato de saborear, brincadeiras, consciência de mente presente e fluxo.

A prática de estar sozinho nos lembra de que a capacidade de experimentar e expressar alegria está dentro de nós, esperando para ser evocada como parte da atitude de tratar a nós mesmos como faríamos com um amigo que valorizamos. Nosso senso de pertencimento pertence, sobretudo, a nós.

PÉROLAS DE OP

> Você é a fonte da sua própria alegria.

NOVOS COMEÇOS

Liz recebeu alta oito semanas depois de sua tentativa de suicídio. "Foram necessárias muitas pessoas e muito trabalho para me recomporem novamente, mas estou feliz por terem feito isso", disse ela, com um sorriso luminoso que eu até então não tinha visto.

Um dia, algum tempo depois, fui chamada ao balcão da enfermagem. Ali, o atendente da unidade me entregou uma bela orquídea branca com um cartão: "Obrigada por nosso novo começo."

Era da nora de Liz. Esta passara o verão com um dos filhos e a família dele, em Boston. Eles haviam ido a Nova York para ajudá-la a arrumar a bagagem e se mudar para Massachusetts, a fim de ficar mais perto da família. Ela também perseguira sua paixão por lecionar, assumindo um cargo de professora visitante na faculdade onde se formara, o que fora facilitado pela colega de quarto/amiga para a qual enviara um cartão com sua caligrafia. Com o tempo e a continuidade da psicoterapia, da administração de medicamentos e do trabalho de conexão e atenção plena, Liz pôde sentir e aceitar o amor da família — e, pela primeira vez na vida, equilibrar a necessidade de conexão com o desejo de autonomia e competência.

Duas décadas se passaram desde minhas conversas com Liz. O que acho muito inspirador nela, na época e agora, é sua intencionalidade. Ali estava uma mulher que se sentira tão sem esperança, deprimida e sozinha, que saltara de uma ponte, mas enfim encontrou seu caminho enviando cartões para amigos, liderando clubes de livros e fazendo planos para viver mais perto da família e iniciar uma segunda carreira. A jornada de Liz era complexa e diversa — um amálgama de estressores no início da vida; estilo de apego e visão de mundo singulares; predisposição genética e história pessoal de depressão; perdas posteriores na vida; solidão. Mas era também uma jornada de recuperação, esperança e Otimismo Prático (embora eu não conhecesse isso como OP na época). Após viver uma vida de muros emocionais, Liz tomou a decisão de ser vulnerável e intencional em suas relações. Apesar da sorte de ter acesso a profissionais e tratamento que a ajudaram a "juntar os pedaços", o compromisso que ela trouxe para o processo me lembrou de que nunca é tarde demais para se reconectar — para descobrir, desafiar de maneira compassiva e lidar com limitações. Isso começa com a compreensão de que somos e podemos ser mais do que a soma total do que acontece conosco. De que temos a agência para curar no presente e moldar nosso futuro fazendo a escolha de cultivar relações — com os outros e com nós mesmos.

Quando fazemos isso, tudo muda.

Para conferir as referências científicas citadas neste capítulo, por favor, visite doctorsuevarma.com/book (em inglês).

≡ CAPÍTULO 9

PRÁTICA DE HÁBITOS SAUDÁVEIS
Automatizando boas decisões diárias

> *Somos o que fazemos repetidamente. Excelência, então, não é um ato, mas um hábito.*
>
> — Will Durant

"Eu sei o que preciso fazer, só não consigo fazer."

No ano anterior, Stan,* 44 anos, pai de três filhos, começara a tomar uma medicação para pressão sanguínea e colesterol elevados e fora informado de que medicações para diabetes seriam as próximas se ele não conseguisse reverter as coisas por meio de ajustes na dieta e exercícios. "O ideal seria conseguir parar com essas medicações. E, em geral, quero estar saudável por minha família e por mim mesmo. Mas não consigo manter isso."

Stan já estivera em boa forma e priorizara a saúde, mas agora deixara de ser ativo e otimista e se sentia impotente para combater uma série de distúrbios metabólicos. Seu clínico o encaminhara a mim, suspeitando de que ele pudesse estar tendo sintomas de depressão e esperando que eu pudesse ajudá-lo a administrar o estresse.

---

* O que você está aprendendo sobre Stan é uma versão condensada de sua história. Tive de selecionar aspectos relevantes do caso e do tratamento para os objetivos deste capítulo, que foca a importância de desenvolver e manter hábitos saudáveis. A jornada de cada indivíduo é única. Não é minha intenção sugerir ou tentar apresentar uma discussão abrangente sobre depressão, tristeza e problemas metabólicos, doenças físicas e seus fatores de risco, ou tratamentos médicos e/ou de saúde mental disponíveis ou intervenções em estilo de vida (nem sugerir que eles são amplamente disponíveis a todos os indivíduos, considerando as disparidades em assistência médica e na sociedade em geral). É importante discutir suas preocupações com seu profissional de saúde.

Stan estava sofrendo a perda do pai, que morrera de ataque cardíaco no ano anterior, após uma longa história de doença cardiovascular. Embora a morte do pai fosse um lembrete e uma motivação para lidar com esse risco à saúde na família, Stan tinha dificuldade de se motivar. Dizia que seu humor, sua energia e sua motivação haviam diminuído um mês depois de ele se comprometer com uma nova dieta e um regime de exercícios. As circunstâncias, claro, interferiram: um porão inundado, o diagnóstico recente de doença autoimune da esposa, a filha mais nova com problemas de aprendizagem na escola. Não conseguir manter os hábitos saudáveis cruciais deixava Sam desmoralizado.

Mudanças no trabalho também haviam atrapalhado seus hábitos saudáveis. Antes de o expediente se tornar remoto, seu deslocamento diário envolvia uma caminhada de três quilômetros se ele optasse por não ir de metrô. Com frequência, usava escadas para circular entre os andares do escritório, e o prédio tinha uma academia de ginástica gratuita onde ele às vezes se exercitava com colegas no horário de almoço. O trabalho presencial também impunha um encerramento ao dia de trabalho, de modo que ele podia estar ativo com os filhos (Stan treinava seus times esportivos), relaxar em uma refeição com a família e ir dormir na hora. O trabalho remoto tornava esse limite confuso. Stan atendia a chamadas a qualquer hora e nos fins de semana.

Refleti com Stan sobre seu nível de comprometimento e dedicação e sobre a pressão que estava sofrendo. Estava de luto pelo pai, ajudando a esposa a lidar com uma doença crônica e ajudando a filha a lidar com uma neurodiversidade em um sistema de ensino que nem sempre sabia de que forma acolhê-la. Também falamos sobre como os sintomas de depressão estavam contribuindo para sua dificuldade de seguir a dieta e o regime de exercícios. "Quando eu me sinto para baixo, cancelo os planos de malhar, como porcaria e fico acordado até tarde. Não vejo meus amigos e fico de mau humor pela casa. Esse não sou eu."

Depressão, luto e estresse podem diminuir nosso interesse, nossa energia e nossa motivação, dificultar ainda mais o cumprimento das nossas metas ou nos impedir de fazer coisas de que antes gostávamos. Mas não conseguir cumprir promessas a si mesmo estava exacerbando a depressão de Stan. Mau humor, planos cancelados e, além de tudo, perda, tristeza e estressores agudos só faziam sua autoeficácia diminuir, piorando a depressão. Stan precisava não apenas de atividades que melhorassem seu humor, mas também de construtores de proficiência para romper esse ciclo de vergonha/baixa proficiência/depressão.

É por isso que hábitos saudáveis são tão importantes. Nós nos beneficiamos das rotinas positivas que estabelecemos e, igualmente importante, elas conferem e confirmam nossa identidade de pessoa que consegue manter os compromissos consigo mesma: *Sou alguém que [preencha o espaço com, por exemplo, faz as coisas, come direito]*. Assim, bons hábitos têm pontos positivos em dobro: para a saúde e para a identidade. Otimistas são o que otimistas fazem.

Stan estava mostrando sinais de depressão moderada, mas comentou que medicações não seriam sua primeira escolha, uma vez que já estava tomando muitos remédios. Outro paciente poderia ter solicitado medicações (outro médico poderia até tê-las sugerido a Stan), e há muitas situações em que elas são apropriadas, salvam vidas e mudam alguém para melhor. Sou aberta a todas as possibilidades, mas, sobretudo, gosto de escutar o que meu paciente está me dizendo.

Stan tinha boas habilidades de enfrentamento com as quais perdera contato em meio aos estressores do ano anterior, incluindo a perda do pai. E, como muitos de nós, adquirira o hábito de se dedicar demais aos outros e pouco a si mesmo. Embora se sentisse desmoralizado por seus resultados em relação à saúde, ele queria melhorá-los, e seus sentimentos não derivavam de um senso de desesperança penetrante.

Stan não apenas preferia ver quais eram suas opções para um tratamento de saúde mental sem medicações, como esperava parar com as outras. Ele concordou em trabalharmos juntos com uma abordagem sem medicações que o ajudaria a se conectar à sua capacidade de mudar hábitos. Eu continuaria a monitorá-lo de perto e poderia rapidamente intervir com outras opções de tratamento se isso fosse necessário. E, como sempre faço com meus pacientes, discutimos, e ele negou ter pensamentos, planos, tentativas anteriores ou uma história passada de suicídio e automutilação.

"Alguns dos problemas médicos que você está enfrentando ocorrem em sua família, portanto há alguma predisposição genética", eu lhe disse. "Mas, acredite ou não, você tem muito mais controle do que pensa."

Muitos de nós temos dificuldade com hábitos saudáveis e metas, mesmo sem os desafios e as perdas que Stan estava enfrentando. Talvez, assim como ele, você anseie por alcançar algo e saiba o que precisa fazer — mas tem dificuldade de fazê-lo.* Você não estaria sozinho. Em mais de 75% das vezes, as pessoas sabem o que deve ser feito em termos de recomendações e diretrizes para sono, exercícios e nutrição, mas ainda assim não o fazem.

Talvez, assim como muitos, você se repreenda por suas más escolhas. Mas e se focar as escolhas for parte do problema?

Tendemos a pensar que ter uma vida saudável é fazer boas escolhas. Verdade... até certo ponto. Mas você se lembra do que dissemos sobre fadiga de decisão? Tomamos milhares de decisões todos os dias, e duzentas delas são sobre comida! As escolhas e decisões de mais podem levar a más escolhas ou à falta delas. Isso, somado às emoções, aos altos e baixos da vida e às tentações e distrações, pode atrapalhar nossos planos mais bem elaborados.

Os Otimistas Práticos entendem que têm o poder e a responsabilidade de fazer boas escolhas para criar bons resultados para a saúde. No entanto, percebem que nem sempre têm condições de tomar essas decisões (e às vezes, apesar de seus melhores esforços e intenções, pode haver outras barreiras sistêmicas maiores e desigualdades fora de seu controle).

Então eles mexem no baralho de modo a favorecê-los. Aprenderam que às vezes é melhor não precisar fazer escolha nenhuma. As coisas que, com frequência, parecem ser boas escolhas são, na verdade, bons hábitos.

A escolha ativa e consciente exige um bocado de esforço e planejamento deliberados — o que é chamado de pensamento lento. De acordo com o modelo de pensamento do processo dual, temos um tipo de pensamento rápido, baseado em hábitos, e um tipo analítico, mais lento. Se podemos aprender a agir por hábito, não estamos constantemente inventando a roda ao decidir o que comer, quando nos exercitar etc. Estamos apenas automatizando resultados positivos comprovados.

Hábitos são decisões automatizadas, quase sempre respondendo a um problema ou prevenindo-o. Quando um comportamento contorna o pensamento consciente a ponto de o executarmos sem pensarmos muito sobre isso, ele se torna um hábito. Hábitos são mais resistentes a obstáculos e forças externos, incluindo motivação baixa, variabilidade no dia a dia, escolha, humor — e até mesmo outros maus hábitos. Com a prática, escolhas saudáveis podem se tornar

---

* A motivação também diminui no contexto da ansiedade e da depressão. Se você se sente menos motivado de uma forma geral, e já há algum tempo, pode querer considerar falar com um terapeuta.

instintivas, de modo que pensamentos, oportunidades, caprichos ou obstáculos que poderiam se interpor no caminho não têm essa chance.

Os Otimistas Práticos conhecem a regra de ouro da boa saúde: se você quer que um comportamento saudável dure, torne-o um hábito, não uma escolha. Os otimistas têm uma probabilidade maior de se exercitar e comer frutas e vegetais frescos, e menos probabilidade de fumar. Eles fazem consultas médicas regularmente e aderem a planos de tratamento. Têm uma probabilidade maior de lavar as mãos e escovar os dentes. Mas, o que é ainda mais importante: eles automatizaram esses comportamentos.

PÉROLAS DE OP

A motivação é superestimada. Automação é a chave do sucesso.

Da saúde dental à saúde mental, os otimistas praticam hábitos saudáveis como se sua vida dependesse disso. Porque, bem, depende. De acordo com um estudo de 2019 publicado na PNAS, o otimismo é associado a um aumento de 11% a 15% na expectativa de vida. Uma visão otimista está sendo continuamente associada àqueles que têm uma longevidade excepcional (passando dos 85 anos). A chave para o florescimento não é apenas nossa expectativa de vida — quanto tempo vivemos —, mas também nossa expectativa de saúde: quanto tempo vivemos com boa saúde.

Os norte-americanos estão vivendo, em média, trinta anos a mais do que viviam há um século. Mas nossa expectativa de saúde não mudou muito desde as gerações dos nossos pais e avós: estamos passando mais anos de vida administrando dores ou doenças crônicas (de fato, mais da metade dos adultos de 65 anos ou mais tomam quatro medicações) — apesar de os gastos com assistência médica superarem os de outros países desenvolvidos. E, embora os norte-americanos estejam vivendo mais tempo do que antes, os Estados Unidos estão atrás de outros países de renda alta em expectativa de vida, sendo a obesidade e o hábito de fumar responsáveis em parte por isso. Mas os otimistas são mais saudáveis, com longevidade excepcional e expectativa de saúde maior. Bons genes, talvez?

A genética é apenas uma pequena parte da equação. Um estudo sobre gêmeos dinamarqueses determinou que o tempo médio de vida de uma pessoa é influenciado em apenas 20% pelos genes. O estilo de vida responde por 80%. Estudos de uma análise do Conselho de Pesquisa Nacional e do Instituto de Medicina constataram que metade das mortes prematuras nos Estados Unidos é prevenível — inclusive aquelas por hábitos como dieta ruim, estilo de vida sedentário e uso de tabaco. O estudo da epigenética está descobrindo como o comportamento e o ambiente interagem e modificam a expressão genética. Biologia não é destino. Você tem mais poder sobre sua saúde do que pensa.

Mesmo o otimismo não depende da genética. Conforme mencionei, a genética responde por apenas 25% da boa disposição dos otimistas. Os outros 75% provêm do mesmo lugar que em todas as outras pessoas: os ambientes onde passaram tempo e as escolhas que fizeram. O Otimismo Prático é um hábito que torna o poder do otimismo disponível a todos.

Você automatizou muitos hábitos bons: escovar os dentes, lavar as roupas, manter uma agenda e caminhar com seu cachorro, entre outros.

É claro que maus hábitos também são automatizados: *happy hours* em excesso... *fast-food* para viagem e vinho depois de "dias ruins"... maratonas de trabalho que levam a deixar de comer, malhar e dormir.

Neste capítulo, ajudarei você a dar passos para automatizar bons hábitos e eliminar os maus. Embora você possa ter saído dos trilhos dos bons hábitos por motivos diferentes daqueles de Stan, os conselhos que dei a ele ainda se aplicam.

Às vezes, tornar-se saudável pode parecer inalcançável. Numerosos obstáculos e desafios vêm à mente: custo, tempo, energia, acesso, recursos, prática, conhecimento, para citar alguns. A maioria das pessoas, incluindo Stan, tem dificuldade, apesar de saber a importância de bons hábitos. Mas precisamos pensar nas possibilidades que *de fato* existem. Os Otimistas Práticos estão sempre conscientes das limitações. Mas também procuram dizer: "Considerando minhas restrições e desafios, quais são as opções e soluções alternativas que me ajudam a atingir minhas metas e praticar bons hábitos?"

Não sabe bem por onde começar para ter hábitos saudáveis? Mais adiante, neste capítulo, compartilharei os quatro hábitos que recomendo como minhas principais escolhas por levarem a outros bons hábitos e, ao mesmo tempo, proporcionarem alegria, prazer e satisfação.

Se você vem praticando as ferramentas que compartilhei nos outros pilares, já está investindo em bons hábitos. Este capítulo reforçará o que você está fazendo. Ou você pode começar com este pilar e aplicá-lo aos outros ou a qualquer meta que tenha. Espero ajudar você a se sentir mais confiante nos seus esforços para desenvolver hábitos. Você tem mais poder, controle e escolha em decisões e resultados saudáveis do que pensa. Acreditar que o baralho não o favorece afeta o modo como você joga. Você quer jogar com intenção e confiança ou deixar por conta da sorte? Se está lendo isto, acho que sabe a resposta.

DA INTENÇÃO À AUTOMAÇÃO: O GUIA DO OTIMISTA PRÁTICO PARA FORMAR HÁBITOS QUE DURAM

Temos uma probabilidade maior de manter uma rotina por tempo suficiente para automatizá-la quando tornamos os comportamentos:

- Convenientes
- Interessantes
- Acessíveis
- Divertidos

Alguns dos passos cruciais envolvidos na formação de um hábito incluem intenção, tomada de decisão, ação e automação. Desenvolvi estratégias cruciais que incorporam esses passos aos pontos acima, para ajudar você a reduzir a lacuna entre "automação e intenção" (o buraco no qual boas intenções caem).

SEJA INTENCIONAL

Intencionalidade não é apenas estabelecer uma meta. Intenção é perguntar a nós mesmos: *o que eu preciso fazer para alcançar minha meta?* É descobrir tendências positivas, pontos de vulnerabilidade e estressores, para você poder replicar o que está funcionando e revisar o que não está. A intencionalidade ajuda a sair do pensamento *Sou um fracasso* das seguintes maneiras:

- reunindo dados acionáveis sobre quando, onde e por que as coisas vão bem ou dão errado;
- tornando-se menos vulnerável à exploração por pessoas com diferentes intenções para você;
- reduzindo as chances de ver que mais um ano passou sem que você tenha feito as coisas que esperava fazer.

Exercício: Origens de velhos hábitos

Ser intencional em relação aos hábitos começa com o reconhecimento de onde estamos neste momento e como nossos hábitos atuais passaram a existir, há meses ou há muitos anos. Um autoexame sem julgamentos ajuda você a começar a se separar do que vem fazendo e redirecionar sua energia para onde quer ir.

Ao tentar romper antigos hábitos ou promover bons hábitos, considere:

- Como eram o horário das refeições, os exercícios, o gasto de dinheiro, as amizades ou [insira algo seu] em sua família de origem?
- Quais são os hábitos ou esquemas que você levou dessas experiências?
- O que funcionou? O que não funcionou?
- Quais são a mentalidade e o conjunto de ações que criam ou perpetuam os hábitos que não estão lhe servindo?

Conforme mencionado, intenção é também ajustar nosso processo ao longo do caminho, à medida que aprendemos o que está (e o que não está) funcionando. Suponha que a meta seja buscar mais treinamento ou educação, e você precisa estudar para o exame de admissão e ainda trabalhar em horário integral. Você planeja estudar em casa depois do trabalho. Mas, quando chega, só quer jantar e relaxar. Modifica seu plano para acordar cedo e estudar, mas então sua energia cai durante o dia de trabalho. Estudar intensamente durante o fim de semana também não funciona. Por fim, encontra a solução: permanecer mais uma hora no trabalho e estudar lá. Quando está em casa, sua recompensa é saber que estudou; é hora de relaxar. Você aprimora seu plano levando uma salada ou sanduíche para o jantar ou pegando algo na hora do almoço, para que a fome não impeça sua concentração. Esse é um hábito que você pode automatizar. Você está alcançando uma meta que valoriza, lidou com problemas práticos como fome e nível de energia, estabeleceu marcos e prazos (mais ou menos uma hora por dia durante X meses darão conta do trabalho) e identificou pistas positivas que o ajudam na sua meta:

LOCAL DE TRABALHO = PISTA POSITIVA PARA COMPORTAMENTO PROFISSIONAL E CONCLUSÃO DE TAREFA
CASA = PISTA POSITIVA PARA RELAXAMENTO E DESCANSO

Exercício: Inventário de intencionalidade

Durante uma semana, mantenha uma agenda detalhada de como está usando seu tempo. Depois, pergunte a si mesmo, sem julgamentos:

- Meu uso do tempo é compatível com meus hábitos, valores ou metas desejados?
- Se não, o que está interferindo na minha intenção de mantê-los?
- O que eu fiz esta semana que se alinha com meus valores e metas?
- O que me ajudou a conseguir dar esses passos?
- Como posso revisar meu plano para tornar mais provável que eu mantenha meus novos hábitos?

SEJA GRANULAR

Você pode otimizar suas chances de automatizar hábitos estabelecendo metas específicas, realistas e compassivas. Metas amplas demais ("perder peso e ficar em forma" ou "me livrar da bagunça") e a falta de um plano claro podem levar a assoberbamento, procrastinação e fracasso. Metas onerosas demais podem levar a uma série de expectativas ("perder vinte quilos em três meses caminhando dez quilômetros por dia, fazendo musculação dia sim, dia não, e nadar e praticar ioga nos fins de semana"; "passar uma hora toda noite arrumando a casa, e nos fins de semana ir a centros de doação"), e essas expectativas altas podem nos atrapalhar. Um enquadramento não compassivo — "pare de ser um gordo porcalhão e indisciplinado" — só faz minar a autoeficácia, reforçando autoimagens negativas.

Se você está estabelecendo metas de "ser mais/fazer mais", pergunte a si mesmo se elas se baseiam em padrões arbitrários de comparação com os outros. Sem uma conexão clara com seus valores pessoais, essas metas artificialmente infladas podem levar a fracasso e a mais autoflagelação (veja *Integrar a identidade*, na página 265).

A meta da fase "seja granular" é criar um enquadramento específico o bastante para dar início, amplo o bastante para lhe permitir encontrar seu passo, e compassivo e intencional o bastante para parecer atraente e alcançável: "Quero fazer um plano para perder peso, ficar mais em forma e ter uma casa mais arrumada no ano que vem."

Exercício: Novos hábitos, novas direções

Escolha um hábito que gostaria de adquirir ou mudar. E então considere:

- Como poderia enquadrar seu novo hábito desejado de forma positiva, compassiva e realista? [Exemplo: ressignifique "Quero parar de comer *fast-food*" para "Quero preparar e comer alimentos que me dão energia e nutrem meu corpo e meu cérebro".]
- Como poderia ser mais específico em relação às suas intenções e soluções propostas? [Exemplo: "Quero limitar o *fast-food* a um dia por semana, comprar um livro de culinária com receitas caseiras simples e saudáveis e iniciar um programa de caminhadas, talvez com um amigo."]

Escreva sua meta de hábito em seu diário. Lembre-se de que você pode revisá-la à medida que aprender o que ajuda a manter hábitos saudáveis.

Um passo crucial para a automaticidade é ter um *plano de atividade*: decisões deliberadas sobre o que, onde, quando e como implementar um novo comportamento. Os planos de atividade com maior probabilidade de firmar um hábito são detalhados, preveem obstáculos e se planejam para estes — o que é conhecido como planejamento de enfrentamento. Isso nos ajuda a conceber hábitos realistas; determinar uma logística, incluindo alternativas e contingências; e incluir hábitos de apoio que sirvam de suporte para o hábito principal e maior.

Como a transição de Stan para o trabalho remoto havia tornado indistinta a linha de separação entre suas vidas profissional e pessoal, suas contingências incluíram estabelecer claramente limites de disponibilidade com seus colegas: bloquear sua agenda on-line para reuniões e chamadas depois de determinados horários e deixar mensagens informando sobre sua ausência no escritório quando ele estava com a família, preparando uma refeição ou precisando resolver alguma coisa.

Exercício: O diabo está nos detalhes — seu plano de atividade

Aqui estão algumas perguntas para você considerar ao criar seu plano de atividade:

- ***O que você fará?*** Quando começa? Com que frequência? Quais dias? A que horas? Com quem? Até quando? Desde que seja realista, estabelecer um prazo com data pode ajudar a encontrar tempo para algo que quer fazer. Uma paciente minha que é uma artista plástica muito talentosa estava com dificuldade de encontrar tempo para trabalhar com sua arte, por ser muito ocupada em seu trabalho corporativo. Ela gostava de criar arte para os amigos, então sugeri que escolhesse o aniversário de um amigo e lhe desse de presente uma obra de arte autoral.
  - Sempre que possível, utilize sua "hora de poder": para evitar golpes em seu senso de proficiência, não tente cumprir tarefas exigentes quando não estiver em seu melhor momento. Tente planejá-las para quando estiver mais focado, com mais energia e menos distraído. Para mim, é depois de estar com meus pacientes e antes de meus filhos chegarem da escola.
- ***Quais são as ferramentas e/ou informações de que você precisará?*** Equipamentos, suprimentos, roupa ou utensílios? Instrução? (Veja "Quem pode ajudar?", página 253.)
- ***Como você pode começar aos poucos?*** Estudos constataram que pessoas que se exercitam com regularidade (três ou mais vezes por semana), mas com intensidade limitada, são mais felizes do que aquelas que se exercitam intensamente, mas apenas uma vez por semana. Comece fazendo o que pode com regularidade. Em vez de usar o enfoque de que precisa ficar noventa minutos na academia, senão não é uma malhação de verdade, vá para ficar 15 minutos (se ficar mais, ótimo!). Por meio de um processo chamado aproximações sucessivas, você chega à sua meta reforçando os passos cumulativos que moldam o comportamento final. Resista à tentação perfeccionista de fazer um trabalho até terminar. Em vez disso, por exemplo, marque uma hora para sair e se movimentar por apenas 15 ou 20 minutos. Depois, faça algo divertido/compensador. E então marque uma hora para repetir. Programar-se incentiva a automaticidade por remover a escolha/decisão. Recompensas reforçam a programação. Pequenas vitórias preparam o palco para vitórias maiores, ao nos dizer que é seguro pensar grande, que temos uma boa probabilidade de alcançar nossos objetivos.
- ***Como você poderia decompor seu hábito desejado em pequenos passos sucessivos?*** Ponha sua programação para formação de hábito na agenda.

ASSUMA RESPONSABILIDADE

A responsabilidade prepara você para o êxito ao identificar como você saberá se está atingindo suas metas. Ela pode parecer assustadora (leia: vergonha/culpa). Vamos ressignificar isso: responsabilidade é estar no controle dos seus hábitos, preparando sistemas de apoio para você conseguir ir, continuar indo, ver como está indo e ajudar a ir melhor.

Exercício: Suas práticas de responsabilidade

Como você vai monitorar o jogo interno da mudança de hábito? Responsabilidade também é monitorar seus pensamentos e sentimentos relacionados a um hábito. A maioria de nós é propensa a pensamentos tudo ou nada, acreditando que está indo pior (ou talvez melhor) do que de fato está. A verdade provavelmente é algo entre uma coisa e outra. Aumentamos a proficiência quando podemos localizar e tampar os buracos por onde os velhos hábitos estão pingando.

- **Como rastrear seu progresso?** Não para se punir, mas para descobrir o quanto está perto de suas metas e como chegar mais perto. Embora antes eu tenha discutido minhas reservas em relação à tecnologia, acredito que ela é uma ferramenta útil para monitorar a formação de hábitos. Qualquer que seja sua meta nesse sentido, provavelmente há um aplicativo para isso. Ou faça uma planilha, ou anote em seu diário. Procure padrões, em especial nos reveses. O que aconteceu? Em que hora do dia ou da noite? Onde você estava? Quem estava com você? Houve envolvimento de emoções fortes, fome ou fadiga? Que tipo de dia era? O que você poderia modificar para ter resultados melhores? Algum processamento emocional é necessário (Capítulo 3, "Processamento de emoções")? Você poderia ressignificar situações e distorções de pensamento em tempo real, como exploramos no Capítulo 4, "Resolução de problemas", e em outros lugares?

- **Quem pode ajudar?** Em um experimento social, os participantes foram solicitados a estimar a inclinação de um declive. Aqueles que cumpriram a tarefa sozinhos pensaram que o declive era mais íngreme do que aqueles que fizeram a mesma tarefa com um amigo. E programas para vícios tiveram um impacto melhor quando amigos foram recrutados.

  - Os Otimistas Práticos não persistem sozinhos. Com frequência, encontram mentores, parceiros de atividade, grupos, clubes ou confidentes para apoiar suas jornadas de formação de hábito.

- Defino parceiros de responsabilidade de maneira ampla. Podem ser pessoas com as quais você se envolve em seu novo hábito. A maioria de nós não quer decepcionar alguém abandonando-o. Stan envolveu amigos em suas metas de melhorar a forma física, encontrando-os para jogar basquete ou correr, assegurando que compareceria (e se divertiria). Mas parceiros de responsabilidade podem dar informações — por exemplo, um nutricionista, um treinador, um instrutor. Ou apoio médico — seu médico, um terapeuta e outros especialistas em saúde. Ou conforto físico ou emocional — um massagista, amigos confiáveis que oferecem incentivo por telefone ou mensagem ou que ficam ao seu lado, fazendo seu trabalho enquanto você trabalha. Ou apoio logístico: a mãe de Stan planejou programas noturnos com as netas, para que o filho e a esposa pudessem sair à noite, como parte da meta dele de fortalecer o relacionamento dos dois.

- **Como sistematizar seu automonitoramento?** Registre o modo como você se sente quando está se engajando em seu hábito desejado. Demonstrou-se que o automonitoramento é eficaz para pessoas em diversas situações. Use o exercício "Mude o roteiro" (Capítulo 5) para praticar o reenquadramento de afirmações de autocrítica. Uma pergunta importante a ser feita é: *qual é a utilidade de me sentir ou pensar assim?*

  - Stan e eu criamos um rastreador de hábitos de OP como uma forma de ele registrar sua jornada, acompanhar hábitos de apoio, ter consciência do que estava sentindo e até ajudá-lo a desanuviar antes de dormir, para poder ter uma boa noite de sono — outra meta. A depressão afetara de maneira significativa o nível de motivação de Stan, mas, rastreando suas respostas emocionais ao longo do dia no rastreador de hábitos do OP, ele notou que seu humor ficava ótimo quando concluía uma tarefa que havia evitado. Sentia orgulho e proficiência associados à tarefa e, o mais importante, podia ver seu progresso por meio de seu próprio método de rastreamento. As duas coisas ajudavam a motivá-lo quando ele queria evitar tarefas. Quando estamos nos sentindo desanimados ou sobrecarregados, costumamos evitar fazer coisas que deveríamos fazer, muitas vezes coisas que provavelmente nos animariam. Parece ser esforço de mais. Mas tente pôr um pé na frente do outro e começar — embora de início falte ânimo, você logo se sente bem e fica feliz por ter feito. Se estamos lidando sobretudo com depressão, precisamos dar os passos para fazer as coisas que achávamos agradáveis e dominávamos. Elas podem não parecer agradáveis de início, mas o reforço positivo vem depois. Stan estava aprendendo isso em primeira mão. Existem diários para rastrear hábitos aos montes, portanto sinta-se livre para criar seu próprio rastreador de hábitos de OP. Você pode começar com as estratégias deste capítulo (seja intencional, seja granular, assuma responsabilidade, e por aí em diante) e desenvolver sua maneira personalizada de rastrear suas emoções, avaliar seus obstáculos, forjar seu plano de hábitos e então ver como este está se desenvolvendo: o que está ajudando; o que está atrapalhando o caminho.

ALIMENTE O LOBO BOM E FAÇA O LOBO MAU PASSAR FOME

O que inibe a automaticidade? Bem, a vida... a lua, as estrelas, Mercúrio retrógrado (de fato, pusemos Mercúrio em nosso plano de assistência a um paciente meu focado em astrologia — embora ele tenha deixado que poucas outras coisas interferissem no hábito de trabalhar em um bem-sucedido blog de nutrição e estilo de vida às sete horas da manhã!).

Nenhuma discussão sobre formação de hábitos estaria completa sem mencionar como lidar com obstáculos e reveses. Meta geral: você quer alimentar o "lobo bom" (lembra-se da fábula dos dois lobos, do Capítulo 1?), tornando os hábitos bons acessíveis, convenientes e abordáveis, e fazer o "lobo mau" — isto é, os hábitos ruins — passar fome reduzindo as tentações, as oportunidades e a acessibilidade.

Suponha que você esteja trabalhando em casa. O dia foi difícil — seu chefe o repreendeu; um projeto não foi bem. Às vezes, seu parceiro está ali para confortá-lo. Hoje a casa está vazia, mas a geladeira está cheia. Está bem ali quando você precisar esticar as pernas, dar um tempo da tela ou reabastecer a garrafa d'água ou a xícara de café. Está repleta de petiscos deliciosos (nem um pouco nutritivos). Você acabou de almoçar, mas se vê apanhando alguma coisa, bem, não muito saudável para comer, só porque está facilmente disponível e lhe dá uma gratificação imediata.

Inofensivo, certo? Claro — se isso acontecer de vez em quando. Mas já vi e senti pessoalmente como nossos hábitos não muito bons, mas reconfortantes, podem voltar para nos assombrar.

Maus hábitos persistem por uma série de motivos: são fáceis, prazerosos, convenientes e acessíveis — portanto, automáticos.

Espere aí! Essas são todas as coisas que queremos que os *bons* hábitos sejam! Vamos fazê-los trocar de lugar! Felizmente, para criar bons hábitos, podemos usar a mesma metodologia que usamos para romper maus hábitos.

Para automatizar hábitos, as três coisas a serem removidas do quadro são motivação, decisão e força de vontade. Como fazer escolhas exige energia mental, o cérebro acaba se valendo de pensamentos heurísticos ou acelerados para chegar à solução mais rápida de um problema, em particular quando estamos emocional ou fisicamente vulneráveis — por exemplo, estressados, com raiva, ansiosos, cansados ou famintos. Se recorrer à comida ou a outro comportamento não saudável é a rota conveniente, é isso que o cérebro vai querer fazer. Cabe a nós instalar os trilhos para os bons comportamentos do cérebro, e então passar por eles (praticá-los). Quanto mais fazemos isso, mais fortes essas vias neurais se tornam. A chave para a automação do hábito é engajar-se com naturalidade no comportamento. Consistência é essencial, especialmente diante de obstáculos.

Em termos cotidianos, isso significa facilitar ver, acessar e usar as coisas ligadas a seus novos comportamentos, reduzindo assim as barreiras ao acesso de hábitos saudáveis e erguendo barreiras contra os hábitos não saudáveis, dificultando que se repitam e sejam reforçados no cérebro. Bom senso, você diria? Sim. Mas o que está acontecendo no cérebro é bem significativo. Você está desprendendo dele a química de se sentir bem com uma coisa e prendendo-o a outra.

PÉROLAS DE OP

Erga barreiras baixas para os comportamentos positivos e barreiras altas para os negativos.

Ansiamos por aquilo a que estamos acostumados e expostos. A dopamina, uma substância química do cérebro, é liberada quando experimentamos algo que associamos a prazer, seja algo novo, seja algo familiar. A conexão com a fonte desse prazer se torna tão forte, que só a ideia ou a previsão da atividade que dá prazer, ou a visão de coisas associadas a isso, aumenta a dopamina. Vemos isso no vício: as pessoas, os lugares e as coisas associados à substância — passar por seu bar favorito, ver a parafernália — aumentam a dopamina. E, assim como podemos nos acostumar a algo (por exemplo, um sabor habitual e as preferências alimentares — o quanto salgado ou doce preferimos algo), podemos alterar isso depois de várias semanas, simplesmente mudando aquilo a que estamos acostumados. Vemos que, com o tempo, as pessoas podem se acostumar a uma redução da ingestão de sal ou açúcar na dieta sem precisarem de sabores substitutos. Somos aquilo a que estamos acostumados — e podemos mudar aquilo a que estamos acostumados. Como eu disse a Stan: "Você tem muito mais controle do que pensa."

Portanto, da próxima vez que se repreender por falta de força de vontade para implementar qualquer bom hábito que esteja tentando adotar, lembre-se disto: não lhe falta força de vontade. Você apenas se acostumou a algo que precisa desaprender/desacostumar.

Se ansiamos por aquilo a que estamos acostumados, então vamos nos acostumar a coisas boas ao tornar os hábitos saudáveis facilmente acessíveis. Adoro adaptar o conceito de *mise en place* — um termo culinário que se refere a ter todos os ingredientes de sua receita preparados e os equipamentos reunidos, de modo que tudo o que resta fazer é executar a receita saborosa.

Já fazemos isso naturalmente — pendurar chaves, óculos escuros e guarda-chuva perto da porta para podermos pegá-los na hora de sair; deixar o fio dental ao lado da escova de dente; pôr na mesinha de cabeceira aquele livro que queremos terminar. Mas a ciência sustenta isso. Aproveitar-se de pistas que desencadeiam hábitos pode ser incrivelmente eficaz. Por exemplo, um estudo constatou que uma maneira de aumentar a reciclagem era colocar latas de material reciclável ao lado das latas de lixo comuns — que as pessoas já estavam usando — e não a quatro metros de distância.

Se sua meta é uma alimentação mais saudável ou exercícios regulares, acessibilidade significa pôr alimentos e petiscos saudáveis à vista; manter a bolsa de ginástica preparada; posicionar o tênis de corrida perto da porta e os halteres perto da TV, para malhar acompanhando um vídeo ou programa de exercícios; colocar playlists, podcasts e audiolivros em seu celular para a sessão de bicicleta ergométrica; marcar uma data no calendário de mesa para encontrar um amigo e jogar *pickleball*.

Baixar as barreiras a comportamentos positivos vai desde resolver metodicamente detalhes de logística (ingressar em uma academia, adquirir equipamentos) até processar emoções negativas (sentir-se assoberbado, o que pode levar à inconsistência, a um senso de proficiência baixo e à procrastinação).

Quanto mais experiências positivas tiver com seus novos hábitos, mais você reforçará a química de prazer associada a elas — mais um motivo para comemorar êxitos. É para tirar proveito desse sistema de dopamina que falaremos adiante, neste capítulo, sobre acrescentar pequenas recompensas.

Rastrear o progresso (veja *Assuma responsabilidade*, página 253) ajuda a manter a resposta de antecipação da dopamina — o prazer só de pensar na recompensa: você se verá mais perto da sua meta e visualizará o dia em que isso acontecerá. Como será boa a sensação!

Você pode prevenir obstáculos e reveses estando preparado com planos de contingência e uma mentalidade "e se?". Suponha que esteja tentando beber menos álcool. Se precisa ir a um jantar de negócios ou foi convidado para um *happy hour* com amigos, certifique-se de ter um plano de contingência armado antes de ir — por exemplo, no máximo um drinque, ir embora cedo ou (no caso de um *happy hour* não obrigatório) decidir não ir e/ou oferecer uma alternativa diurna em que provavelmente haverá menos álcool envolvido. (Se acha que isso parece a seleção e modificação de situações do Capítulo 4, está certo!)

Inversamente, remova ou torne inconveniente o acesso ou mesmo a visão de lembretes do hábito que está tentando eliminar. De novo, com bom senso, mas eficácia: mesmo para um hábito tão arraigado quanto o de fumar, uma maneira importante de coibir a compra de cigarros é reduzindo a visibilidade dos maços nas lojas.

No exemplo de alimentação mais saudável e exercícios regulares como meta, erguer uma barreira para comportamentos negativos pode significar: manter petiscos e alimentos não saudáveis fora da vista, disponíveis em porções limitadas ou (principalmente) ausentes em casa. Planeje seus cardápios, faça uma lista de mercado e compre apenas esses itens. Combine bons comportamentos: ao se hidratar, tome suas vitaminas. Desassocie comportamentos que não servem à sua meta (oferecer uma alternativa diurna ao *happy hour*, como observado acima, é um exemplo). Se o hábito de assistir à TV sem parar ocupa o lugar do treino, rompa esse padrão — talvez pôr em seu telefone um alarme de lembrete sobre a TV e assistir apenas quando ele tocar.

Por que ficamos empacados

Entendendo a procrastinação

Pode ser perturbador e confuso quando não começamos, não mantemos ou não concluímos coisas que queremos ou precisamos fazer. O que está havendo?

As pessoas procrastinam não porque são preguiçosas ou desorganizadas, mas porque não acreditam que o resultado desejado seja possível. A procrastinação está mais relacionada à autoadministração do que à administração de tempo.

Ela acontece quando superestimamos a magnitude da tarefa ou subestimamos nossa capacidade de executá-la. Supomos que a tarefa é complexa ou árdua demais, está acima do nosso nível de habilidade, irá nos sobrecarregar, exigirá mais do que podemos oferecer ou terá um resultado negativo. Intimidados e pensando que não conseguiremos vencer o desafio, nós desistimos, evitamos ou não iniciamos a tarefa.

Superestimar a magnitude da tarefa + subestimar a proficiência = procrastinação

Outro fator: se você tem tendências a ser perfeccionista ou *maximizer* (para esta última, faça o teste no Capítulo 4), acredita na existência de apenas um método certo que só pode ser encontrado por meio de uma análise abrangente. Sem tempo para essa análise, você não toma a decisão.*

Uma preocupação excessiva pode nos paralisar. Às vezes temos consciência disso, mas às vezes não: pensamos *Não tive uma chance de marcar uma mamografia porque tenho estado muito ocupada com XYZ*, quando o verdadeiro motivo é uma preocupação intensificada por emoções não processadas. *E se eu tiver câncer de mama como minha mãe?*

Estudos sobre o cérebro mostram que pequenas quantidades de pressão podem ser úteis ao aprendizado e à memória, mas grandes quantidades podem ser debilitantes. A raiz da procrastinação é ver a tarefa em sua totalidade — e isso é atemorizante demais.

---

* Lembre-se também da tendência humana a uma sobrecarga de escolhas quando estamos diante de muitas opções (Capítulo 7).

> A solução: use as estratégias deste capítulo para reduzir a magnitude da tarefa; aumente seu senso de proficiência. À medida que progride e começa a ver resultados, você reduz a lacuna entre si mesmo e a atividade. Começa a se ver como alguém capaz de alcançar esses resultados. Essa é a filosofia central por trás da minha abordagem para implementar e praticar hábitos saudáveis.

Dicas de resolução

O primeiro passo para superar obstáculos e reveses em hábitos é reconhecer que eles se apresentam em todos os tipos, incluindo evitação, procrastinação, falta de responsabilidade e desistência, e costumam aparecer em meio a eventos estressantes que estão causando levantes emocionais — como no caso de Stan, que estava lidando com tristeza e perda. As habilidades de enfrentamento podem estar comprometidas e sufocadas por emoções angustiantes e depressão. Podem também se apresentar na forma de doenças novas ou crônicas, como resultado da dificuldade de aderir a importantes intervenções no estilo de vida.

Fazer perguntas autocompassivas pode assegurar que você esteja alimentando o lobo bom em vez do lobo ruim, quando obstáculos assim aparecerem e reveses acontecerem.

Posso ser gentil e curioso em relação a reveses?

Ninguém jamais automatizou um hábito enquanto estava lamentando-se por se achar um fracasso. Precisamos ser gentis com nós mesmos quando o cérebro está trabalhando duro para adotar novos comportamentos e se livrar dos antigos. Ofereça amor e carinho a si, igual faria a um amigo.

Stan precisava parar de se punir.* Pesquisas mostram que exercícios de autocompaixão podem levar a uma mentalidade mais otimista, à resiliência, a uma mentalidade de crescimento (usando o fracasso como uma oportunidade para aprender e crescer) e a uma motivação intrínseca — isto é, querer aprender ou melhorar em algo pelo próprio bem. A autocompaixão nos ajuda

---

* Sentimentos de falta de valor, culpa e vergonha são sintomas típicos de depressão. Ruminações sobre si mesmo, mas também pensamentos ruminantes em geral, são associados à gravidade e à recaída em depressão — por isso queremos combatê-los no início, inclusive obtendo ajuda quando necessário.

a assumir responsabilidade sem um autojulgamento que nos envergonha, que enfraquece a proficiência nos dizendo que somos inadequados. Assim, ajuda-nos a ressignificar o fracasso, a buscar auxílio e a tentar de novo. Melhor ainda, parece motivar comportamentos ligados à saúde que representam desafios para muitos de nós, como manter uma dieta, parar de fumar ou iniciar um regime de exercícios. Quando reveses acontecem, o importante é voltar à sela. A chave: fortalecer seu senso de autovalor e proficiência, que leva um golpe quando não conseguimos manter promessas a nós mesmos. Do contrário, o mau hábito pode se tornar uma bola de neve. Suponha que você tenha um hábito de fazer compras que sabe estar afetando sua segurança financeira. Mas, quanto mais sabe disso, menos confiança sente em sua capacidade de parar — você compra mais para se confortar. A bola de neve acontece com todo mundo de vez em quando. Culpar a si mesmo, à situação e aos outros não vai ajudar. A autocompaixão é associada a um desejo maior de melhorar diante de reveses.

Reconhecer reveses envolve reconhecer a realidade e aprender com isso. Sendo um Otimista Prático, você não olha um fracasso como permanente. Em vez disso:

- ❖ **Permaneça presente.** *Aqui estou eu. É o que é.*
- ❖ **Canalize compaixão.** O que você diria a um amigo que está passando por isso?
- ❖ **Reassuma as rédeas com algum cuidado, mas com perguntas diretas.** *Qual é o meu anseio? Do que estou sentindo falta? O que realmente preciso?* Lembre-se de que questionar a si mesmo — forçar-se a se engajar em uma averiguação ativa, consciente e deliberada — é uma forma de pensamento lento. Nessa situação, queremos tornar as coisas mais lentas para seu cérebro não cair no velho hábito.
- ❖ **Encontre gratidão pelo que quer que tenha aprendido ou dado certo.** Talvez você tenha mantido coisas por mais tempo, encontrado um aplicativo útil ou feito uma programação em vez de agir no improviso (veja *Seu plano de atividade*, página 252). Ou talvez tenha aprendido algumas coisas que podem ser implementadas para ajustar seu plano.
- ❖ **Aumente sua motivação recordando êxitos anteriores.** Lembretes de desafios pelos quais você passou podem ajudar a administrar sua perspectiva e lhe dar confiança. Para Stan, isso significou recordar hábitos que ele incorporara em outros tempos, quando era mais capaz de administrar

seus sistemas metabólicos por meio de um estilo de vida mais saudável e quando era fisicamente capaz de treinar os times esportivos de seus filhos ou de fazer passeios de bicicleta com a família. Quais são as habilidades, capacidades ou hábitos que você tinha no passado?

- **Faça uma pausa, não desista.** *Se eu ficar cansado depois de 15 minutos na academia, posso ir embora e tirar um cochilo.* Se você se sente assoberbado, faça uma pausa na experiência e se reprograme. A pausa é autocompassiva, ajudando você a se recompor, em vez de desistir. Se você for tentado por um hábito do "lobo mau", faça uma pausa de dez minutos. Pergunte-se: isso vai fazer eu me sentir melhor agora? E amanhã?

- **Desafie sentimentos, pensamentos e crenças suavemente.** Já ouvi pacientes dizerem coisas como "Odeio/tenho raiva de mim mesmo por não ser saudável e estar fora de forma", ou "Eu decepcionei a mim mesmo". Pensamentos e emoções negativos interferem na formação de hábitos, evocando pensamentos pessimistas ao reforçarem a percepção de que qualquer revés é permanente, penetrante e pessoal. *Isso nunca vai melhorar, estou fracassando, a culpa é minha/sou um desastre.* O pessimismo nos torna passivos: *Não consigo fazer isso. Acho que vou desistir. Só tenho que esperar as condições certas/ter mais motivação.* Ressignificar sentimentos e distorções de pensamento usando o ABCDE, como praticado em capítulos anteriores, ajuda a abrir você para possibilidades.

  - Stan usou o rastreador de hábitos de OP para monitorar seu progresso. Reconheceu quando estava tendo dificuldade e lembrou a si mesmo que qualquer pessoa em sua posição sentiria o mesmo. A autocompaixão aceita as emoções — *eu sei o que esta situação provoca/produz em mim. Isso é difícil* — enquanto nos lembra de que as emoções não são fatos.*

- **Empregue a redução de danos.** Aceite que há um revés no progresso e aja para limitar o dano. Você está prestes a comer biscoitos até explodir? Reserve uma porção individual e ponha o resto do pacote longe da vista — nenhuma tentação visível. Melhor ainda: embale as porções previamente. Não está conseguindo malhar? Faça algum trabalho no

---

* Houve uma época em que eu era tímida, acreditava que as pessoas não se interessariam pelo que eu tinha a dizer. Se eu tivesse mantido essa crença, não teria o prazer de falar com você hoje, de um Otimista Prático para outro.

jardim ou faça uma caminhada pela vizinhança. Não ouviu aquela aula de idioma? Ligue uma rádio on-line nesse idioma. Volte à lição amanhã.

- **Inclua intervalos.** Não ter satisfação com um comportamento é uma preparação para reveses. Nós desengajamos, não ficando ali tempo suficiente para automatizar o comportamento. Precisamos de compensações. Esse reforço positivo confirma nossa crença de que a decisão de mudar o comportamento vale a pena. Em particular, se os reveses são frequentes, crie dias de baixa periódicos, dias de descanso, "dias de trapacear" ou "refeições trapaceiras", quando você se dá alguma flexibilidade ou faz um intervalo limitado no processo de formação de hábito. Considere isso uma recompensa pelo modo como está agindo, bem como uma prevenção contra reveses, tudo junto em uma coisa só. E acrescente isso ao seu rastreador de hábitos de OP.

Minhas metas são realistas ou preciso reavaliar?

Meu pai costumava dar este exemplo: Você tem um maço de lápis unidos por uma tira elástica. Alguém lhe diz para quebrar todos eles. Você olha para o maço e responde: "Não há como eu fazer isso." Mas... ninguém falou que não era possível quebrar um de cada vez.

Os otimistas sentem menos pressão e mais autocompaixão quando não tentam corresponder a padrões rígidos, arbitrários ou estritos. Certifique-se de que sua meta é realista para *você* — não para seu amigo ou irmão, para um influenciador ou uma celebridade, ou para o "você" que você era antes de ter filhos, antes de quebrar a perna esquiando ou antes de estar fazendo o trabalho de duas pessoas.

Você tem dificuldade de acordar cedo? Então, é uma receita para o fracasso passar de zero a cem quilômetros por hora porque se inscreveu em uma aula de *hot* ioga às seis da manhã, que exige que você durma antes do que gostaria, acorde às cinco, devore uma barra de proteína, vista aquela calça bonita, desloque-se para encontrar a amiga madrugadora que vai com você, e, depois da aula, corra para casa para tomar banho, vestir-se e estar à sua mesa cheia de disposição para a primeira reunião do dia. Pessoalmente, se eu tiver que mudar cinco hábitos para adotar um novo, há grandes chances de isso não acontecer.

Não estou dizendo para você não se esforçar. Mas uma abordagem inflexível que não honre sua situação atual não é humana e é um risco de fracasso para o hábito. Seguindo um caminho mais gradual, você pode vir a gostar dessa aula ao amanhecer.

- *Suas metas e padrões são compassivos?* São padrões difíceis, críticos, rígidos e idealistas que talvez pertençam a outra pessoa (nesse caso, a quem)? Se as coisas não estão funcionando, reavalie. Você precisa acrescentar intervalos? Comemorar vitórias menores?
- *Reconheça os gatilhos para os maus hábitos.* Dias de trabalho longos e estressantes levam você a, sem pensar, ficar no celular/comer/não malhar? Quando você entende o que desencadeia os hábitos negativos, é mais capaz de conceber um plano para impedi-los.
- *Desassocie pistas da recompensa habitual escolhendo uma alternativa.* Em vez de fugir para a cozinha depois de eventos estressantes no trabalho, ponha o tapete de ioga ao lado da mesa de trabalho e deite ali para um alongamento ou para um áudio de meditação de cinco minutos, até isso se tornar um costume.
- *Identifique afirmações que dão permissão.* Os maus hábitos se insinuam quando baixamos a barreira com afirmações que lhes dão permissão. Como naquelas vezes em que você fica acordado até tarde no celular — o que é conhecido coloquialmente como procrastinação de vingança na hora de dormir — para tentar compensar o tempo perdido em um dia que você passou servindo ou cuidando dos outros (*Tive um dia longo; mereço uma diversão*) ou não trabalhando em um projeto que está tentando terminar (*Não estou sendo produtivo mesmo*). Então, na manhã seguinte você falta à aula de ginástica matinal — embora tenha pago antecipadamente — e dorme: "Preciso estar bem no trabalho." Um rastreador de hábitos de OP pode ajudar a rastrear gatilhos de reveses. Stan aprendeu a reconhecer afirmações que lhe davam permissão para não ir à academia de ginástica quando elas surgiam e a redirecionar os pensamentos para sua meta final de ter uma vida mais saudável com a família.

Atenuando emoções, reconhecendo gatilhos, controlando pistas ambientais e detectando afirmações que dão permissão, você captura maus comportamentos antes que se tornem bolas de neve, ou exerce controle de danos e estoca futuras táticas de prevenção.

INTEGRAR A IDENTIDADE

Otimistas Práticos usam hábitos para alcançar metas e criam metas para manter bons hábitos. A primeira parte parece óbvia. Mas e a segunda?

Otimistas Práticos conectam suas metas aos seus valores mais profundos. Quando você faz isso, seu por que e seu por que não — por que você não pode ir sem perseguir isso — se tornam altamente convincentes. Isso é chamado de comportamento congruente com a meta: um comportamento ligado a um tema ou propósito maior. É mais provável mantermos um comportamento congruente com a meta porque nosso propósito serve de farol e motor, iluminando nossa direção enquanto propulsionamos a jornada. Quando sua meta se conecta à sua identidade e aos seus valores — medidas não arbitrárias de êxito/validação externa —, ela é não negociável. Assim também são, por extensão, os hábitos necessários para alcançá-las. Uma maneira de adquirir hábitos congruentes com a meta: torne a meta parte da sua identidade. Você sabe quem corre com regularidade? Corredores. Quando nos vemos como "alguém que é um _____", é muito mais provável automatizar um hábito desejado.

Complete esta frase:

Quero me ver como _____
_____.

Algumas ideias para preencher o espaço acima podem ser:

… alguém que cozinha/que é organizado/que está em boa forma física/que cuida da saúde.
… um orador público calmo e equilibrado.
… um praticante de [preencha o espaço] certificado.
… um leitor.
… alguém que contribui para a comunidade.

Stan queria cuidar da saúde para poder apoiar a família e sustentá-la. Pedi a ele para determinar metas de longo e curto prazos que influenciariam seus hábitos.

Metas de longo prazo de Stan: Conseguir controlar sua pressão sanguínea e os níveis de colesterol a ponto de poder deixar de tomar medicações sob a supervisão do médico. Ele também tinha a meta de longo prazo de correr uma maratona um dia.

Metas de curto prazo de Stan: Treinar os times esportivos de seus filhos sem cansar ou ficar sem fôlego. Ele acrescentou uma meta de curto prazo extra de correr cinco quilômetros dentro de um ano — uma meta viável para ser trabalhada como indicador de curto prazo do êxito em aderir a hábitos saudáveis diários. Muitos dos meus pacientes usam corridas para se motivarem a ter comportamentos saudáveis diariamente. Sou aberta ao que quer que funcione para você!

Para alcançar essas metas, Stan se comprometeu a trabalhar com seus médicos, um nutricionista e um treinador, se necessário, para melhorar a pressão sanguínea, o colesterol e os níveis de açúcar sanguíneos. Nem todo mundo tem recursos para um treinador, por exemplo, ou necessariamente precisa de um treinador, para alcançar metas. Dê uma olhada nas suas opções e necessidades, e veja o que faz sentido para você.

Se você se vê como alguém que contribui para a comunidade, pode passar algum tempo na internet procurando um projeto local com o qual se envolver, em vez de ficar conferindo as redes sociais. Se está disposto a ser alguém que cozinha, pode passar na mercearia para comprar ingredientes para salada e um peixe para grelhar, em vez de ir à lanchonete da vizinhança. Quanto mais suas metas se encaixarem em coisas que você valoriza, maiores são as chances de você persistir nos hábitos necessários para alcançá-las, apesar dos reveses.

DAR A PARTIDA COM DIVERSÃO

Ficamos tão focados na produtividade, que muitas vezes nos sentimos autoindulgentes quando estamos nos divertindo. Lembre-se: emoções positivas associadas a um hábito ajudam a nos sentirmos estimulados, relaxados, recompensados, satisfeitos e orgulhosos. Essas emoções nos inspiram a persistir e a baixar a barreira de acesso à automaticidade. Para Stan, foi muito importante priorizar a diversão ao cuidar melhor de sua saúde física e emocional. Ele criou o hábito saudável baseado em diversão de correr ou jogar basquete com amigos de duas a quatro vezes por semana. Estar com seus companheiros enquanto queimava calorias foi uma vitória altamente motivadora para todos eles (e acrescentou responsabilidade também).

Comemore pequenas vitórias e minimarcos. Por toda vez que perder dois quilos? Por subir o morro caminhando rápido sem parar? Por ler um livro trinta minutos por dia durante uma semana?* Por terminar um capítulo da preparação para o teste? Sua comemoração ou recompensa pode ser uma saudação mental silenciosa (gosto de dizer a mim mesma, *Você chegou longe*), uma mensagem entusiasmada para um amigo ou parceiro de responsabilidade, admirar seu progresso em um aplicativo ou relógio que marca distâncias percorridas, ou um pequeno mimo que faz seu dia parecer especial. Certifique-se de que sua recompensa apoie sua meta (se está tentando perder peso, a recompensa não deve ser comer um bolo de chocolate inteiro de uma vez). Escolha algo diferente — talvez uma massagem. Para marcos maiores, desfrute de recompensas maiores. Quando Stan chegou à metade de seu caminho para perder peso, ele se deu de presente novos tacos de golfe. Não estava acostumado a gastar consigo mesmo, então essa recompensa foi um sinal de autocompaixão e compromisso.

Comemorar vitórias ao longo do caminho aumenta nossa confiança, nosso senso de proficiência e nosso orgulho, afirmando que os esforços estão fazendo diferença, e previne pensamentos grosseiros que dizem que somos um fracasso se não alcançarmos a "grande meta final". Talvez não tenhamos perdido todos os quilos que esperávamos perder até a reunião da turma de colégio, mas podemos nos alegrar por termos começado a nos exercitar com regularidade e a saborear os resultados.

PÉROLAS DE OP

Nunca minimize as pequenas vitórias, porque elas levam às grandes.

---

* Sabia que a leitura de livros pode prolongar sua vida? Um estudo constatou que a leitura de livros proporcionava uma vantagem de sobrevivência de 23 meses (e uma redução de 20% na mortalidade), graças aos efeitos benéficos dessa atividade sobre a cognição (e não porque os participantes já tivessem uma cognição maior — os pesquisadores fizeram um ajuste para isso). O número mágico para obter esse benefício? Apenas trinta minutos por dia. A leitura melhora o vocabulário, a concentração, a empatia, a inteligência social e emocional, as habilidades para resolver problemas, o pensamento crítico e o raciocínio profundo. Ingresse em um clube do livro, e você também estará reduzindo o isolamento, algo com o próprio benefício cognitivo.

Quando começamos a empreender um novo hábito, com frequência associamos prazer a alcançar marcos ou metas. Quando a expectativa da *atividade em si* causa empolgação ou prazer, você está no caminho para a habitualização. Quanto mais alegria puder encontrar na jornada, mais fácil será manter hábitos. Se, assim como Stan, ser social energiza você, sua afirmação "Eu sou uma pessoa que cozinha" (usar a identidade para formar um hábito) parecerá ainda mais gratificante quando você cozinhar com amigos. A natureza o inspira? Tente um tipo de exercício em um ambiente bonito. Se sua meta é contribuir para a comunidade, escolha uma atividade da qual você goste, não apenas por ser bom nela. Um contador poderia certamente se apresentar como voluntário para um trabalho *pro bono* — mas, se esse contador é um entusiasmado jardineiro nos fins de semana, trabalhar como voluntário em um jardim da comunidade poderá lhe dar imensa alegria e satisfação. Um estudo constatou que o risco de mortalidade de participantes que trabalharam como voluntários cem horas ou mais por ano diminuiu 44% — um incentivo para você associar seus hábitos a uma atividade voluntária, se for o caso!

Atividades que atendem aos critérios de fluxo — algo desafiador, mas também divertido ou gratificante — também otimizam a formação de hábitos. Uma amiga que morreria de tédio em uma academia encontrou quarenta anos de boa forma física estudando dança. A música e a oportunidade de expressão artística e precisão técnica nutriram sua mente e sua alma enquanto ela mantinha o corpo em forma.

Às vezes só precisamos nos impulsionar para algo que não gostamos de fazer. Integre diversão reposicionando sua atenção ou planejando uma recompensa a si mesmo quando alcançar a meta. Talvez você não goste de se alongar, mas não se importe em se alongar enquanto assiste ao seu programa favorito na tv. Ou marque aquela mamografia anual que você está adiando, seguida de uma diversão com um amigo ou os filhos.

Como você poderia tornar mais interessantes os hábitos ou as metas que escolheu? Quais serão seus marcos? O que você fará para comemorá-los?

OS QUATRO MS DA SAÚDE MENTAL

Após escutar Stan, falar com seu médico de atenção primária e rever seus exames e questionários de paciente, acreditei que sua depressão era situacional e moderada — e, seria possível argumentar, uma reação normal aos eventos avassaladores em sua vida. Embora eu apoie o uso de medicações em conjunção com psicoterapia para o tratamento de depressão, achei que uma prescrição tradicional não seria apropriada para ele. Acreditei que na terapia ele poderia tratar suas crenças autolimitantes e emoções angustiantes, otimizar suas habilidades de enfrentamento e falar sobre transições em casa e no local de trabalho, incluindo o golpe que levou quando se tornou alguém que "perdeu um pouco o rumo". Continuamos a processar a tristeza por tudo que acontecera em sua vida (incluindo eventos mundiais difíceis) nos últimos anos. Stan passou a sentir que, em meio a todos os seus desafios, era capaz de ganhar uma perspectiva mais ampla sobre o que realmente importava — algo que ouço com frequência de pacientes que passaram por um estresse extremo. Curiosamente, seriam os desafios que acabariam por estimular seu otimismo na vida. Stan era um otimista que, sob o peso de seus obstáculos, experimentava o pessimismo e a depressão, e então, eu diria, ele construiu uma visão otimista duradoura baseada em intenção, habilidades e prática — a essência do OP como mentalidade, conjunto de habilidades e conjunto de ações. Alguns otimistas são natos; alguns são feitos. E alguns são uma combinação de ambos! Stan foi capaz de utilizar suas novas e bem afiadas habilidades de enfrentamento, confiante de que elas durariam.

Stan e eu trabalhamos em muitas das habilidades sobre as quais você vem lendo nos Oito Pilares do Otimismo Prático. Utilizamos algumas de minhas técnicas favoritas de TCC, inclusive ativação comportamental — pôr o carro na frente dos bois por meio um plano de atividade — fazendo algo que antes lhe dava prazer e que é bom para você, mesmo quando você não acha isso. Isso melhorou o humor de Stan, aumentando seu tempo de lazer. Acima de tudo, quanto mais tempo ele encontrou para descansar e se divertir, mais praticou a autocompaixão; e, quanto mais praticou os Cinco Rs da regulação emocional e da resolução de problemas no mundo real (Capítulo 4), mais produtivo se tornou. Não era a produtividade no trabalho, ele me disse. Ele era sempre produtivo no trabalho, mesmo no auge da depressão — um fenômeno coloquialmente conhecido como depressão de alto funcionamento, em que, tomados por depressão, nós nos exaurimos tentando continuar a cumprir importantes obrigações sociais e papéis na nossa vida. Mas agora ele estava se firmando mais em casa em vez de se engajar em uma evitação emocional. Ele achou os Cinco Rs particularmente úteis para lidar em tempo real com a resolução de problemas com a esposa: "Eu percebi que ela não está recorrendo a mim para consertar isso. Ela precisa sentir que estamos nisso juntos — uma equipe." Lara, a esposa de Stan, juntou-se a nós várias vezes, e eles praticaram o uso da técnica xyz (Capítulo 8) para discutir os sentimentos dela de precisar da ajuda de Stan. Lara me disse que estava feliz por ter o "Stan feliz" de novo. Stan, porém, não era o mesmo, ele me diria. Como poderia ser? Uma grande parte do mundo já não era a mesma. Esse era um sentimento que eu podia entender e com o qual podia me identificar. Mas a pressão faz diamantes, meu pai me falaria. (Minha esperança é que encontremos maneiras de fazer diamantes sem circunstâncias extremas.)

Stan também trabalhou na ativação de seu cuidador interno (Capítulos 5 e 8). Percebeu que a morte do pai produziu muitos sentimentos, incluindo culpa, porque a relação dos dois se tornara distante: "Eu estava tão ocupado no fim, que não encontrava tanto tempo para meu pai como eu gostaria." Stan não é muito diferente de outras pessoas — arrependimentos, remorsos, vergonha e inadequação podem se tornar mais intensos quando nossas vidas já são intensas. Não foi uma única técnica que o ajudou a melhorar, mas sim uma abordagem abrangente envolvendo muitas das estratégias para tratamento de saúde mental testadas na prática e presentes neste livro.

Porém, há outros hábitos — os quais podem ser perseguidos de maneira independente ou com terapia — que provaram ser benéficos para a prevenção e o tratamento de depressão. Alguns podem ser tão benéficos quanto uma medicação em casos leves a moderados. E são maravilhosamente úteis para qualquer um de nós que está enfrentando a vida no século xxi. Mencionamos tais ideias em outros capítulos, mas esses hábitos destilam essas lições até seu cerne. Se há uma lição que eu imploraria a todos que conheço para incorporarem em suas vidas é a dos Quatro Ms da saúde mental.

Os Quatro Ms são naturais, gratuitos e apoiados por toneladas de evidências — e os benefícios são exponenciais. Além disso, levam a outros bons hábitos. E ainda trazem uma tremenda gratificação em si.

Postei os Quatro Ms nas redes sociais e na grande mídia durante a pandemia. Também os compartilhei em uma live internacional com a Global Citizen e promovida pelas Nações Unidas, na qual tive a honra de estar ao lado de pessoas que admiro, e fui solicitada a oferecer uma mensagem de saúde mental de 60 segundos. Fiquei surpresa e inspirada pelo modo como muita gente respondeu à mensagem. Acredito que isso aconteceu porque ela oferece esperança e coragem, e também ajuda a combater grandes desafios de vida e saúde enfrentados por nós, incluindo burnout, um estilo de vida sedentário, a solidão ubíqua em uma cultura focada na autonomia, e os usos e distrações da tecnologia.

Maestria
Por meio da dedicação a melhorar, moldamos nosso senso de significado e propósito.

Movimento
Por meio de movimento, podemos elevar o ânimo, afiar e acalmar a mente e apoiar inúmeros aspectos da saúde física.

Engajamento significativo
Por meio de nossas presença, ações e palavras singulares, nós nos conectamos com os outros.

Atenção plena
Direcionando nossa atenção suavemente, abrimos um portal para a compaixão por nós mesmos e pelos outros, e para a apreciação da vida.

Os Quatro Ms* prolongam e melhoram a qualidade da vida. São o cerne do Otimismo Prático. Se você levar consigo alguma "receita" que apresentei neste livro, espero que seja a inspiração para priorizá-los em sua vida.

Maestria

Aprenda, aprimore ou torne-se melhor em alguma coisa! O ideal é que seja algo que o "fortaleça" e do qual você goste. Pode ser relacionado ao trabalho ou à sua vida pessoal. Tente, reavive ou aprofunde um hobby ou uma habilidade: cozinhar, cuidar de um jardim, aprender um novo idioma.

O que faz você se sentir feliz, produtivo, criativo, desafiado? Vá fazer isso! Você não precisa se tornar um especialista para experimentar a maestria. É mais uma questão de melhorar de forma consistente uma habilidade em algo e alimentar seu senso de realização. Estar sempre aprendendo e investindo em si mesmo.

---

* No original, *Mastery, Movement, Meaningful Engagement* e *Mindfulness*. (N. do T.)

Ver seu progresso constrói proficiência (o mesmo que competência — que, somada à autonomia e ao pertencimento, é considerada uma das nossas três necessidades básicas). Para adultos mais velhos, o uso proativo de tecnologia (jogos de computador, comunicação em grupos de conversa) pode preservar e promover a memória e a concentração, retardando certos sinais de envelhecimento. Pesquisas mostram que, para adultos mais velhos, uma hora de atividade em computador e menos de duas horas de TV por dia, bem como realizar atividades físicas, pode reduzir o risco de demência.

Atender a esse M pode ser tão simples quanto incorporar quinze minutos de aprendizado por dia, fazendo leituras com propósito, praticando uma nova habilidade, iniciando uma aula, adotando um hobby novo ou reavivando um antigo. Não sabe bem por onde começar? Explore ideias de "propósito em movimento" no Capítulo 2, incluindo entrar no fluxo. Estados de fluxo conectados podem aumentar a confiança e desenvolver maestria quando aplicados a uma habilidade ou hobby específico. Precisa de ideias para o que lhe traz fluxo? Escolha uma tarefa da qual goste — talvez algo em que você já seja bom ou que está aprendendo, de que está gostando e que quer aprimorar. Reserve um tempo e espaço... deixe-se mergulhar.

O fluxo não exige horas ou resultado em algo substancial. Você pode escrever uma página ou um tomo; cultivar plantas em um vaso na janela ou no jardim — e experimentar o fluxo. Muita gente encontra fluxo cozinhando, cuidando das plantas, ouvindo música, dançando, fazendo algum trabalho gratificante, apoiando uma causa em que acredita ou ajudando pessoas.

Para aqueles que vivem com depressão, pode ser difícil priorizar a maestria. Uma das partes mais difíceis da depressão é que ela pode reduzir nosso prazer em coisas que antes adorávamos — um fenômeno chamado anedonia. Pedi a Stan para focar o engajamento em uma atividade estimulante e levemente desafiadora, e para se divertir fazendo isso. Ele fez da prática de esportes com amigos seu plano de atividade. Tente despertar a motivação por meio da ativação comportamental: adote um comportamento primeiro e, com frequência, a motivação e o prazer associados vêm em seguida. Costumo pedir a meus pacientes para classificar coisas que lhes dão alegria em uma escala de um a dez e sugiro que priorizem essas atividades, já que a ativação comportamental associada a elas é quase garantida.

O aprendizado muda o cérebro, causando uma nova atividade neuronal. Eclosões de aprendizado regulares podem ser melhores do que sessões de maratona, dando ao cérebro tempo para consolidar e, então, recuperar a informação. Se você decidir que quer realmente se destacar em uma atividade, veja o Capítulo 6 para informações sobre construção de proficiência e estratégias.

Movimento

Mexa-se! Exercite-se ou apenas saia para caminhar. Permanecer ativo reduz sintomas de estresse, depressão e ansiedade. Faça alguns intervalos de 10 a 15 minutos entre exercícios e aprecie uma caminhada breve, uma pedalada, um pouco de ioga e alguns alongamentos.

Nosso corpo não foi feito para ficar sentado o dia inteiro. O corpo nos recompensa por nos movimentarmos. Além de ajudarem você a ter uma aparência fabulosa, os exercícios reduzem a inflamação, considerada a principal culpada por trás de incontáveis doenças. Os exercícios também:

- liberam endorfinas, que reduzem a percepção de dor e ativam os centros de recompensa do cérebro, promovendo a circulação de níveis mais elevados de dopamina, serotonina e endocanabinoides (substância semelhante à cannabis em nosso próprio corpo) e, em geral, nos fazendo sentir felizes e motivados;
- aumentam o fluxo sanguíneo cerebral e regulam nosso sistema nervoso autônomo e o eixo hipotálamo-pituitária-adrenal, o que, acredita-se, reduz os sintomas de depressão;
- promovem o crescimento de células nervosas no hipocampo, a parte do cérebro responsável pelo ânimo, pelo aprendizado e pela memória;
- podem nos ajudar a combater predisposições genéticas para ansiedade, transtornos de humor, Alzheimer e TEPT, por regularem/aumentarem os níveis de uma importante proteína do cérebro chamada fator neurotrófico derivado do cérebro (BDNF, na sigla em inglês), facilitando o crescimento saudável do cérebro e o aprendizado.

Qual é a quantidade de exercícios necessária para obter esses benefícios ao cérebro? O ideal são aproximadamente 45 minutos, de três a cinco vezes por semana, segundo um estudo transversal de 1,2 milhão de pessoas da *Lancet*

Psychiatry, de 2018.* Mas mesmo um único episódio de exercício pode impactar positivamente processos cognitivo-emocionais como humor, ruminação e atenção, e pode aumentar o BDNF. Pequenas quantidades de exercícios, até mesmo vinte minutos por dia (divididos em parcelas de dez minutos, se preciso for), podem ter um grande impacto sobre a saúde mental e física. De acordo com o estudo da *Lancet*, exercícios regulares podem ajudar a reduzir os dias de saúde mental ruim em 43,2%.

Eu recomendo movimentar-se por pelo menos de quinze a trinta minutos por dia em qualquer atividade da qual você goste. Caminhe, nade, pratique jardinagem, dance enquanto lava a louça... simplesmente se movimente! Embora o estudo da *Lancet* tenha constatado um benefício maior em esportes de equipe — sobretudo por causa do componente social —, o mais importante é encontrar atividades de que você goste e que fará de forma consistente. Também não se trata de ser atlético: um estudo de 2017 constatou que exercícios leves, como caminhar, eram mais benéficos para a saúde mental do que exercícios vigorosos.** De acordo com um estudo de Stanford, de 2014, caminhar aumentou em 60% a produção criativa, em comparação a ficar sentado.

O quanto você pode ser inventivo para acrescentar quinze a trinta minutos de atividade em seu dia? Caminhe em seu local de trabalho durante telefonemas, dê uma corridinha leve ao sair com o cachorro. Há ainda as saidinhas para resolver coisas, as tarefas domésticas e o trabalho no quintal. Cada bocadinho soma!

---

* As atuais diretrizes de atividade física para os norte-americanos, de acordo com o Departamento de Saúde e Serviços Humanos dos Estados Unidos, são 150 minutos semanais (uma combinação de treinamentos aeróbico e de força de intensidade moderada). De acordo com os Centros de Controle e Prevenção de Doenças (CDC, na sigla em inglês), menos de 30% dos norte-americanos cumprem as recomendações.

** Você já se perguntou por que às vezes nós andamos quando estamos pensando muito, ou por que achamos que dar uma caminhada esvazia a mente? Nosso poder cognitivo e nossa capacidade de caminhar ereto evoluíram simultaneamente. A velocidade da caminhada parece estar ligada ao nosso estado interno: é mais rápida quando estamos animados ou chateados. Caminhar mais lentamente pode reduzir a tensão. O fluxo ótico, que é o termo para o movimento de orientação natural dos olhos quando caminhamos, foi a base para o desenvolvimento do EMDR (sigla em inglês para Dessensibilização e Reprocessamento por meio dos Movimentos Oculares), um tratamento para TEPT e transtornos de ansiedade desenvolvido pela psicóloga dra. Francine Shapiro, depois de ela notar o efeito calmante de caminhar.

Engajamento significativo

Humanos precisam se conectar. Lembre-se da sua comunidade; pense em suas conexões, seus amigos, seus colegas de trabalho e sua família. Faça um trabalho voluntário, procure um amigo, compartilhe uma piada.

Engajamento significativo não é quantos amigos temos ou o quanto somos sociáveis. É nós nos certificarmos de que nossa vida contenha centelhas de conexão vitalizantes com outras pessoas. Somos âncoras uns dos outros de maneiras que nem percebemos.

As pessoas com quem passamos tempo importam. Nossos amigos predizem hábitos de saúde mais do que pais, genes e até mesmo cônjuges. Nosso cérebro evoluiu para ser altamente sensível ao modo como os outros se comportam conosco — de fato, temos neurônios-espelhos que nos predispõem a imitar o que o "nosso" grupo está fazendo, presumivelmente para sermos aceitos e para sobreviver. Cerque-se de pessoas que têm bons hábitos — porque elas influenciarão você. O verdadeiro apoio social é dar e receber incentivos a metas e hábitos saudáveis.

Cultivar engajamento significativo é bastante importante para aqueles que moram sozinhos (um terço das pessoas em países ocidentais). Morar sozinho aumenta o risco de isolamento social, o que aumenta o risco de uma série de males, incluindo doença cardiovascular, derrame e mortalidade prematura. Um estudo recente mostrou que morar sozinho aumenta o risco de depressão em 42%.

Há algo de vulnerável em comer com alguém. Em geral, comemos com pessoas que são importantes para nós. E, pelo menos no que se refere a jantares em família, os benefícios à saúde desse simples hábito são surpreendentes.[*]
Mas não se sinta culpado caso não consiga jantar com a família regularmente. Tente passar, todos os dias, um total de vinte a trinta minutos de tempo sossegado, sem aparelhos, com os filhos. É a atenção intencional que importa. Isso vale para adultos compartilhando o pão também. Se você mora sozinho,

---

[*] Jantares em família regulares estão associados a índices mais baixos de depressão, ansiedade, abuso de substâncias (maconha, tabaco e álcool), distúrbios alimentares e gravidez precoce na adolescência; a maior resiliência, orgulho e proficiência; a melhores processamento emocional, resolução de problemas, notas nas escola e alfabetização; a conversas mais profundas, melhores vínculos familiares e maior confiança nos outros — em essência, jantares em família são uma maneira de promover Otimismo Prático em nossos filhos!

encontre amigos com regularidade ou convide-os para um café ou um petisco, ou peça uma comida e assista ao jogo com eles. Não precisa ser nada sofisticado. É conectar-se e estar intencionalmente junto.

Os passatempos favoritos de Stan incluíam churrascos com a família, passeios de bicicleta com os filhos e encontros com a esposa, à noite. Defina o que parece significativo para você. Uma caminhada tranquila ou sentar-se com um amigo... assistir a um filme com os filhos... treinar times de crianças... ler para moradores de lares de idosos. O engajamento não precisa ser um grande esforço. Dê um oi. Pergunte às pessoas como elas estão e realmente ouça o que elas respondem. Compartilhe um artigo ou foto que você acha que alguém gostaria. Use as estratégias de formação de hábito deste capítulo, combinadas às ideias do Capítulo 8, "Pessoas", para estabelecer um hábito de conexão!

Atenção plena

Você pode praticar estar presente para sua mente durante qualquer atividade de rotina — costurando, lavando as mãos, tocando um instrumento, cortando grama, cozinhando, limpando, entre outros. Pratique entre dez e quinze minutos de respiração profunda, expresse gratidão e aprecie a natureza.

Inspire lenta e profundamente. E então expire.

Ótimo. Você leva jeito.

Praticar atenção plena é cultivar uma consciência da realidade deliberada, compassiva, com aceitação e no momento presente. Você pode direcionar a atenção para sua respiração, seus pensamentos (mesmo aqueles que não são lá grande coisa), sua observação ou sua ação (fazendo coisas de forma determinada, focada e intencional).

Stan estava intrigado com a meditação, então compartilhei uma breve visão geral dos benefícios da meditação de atenção plena com base em pesquisas. A meditação regular cria mudanças estruturais no cérebro, reduzindo o volume da amígdala, a parte do cérebro responsável por emoções como estresse, medo e ansiedade, e aumenta a espessura cortical (concentração de massa cinzenta) do hipocampo, a região envolvida na memória e na regulação de emoções. A meditação resulta em melhor atenção e concentração, e menos divagações da mente. A meditação baseada em atenção plena, especificamente, pode ajudar a aliviar sintomas de depressão por si só ou em combinação com tratamentos mais tradicionais, como medicação e terapia. Pode tornar mais lento ou estancar o declínio cognitivo associado ao envelhecimento. Muita gente relata menos estresse e mais bem-estar geral — uma sensação maior de controle sobre as emoções e a vida.

Stan decidiu usar exercícios de atenção plena quando se sentia estressado, em vez de recorrer à comida. Por sorte, há uma série de recursos que nos ajudam a cultivar a prática de atenção plena, e vários deles são gratuitos. Experimente baixar aplicativos em seu telefone ou tablet. Ou faça isso à moda antiga, reservando de um a dez minutos do dia para simplesmente se sentar, respirar profundamente, perceber a si mesmo e fazer uma meditação de escaneamento corporal (tente os exercícios *Ficando amigo da sua respiração* e *Ficando amigo do seu corpo*, no Capítulo 3).

Algumas pessoas praticam meditação de maneira formal em grupos, treinamentos e retiros, e muitas tradições espirituais incorporam práticas meditativas. Isso também proporciona comunidade com os outros. Mas você pode praticar em casa ou em qualquer lugar — afinal, sua mente vai aonde você for!

Espero que você incorpore atenção plena em sua vida com regularidade. Tome pequenas doses de atenção plena ao longo do dia — alguns minutos no quintal ou em um quarto tranquilo de manhã, em um banco no parque durante seu horário de almoço ou antes de dormir.

FLORESCENDO

Acordei com as risadinhas de meus primos e irmãs, não muito mais velhos do que eu, segurando velas e fazendo cócegas em minhas pernas.

— *Utho!* (Acorde!) — disse um de meus primos.

Eram 4h30. Eu tivera muitas experiências novas durante os dois anos que passara na Índia com minha família, mas nunca tão cedo.

— *Chalo, chalo!* (Vamos!) Queremos lhe mostrar uma coisa.

No ar enevoado da manhã, gotas de orvalho salpicavam as flores enluaradas. Um aroma, majestoso e celestial, nos envolveu.

— *Raat ki rani* — disse minha prima. Rainha-da-noite, ou dama-da-noite, eu soube mais tarde. Um nome adequado.

A vizinhança já estava começando a se alvoroçar, com vendedores ambulantes empurrando carrocinhas. Nossos vizinhos idosos, com uns 70 e 80 anos, estavam saindo de suas casas, vestidos com trajes tradicionais de diferentes partes da Índia. Alguns tinham turbantes, alguns tinham bengalas.

— *Hello. Good morning.*
— *Namaste.*
— *Ram-Ram.*
— *Sat sri akal ji.*
— *Salaam.*

Eu podia entender seus cumprimentos em hindi, inglês, urdu e punjabi enquanto caminhávamos juntos — hindus, sikhs, muçulmanos, cristãos —, todos conversando, todos aparentemente na mesma direção.

— *Guten Tag.* — Havia até um expatriado alemão. Eu vivia ali fazia meses, mas como saber que tanta gente começava o dia àquela hora? Aparentemente, era isso o que todos faziam, mais ou menos, toda manhã.

E por que estávamos todos indo para o parque? Seria algum tipo de feriado ou festival? Então, quando viramos a esquina, para além das vacas, cabras e cachorros de rua, eu vi: fileiras e mais fileiras de pessoas, de todos os formatos e tamanhos, fazendo saudações ao sol enquanto ele nascia.

Meus primos me puxaram para a multidão.

— Espere! Não consigo fazer essas posições — eu disse, vendo alguém fazer uma parada de mão, como se fosse totalmente normal fazer isso em um parque ao amanhecer, cercado de mil estranhos. — Não tenho um tapete.

— Ninguém tem. Vamos.

Então eu fui. Até tentei a posição pretzel. No meio da contorção, ouvi alguém dizer:

— *Beta, bahut accha* (Muito bom, bom trabalho, menina).

A melhor amiga de minha avó viera me incentivar. Ela praticava ioga desde que tinha minha idade e disse:

— *Mere ghar aana, me tumhe bahut badiya bhojan khiloungi* (Vá lá em casa mais tarde; vou lhe dar muitas comidas deliciosas).

— *Aunty-ji, namaste* — falei. — *Main zaroor aaungee.* (Com certeza irei).

Voltando para a casa de minha avó, podíamos sentir os perfumes de cardamomo e canela. Em casa, os aromas de *chai* e *chapati* enchiam o ar.

— Você quer me ajudar? — perguntou minha tia.

— Sim, por favor! — respondi, e comecei a trabalhar com o novo *belan* (rolo de massa) de madeira que haviam me dado para eu aperfeiçoar meus *rotis*.

Eu ri, movimentei-me, comi com minha família. Quando me lembro daquela época, essas práticas diárias de atenção plena, o engajamento significativo com a família e a comunidade e a maestria do aprendizado de novas habilidades formaram as bases iniciais dos Quatro Ms da saúde mental, que desde então se tornaram meus hábitos para a vida inteira, a pedra angular de tudo que faço. Eram comportamentos rotineiros que eu observava em minha casa todos os dias. Cresci vendo meu pai meditando, escrevendo artigos acadêmicos, lecionando para estudantes de medicina, fazendo trabalhos voluntários e apresentando oficinas de psiquiatria. Hoje, com mais de 80 anos, ele ainda lê com voracidade. O tapete de ioga viaja com ele. Nada o impede de se alongar, treinar força e caminhar de cinco a oito quilômetros diariamente. E toda manhã ele fala comigo. Pode ser uma conversa muito breve. Mas é um hábito inegociável. Estou certa de que os hábitos diários de meu pai são um grande motivo de sua saúde e longevidade extraordinárias — sem falar naquele grande e velho sorriso em seu rosto.

A história de Stan teve um final feliz. Depois de um ano inteiro comprometido com seus hábitos, incluindo muitos jogos de basquete com amigos, passeios de bicicleta com a família e saídas à noite com a esposa, e um compromisso com seu diário e um aplicativo de meditação, bem como checagens regulares com seu médico de atenção primária e seu nutricionista, sem falar em suas sessões comigo, Stan perdera 11 quilos, em sua maior parte de gordura, ganhara músculos e baixara a pressão sanguínea. Seu nível de glicose em jejum, seu colesterol total e seu colesterol LDL eram ótimos como jamais haviam sido. Ele conseguira reverter muitos de seus fatores de risco para doença cardíaca (estilo de vida sedentário, alimentos processados, hábitos de sono ruins, estresse excessivo não administrado) e estava se livrando de um monte de medicações que lhe haviam sido receitadas sob a observação e supervisão de seu médico de atenção primária.

Em nossa sessão final, eu me senti maravilhada com tudo o que ele fizera no período de um ano, criando e mantendo hábitos melhores em meio aos curtos-circuitos de ciclos de feedback negativo diante de extremo estresse. Por meio de terapia, Stan teve insights sobre como suas emoções impactavam suas escolhas, hábitos, relações interpessoais e processos de pensamento — e sobre como tudo isso afetava sua proficiência e sua capacidade de restabelecer um patamar saudável. Quer você esteja voltando a se comprometer com hábitos saudáveis que já praticou, quer esteja tentando desenvolver novos hábitos saudáveis, é importante saber como nossas emoções e padrões de pensamento nos ajudam ou nos atrapalham. Ao fim do nosso trabalho juntos, Stan compartilhou que já não estava deprimido e que era grato por isso. Mas o trabalho que ele fez também trouxe algo que ele não parecia estar esperando.

— Doutora Varma, minha visão positiva... está de volta — ele me disse. — Pensei que havia sumido. Agradeço muito por isso.

— Se o copo está metade cheio ou metade vazio importa cada vez menos com o passar do tempo — eu respondi. — Acho que é mais importante saber que é sempre possível reenchê-lo. Você se dedicou a encher o seu copo.

Queremos mais do que consertar o que quebrou, substituir o que foi perdido — queremos ir muito além disso. Como nossos traumas e tragédias podem ser oportunidades para um tipo de crescimento que só pode ocorrer por meio dos duros golpes e da humildade, quietude e vulnerabilidade que eles trazem?

Há muito tempo, minha meta para mim, bem como para meus pacientes, tem sido não apenas resistir às adversidades, mas crescer apesar delas. Meu sonho é criarmos uma cultura que promova uma saúde emocional e um florescimento excepcionais para todas as pessoas. Até esse dia chegar — e, de fato, com a esperança de que façamos nossa parte para que isso aconteça —, podemos criar nossa própria cultura pessoal de bem-estar por meio dos hábitos que perseguimos. Nem sempre podemos controlar nossas circunstâncias, mas temos controle sobre nossas atitudes e nossos comportamentos — o que fazemos com nossa mente e com nosso corpo, e então no mundo. Que nossos hábitos sejam atos de bondade e beneficência para nós mesmos e os outros. Que o Otimismo Prático e os Quatro Ms sejam uma receita de vida que nós mesmos escrevemos na busca de uma vida de florescimento.

Para conferir as referências científicas citadas neste capítulo, por favor, visite doctorsuevarma.com/book (em inglês).

Epílogo

Mesmo que o mundo se partisse em pedaços, eu ainda plantaria minha macieira.

— Desconhecido

Depois que minha mãe faleceu, decidimos fazer uma viagem em família para a Índia. Era a primeira vez que eu levava minha própria família. Meu marido e eu observamos quando meu pai pegou a mão de meu filho em idade escolar, os dois olhando fixamente para o Taj Mahal.

— *Nana-ji* — disse meu filho, olhando para meu pai com adoração.*
— Sim, *beta*.**
— Sinto falta de *Nani Maa*.***
— Também sinto — disse meu pai, olhando para meu filho. — Ela amava muito todos vocês — acrescentou ele, voltando-se para mim e meu marido.
— Também sinto falta dela — falei a meu filho.

A última vez em que visitara o Taj Mahal, eu estava segurando a mão de minha mãe. Sentia tanta falta daquelas mãos bonitas, calorosas, fortes. Macias, mas com textura, com uma pegada firme que refletia sua clareza de propósito e sua segurança. Ela irradiava sabedoria, profundidade e experiência mesmo quando já não podia falar, em seus últimos dias. Sua risada característica e sua sábia capacidade de entender a complexidade de qualquer situação e aconselhar adequadamente estão entre as coisas das quais mais sinto falta. Sem contar os deliciosos *parathas*, *pakoras* e *chapatis* — comidas reconfortantes que ela fazia para mim, mesmo quando mal tinha forças para ficar em pé. E, quando já não

---

* *Nana-ji: Nana* significa avô materno em hindi; *-ji* é um honorífico.
** *Beta* significa filho, mas também é um termo carinhoso para o neto ou um termo afetuoso para uma criança que poderia ter a idade do filho ou neto de alguém.
*** *Nani Maa* significa avó materna.

conseguia mais, ela puxava uma cadeira e dava a meu pai instruções detalhadas para eu poder ser recebida com meus pratos favoritos quando chegava.

"Seja a luz na escuridão" foram algumas das primeiras palavras de minha mãe para mim. Também estariam entre as últimas. Sudeepta, meu nome, significa luz bonita, em hindi. Minha mãe sempre foi uma luz para mim, para minha família e para muita gente nas comunidades às quais ela dedicou a vida. "Seja a luz em um quarto escuro", ela me dizia.

Erguemos monumentos em honra às pessoas e aos princípios caros a nós, assim como Shah Jahan fez para sua amada esposa, quando criou o Taj Mahal. Percebi que o que minha mãe me deu tinha o potencial de continuar existindo — por meio da vida de meus filhos, meus pacientes, minha comunidade e meu trabalho na mídia, e das minhas paixões. Por que eu não poderia dar continuidade ao legado da minha mãe à minha maneira?

TODOS NÓS TEMOS um próprio legado a oferecer. Nestes últimos anos, eventos no mundo desafiaram a todos nós. Agora, mais do que nunca, estamos coletivamente procurando sair de um período estressante, equipados com habilidades para proteger e defender nossa saúde, nossa felicidade e nossa capacidade de resiliência. O Otimismo Prático pode nos ajudar não apenas a desenvolver a capacidade de tolerar o estresse e resistir a ele, mas também a incorporar nossos desafios a um si mesmo sempre em evolução que, de maneira singular, torna-se — como os vasos *kintsugi* com rachaduras de ouro na casa do meu pai e no consultório da dra. L — mais complexo, bonito e inspirador.

Manter sua saúde mental e física não é egoísta. É um ato vital de serviço pessoal e público. À medida que nosso mundo se torna cada vez mais interconectado e nossos efeitos uns sobre os outros têm um alcance cada vez maior, nosso bem-estar e o bem-estar do mundo se tornam mais íntima e imediatamente entrelaçados do que nunca. Não podemos estar em nossa melhor forma para nós mesmos e os outros quando nosso copo está vazio (devido à exaustão física/emocional) ou quando o percebemos assim (devido aos pensamentos pessimistas). Quanto mais cada um de nós pode florescer, melhor nosso mundo pode florescer enquanto cada um de nós vive, ama, trabalha e contribui da forma que só nós podemos.

O Otimismo Prático não é um pensamento mágico ou uma linguagem floreada, mas sim uma filosofia tangível e concreta baseada nas melhores práticas e evidências científicas. Melhora com a prática, sendo usado para atender às nossas necessidades dia após dia. Dê a si mesmo tempo e graça para se acostumar aos pilares. Tente aplicá-los a metas ou desafios específicos. Se você não é chegado a rotinas de autocuidado ou apenas não encontra tempo para criar uma prática voltada a si mesmo, pode usar o OP para ajudar a incorporar uma mentalidade diferente e aquelas rotinas que você vem tentando integrar à sua vida. Ou isso pode contribuir para a sua decisão de buscar terapia.

Praticar o Otimismo Prático em minha própria vida me ajudou a me arriscar, persistir diante de obstáculos e ter êxitos que não imaginava possíveis para mim. Como resultado, tive a felicidade de poder compartilhar os princípios do OP com muito mais pessoas do que ousara esperar.

Venho pensando no Otimismo Prático de uma forma ou de outra há mais de vinte anos, apesar de nem sempre ter tido um nome para isso. E, embora não soubesse disso quando era mais jovem, o início nebuloso desses princípios estava ali. Eles têm sido minhas pegadas na areia, o apoio sempre presente e o sistema de crença que tem estado ali para mim ao longo das minhas jornadas.

— *NANA-JI?* — disse meu filho, olhando para meu pai.
— *Ha, beta.*
— Quantos anos minha mãe tinha quando todo mundo se mudou para cá? — perguntou meu filho, referindo-se aos dois anos que passáramos na terra natal de meus pais.
— Mais ou menos a sua idade.
— Sério? — disse meu filho, empolgado, virando-se para trás e sorrindo para mim.
— Sim. — Meu pai o encarou com curiosidade. Afinal de contas, ele é um psiquiatra infantil.
— *Nana-ji?*
— *Ha, beta.*
— Você pode me contar mais sobre a história da mamãe e das baratas?

Meu pai e eu nos olhamos e sorrimos. Era difícil acreditar que eu estava mesmo ali, após tantos anos, desta vez com meu próprio filho, lembrando-se daquela monção matinal, pouco depois de chegarmos ao que de início me pareceu uma terra estranha, quando matamos o que pareciam ser 10 mil baratas invadindo nossa casa — e tive minha primeira lição de Otimismo Prático: aceite a situação, persevere, faça o melhor que puder.

* * *

A ACEITAÇÃO é, talvez, a parte mais difícil das práticas do Otimismo Prático — pelo menos tem sido para mim às vezes. Como equilibramos uma atitude de "posso fazer" com uma atitude que nos pede para aceitar com elegância as coisas que não podemos mudar? No meu caso, o empurre/puxe dessa dualidade estava incorporado aos princípios culturais que aprendi crescendo no Ocidente e àqueles que absorvi do Oriente por meio da minha família. Mas os empurre/puxe das emoções, ideias, metas ou relações conflitantes podem acontecer na vida de qualquer pessoa. Os meus não são iguais aos seus. Mas o mais importante na vida e na boa saúde mental é ter uma grande variedade de mecanismos de enfrentamento flexíveis — e então saber quais deles usar, dependendo das circunstâncias da vida. Flexionar ajuda a não quebrar. Mas, quando quebramos, a cola dourada, o Otimismo Prático, pode nos ajudar a ficar muito mais fortes e mais bonitos.

Minhas batalhas internas acabaram me auxiliando na compreensão das pessoas em toda a sua complexidade, de como temos nuances e somos únicos. E entender que quase nenhuma resposta é preto no branco. Tudo bem nos esforçarmos. Todos nós passamos por isso — seja querendo ser um bom pai, uma boa mãe, um bom trabalhador ou parceiro, seja sentindo que não estamos à altura. Queremos ser vistos, reconhecidos, valorizados, apreciados. Queremos amar, aprender e crescer. Mais importante: estamos todos tentando deixar um legado, transmitir algo positivo. Essa é uma necessidade humana básica.

O Otimismo Prático é, no fim das contas, deixar sua marca no mundo como só você pode, por meio de atos pequenos, pensados, gentis e eficazes. É melhorar a si mesmo e ajudar a vida das pessoas à sua volta — mesmo diante de situações desafiadoras e opções limitadas. Como Otimistas Práticos, estamos em uma jornada para tornar mais nítida a lente com que olhamos nossa vida, para ver a beleza ali presente, para reconhecer as provações e os traumas que vivenciamos como parte de nossa jornada, para extrair de nós as capacidades que estão lá no fundo do todo que já somos e para manifestar o nosso melhor ao mundo.

Embora talvez nunca nos encontremos, espero que ao longo deste livro você me sinta como uma presença amiga, praticando o OP ao seu lado. E, mesmo que a decepção seja o custo de fazer negócios como ser humano, e até o mais otimista entre nós experimente decepção de vez em quando, espero que o Otimismo Prático ofereça a você a força e a convicção de que vale a pena investir em sua mente e seu corpo e lutar por eles, além de apoiá-los em seus momentos de necessidade e tornar os bons momentos ainda mais maravilhosos.

Qual é a essência de ser um Otimista Prático? É exatamente o mesmo que desejo a você. Que a cada dia, ainda que de maneira imperfeita, você:

Confronte o dia com energia e entusiasmo.
Reaja aos desafios de maneira atenciosa e proativa, perseverando frente aos obstáculos.
Cultive um senso de propósito ao seguir suas paixões.
Encontre significado nas alegrias e nas tristezas de todo dia.
Crie pertencimento com as pessoas, a natureza e o universo em geral.
Seja capaz de ver a beleza nas suas imperfeições e de relevá-las.
Espere o melhor e, assim, receba o melhor.
Encontre gratidão em meio à dor.
Seja capaz de reencher seu copo de tal forma que ele transborde com muito amor, risos, bondade e compaixão compartilhados com outros.
Tenha um profundo senso de saber que, em essência, estamos todos conectados — cada um de nós é um lar neste corpo e nesta mente que recebemos. E sempre estivemos em casa.

Este é meu desejo a você — perceber todas essas maravilhas que residem em si mesmo, esperando para serem expressadas no mundo. Porque é isso que significa viver com autenticidade, meu amigo Otimista Prático.

MEU FILHO ESTAVA olhando cheio de expectativas para o avô. Meu pai — que para mim é um exemplo vivo de Otimismo Prático, minha dose diária de inspiração pela gentil, mas indomável, agência em sua vida e pela incansável dedicação a ajudar os outros a alcançar o mesmo. Meu pai — que, com um sorriso largo, aceita o fato de que não podemos parar as ondas da vida, mas podemos aprender a surfar.

Meu pai e eu nos olhamos mais uma vez. Então ele pegou a mão do meu filho e disse: "Claro, venha comigo. Vou lhe contar de novo a história da barata."

OBRIGADA A VOCÊ por compartilhar minha jornada comigo e por me permitir acompanhar você na sua.

Vamos manter contato — @doctorsuevarma nas redes sociais (Instagram, X, Facebook), no LinkedIn (Sue Varma, M.D., P.C., DFAPA) ou no meu site, doctorsuevarma.com.

Agradecimentos

Como Otimista Prática, acredito que, quando somos profundamente instigados a realizar algo e o momento é certo, o universo conspira para nos ajudar. Assim, quero agradecer a todos os meus conspiradores, começando com minha incrível equipe na Avery, Penguin Random House. Lucia Watson, obrigada por tratar o manuscrito com a máxima dedicação, determinação e clareza de visão, e por sua amizade. Foi um verdadeiro prazer trabalhar com você. Megan Newman, por acreditar no potencial deste original. Suzy Swartz, por todo o seu trabalho duro avançando cada fase do livro. Lindsay Gordon, Casey Maloney, Farin Schlussel, Anne Kosmoski e Maya Ono, por trazerem esta obra ao mundo. Sally Knapp, Laura Corless, Patrice Sheridan, Nellys Liang e Nancy Inglis, pelo trabalho na produção e no design, bem como a equipe de desenvolvimento de autor, Alison Rich, Zehra Kayi, Rachael Perriello e Stephanie Bowen. Posso dizer que toda a equipe da Avery me conquistou de imediato!

Quero agradecer em especial a Toni Sciarra Poynter por toda a ajuda na edição e recostura com tanto comprometimento e dedicação. Sempre valorizarei as conversas que tivemos, a prioridade que você deu a mim e a este livro. Você é um tesouro.

A Kimberly Rae Miller — sou muito grata por você ter acreditado que havia um livro em mim. Certa vez, brinquei com você: "Está bem, então como o tiramos daqui de dentro?" Sua crença inabalável em mim, seu apoio, sua expertise como editora, seu compromisso com este trabalho, sua dedicação e agora sua amizade são incomparáveis. Sou muito grata a você por me ajudar a colocar este livro no mundo. Obrigada por tudo o que você faz.

Com gratidão à minha equipe na CAA — Andy Elkin, David Larabell, Alison Pepper, Emily Westcott, Zoe Willis, Claire Nozieres, Christine Lancman e Shannon Moran —, obrigada por toda a ajuda para lançar este livro no mundo.

Dr. Eric Manheimer, autor de *Twelve Patients* (adaptado para as telas na série *New Amsterdam*) e respeitado médico, mentor e amigo há vinte anos, muito obrigada por me inspirar e incentivar a escrever meu próprio livro. Apreciarei e continuarei a usar os belos cadernos em branco com encadernação de couro que você e Diana me deram de aniversário alguns anos atrás, para me estimular a escrever meu próprio livro. Eles foram úteis e mais um sinal do universo que eu precisava! Dra. Anita Sacks — valorizo nossa amizade, sua sabedoria e a ajuda com este livro. Dra. Laura Clarke — somos amigas há anos. Sua dedicação, seu tempo e seu apoio a este material foram inestimáveis para mim. Sou eternamente grata.

Juliana Himawan, obrigada pela sua dedicação, pelo trabalho duro e pelo contínuo apoio a esta obra — foi um imenso prazer trabalhar com você. Dr. Ramaswamy Viswanathan, obrigada por acreditar em mim desde o começo.

Pelo apoio, por acreditarem em mim, por amplificarem meu trabalho e pelo trabalho inspirador que fazem, obrigada a: dr. Len Adler, Safia Samee Ali, dr. Tal Ben-Shahar, dra. Carol Bernstein, Sara Blanchard, Michael Bociurkiw, Caroline Bologna, dr. Grant Brenner, dr. Gregory Brown, Hannah Chubb, dra. Jessica Clemons, Erin Connors, dra. Lisa Damour, dra. Saumya Dave, dr. Ken Duckworth, Stephanie Essenfeld, dr. Jeff Friedman, dra. Deepti Gandhi, dra. Nerina Garcia-Arcement, dra. Jen Genuardi, Keri Glassman, dra. Jessi Gold, dr. Jake Goodman, dra. Sasha Hamdani, dr. Peter Haugen, Angela Haupt, Donna Hill Howes, Tricia Himawan, dra. Sireesha Jathavedam, dr. Dilip Jeste, dra. Judith Joseph, Jeff Kreisler, dra. Monica Krishnan, dra. Pooja Lakshmin, Asia Lee, Tara Lipinski, dra. Scarlett Magda, dra. Vania Manipod, dr. Charles Marmar, David Moin, Jenny Mollen, Alicia Muñoz, dra. Uma Naidoo, dra. Vivian Pender, dra. Molly Poag, Michelle Poler, dra. Rachelle Ramos, dr. Drew Ramsey, dra. Joan Reibman, dra. Stephanie Rosen, Gretchen Rubin, dra. Laurie Santos, Anu Sehgal, dr. Ian Smith, Anne Teutschel, dr. Vatsal Thakkar, Joey Thurman, Ginnie Titterton, dra. Jasdeep Virdi, Colleen Wachob, dr. Greg Wilde, Susan Zinn e dr. Jaime Zuckerman.

À NBC, CBS, ABC e outros meios de comunicação que deram a mim e ao meu trabalho uma plataforma regular para uma série de discussões poderosas sobre saúde mental ao longo dos anos. Na NBC: Jenna Bush Hager, Carson Daly, Dylan Dreyer, Cecilia Fang, Willie Geist, Savannah Guthrie, Lester Holt, Chris Jansing, Sheinelle Jones, Hoda Kotb, Allie Markowitz, Jill Martin, Craig Melvin, Vicky Nguyen, Talia Parkinson-Jones, Al Roker, Gadi Schwartz,

Savannah Sellers, Stephanie Siegel e dr. John Torres; na CBS: Nate Burleson, Tony Dokoupil, Jericka Duncan, Vladimir Duthiers, Chandler Gould, Gayle King, dr. Jon LaPook, Norah O'Donnell e Caitlin Pawson. Obrigada a vocês por colocarem a saúde mental em primeiro plano anos atrás, quando isso não era muito discutido na TV.

Obrigada à Associação Americana de Psiquiatria pelo apoio e pela liderança. Sou grata ao NYU Langone Health pelas oportunidades tanto de aprender quanto de ensinar. Aos meus amigos na NYCPS e na IAPA, obrigada por reconhecerem meu trabalho.

Obrigada à Sharecare e à MedCircle — ao longo dos anos, criamos juntos um conteúdo de saúde mental premiado. Obrigada por levarem esse importante trabalho ao mundo!

Aos meus pacientes — obrigada por confiarem sua saúde a mim e me permitirem ser uma conspiradora com vocês na jornada para um bem-estar excepcional.

Sou grata a todos aqueles que me inspiram, os gigantes da área, mencionados ou não.

À minha família — vocês são a luz e o amor do meu universo. Obrigada pelo amor, pelo apoio e pela orientação em cada passo do caminho.

Índice

Nota: números de páginas em itálico indicam material em tabelas.

11 de Setembro de 2001, ataques terroristas, 16, 18, 152-3, 160, 163

A

"aja", elemento de escuta de apoio, 223-25
ABCDE, técnicas de reestruturação cognitiva, 102-3, 134-38, 162, 229, 263
aceitação radical, 233
aceitação, 227-28, 284
acessibilidade, 255, 257
açúcar sanguíneo, níveis de, 266
adaptabilidade, 169
adolescentes, 56, 123
adrenalina, 78
adversidade, 17, 39
agência, 28, 32, 80
AIM, 58-69
Ainsworth, Mary, 214
álcool, consumo, 258
alegria, 37, 38, 45, 56, 69, 199, 239, 268
alienação, 122
altruísmo, 55, 66
Alzheimer, 273
amígdala, 84, 108, 113, 276
análise transacional (AT), 124
anedonia, 272
ânimo, 31, 149, 223, 254, 273.
ansiedade social, 123, 200
ansiedade, 17, 21, 32, 33, 37, 70, 77, 106, 123, 142, 189, 215, 273,
antidepressivos, uso de, 23, 23n
apego, estilos de, 214-19
aprender, 177, 260, 284

aprovação, 169, 235
aproximações sucessivas, 252
arrependimento, orientação para, 136
arritmia, 212
assoberbado, sentir-se, 202, 231, 257, 262
astrologia, 255
ataque cardíaco, 55, 211n
atenção, 206
aterosclerose, 32
ativação comportamental, 65, 167, 269, 272
atividade neuronal, 272
autoacalmar-se, 42, 144, 154, 216, 219
autoaceitação, *140-41*
autoapoio, exercitar, 166
autocompaixão, 260, 263, 267
autocomparação, 189, 190, 194
autoconfiança, 29, 91, 120, 154, 175, 214, 216, 218
autoconsciência, 75, 83, 149
autoconsciência, 83, 239
autocrítica, 88n, 122, 123, 139-42
autocuidados, 15
autoculpa, 133, 143
autodúvida, 81, 165, 216
autoestima, 121, 139
autoimunes, transtornos, 124
autojulgamento, 261
automaticidade, 46, 250-1, 252, 255-6, 265, 266

automonitoramento, 254
autonomia, 235
autorrevelação, 225

B

Bandura, Albert, 158, 171
Baucells, Manel, 81
beber em excesso, 49
Beck, Aaron T., 33n, 102n,
bem-estar, 9, 124
benefício da dúvida, dar, 131
Berne, Eric, 124, 214
Beyond Boredom and Anxiety (Csikszentmihalyi), 54n
Bowlby, John, 213
budismo, 161, 234
burnout, 46, 50, 60, 65, 271
Burns, David D., 102n

C

carícias, 124, 127
catastrofização, 135, 163, 229
Centros para Controle e Prevenção de Doenças (cdc), 274n

ceticismo, 50, 142
Chisholm, Shirley, 170
Churchill, Winston, 112
colesterol, 56, 212, 242, 265, 279
compaixão, 35, 46, 84, 94, 128, 142, 148, 163, 208, 225, 261, 271, 285
comparações, 45, 49, 123, 126, 136, 183, 187-9, 192, 201, 205
comportamentos de escape, 49
comportamentos destrutivos, 83
compras on-line, 210
conclusões precipitadas, 188
confiança, 148, 157, 173
consciência de mente presente, 240
consciência do momento presente (CMP), 191-3
Conselho de Pesquisa Nacional, 247
consistência, 256
contingências, 251
controle, senso de, 80, 126
conveniência, 180
córtex cerebral, 75
córtex pré-frontal ventromedial (CPFVm), 80
cortisol, 32, 56, 123, 212
covid-19, 22, 36, 52, 61
criatividade, 25, 68, 105, 170
crítica, 114, 121, 139, 143
Csikszentmihalyi, Mihaly, 48
culpa/culpar, 98, 122, 142
cultura indiana, 52, 119, 132
cultura japonesa, 75

cura, assumir responsabilidade por, 178
curiosidade, 44, 65, 185, 200, 226, 230

D

"detectar" elemento de escuta de apoio, 223
darma, 46, 52, 125, 132, 149
Darwin, Charles, 74
demência, 56, 224n, 272
demissão silenciosa, 158
Dennett, Daniel, 68
depressão, 9, 17, 21, 30, 45, 48, 50, 83, 142, 189, 200, 217, 269, 273
derrame, 32, 55, 211, 211n, 224n, 275
desabafar, 110
descanso socioemocional, 194
descentralização, 87-8
desculpas, 140, 233
desesperança, 50, 213n, 244
desigualdade, 10
diabetes, 242
diálogo interno, 162, 201
diário, 40, 67, 87, 91, 127, 138, 140, 144, 153, 162, 195, 251, 279
dieta, 30, 257, 261
discriminação, 9

dissonância cognitiva, 81-3
distorções cognitivas, 89, 96, 103, 138, 146, 176, 229
distorções de pensamento, 133-4, 138, 142, 167, 209, 253, 262
distrações, 25, 42, 45, 204, 245, 271
divisão política, 22
divórcio, 226
doença cardiovascular, 56, 212, 215, 243, 275
dopamina, 185, 199, 202, 205, 256, 258, 273
dor de cabeça, 22
dor, 63, 139, 234
Durant, Will, 242
Dweck, Carol, 161

E

eixo hipotálamo-pituitária-adrenal, 273
Ekman, Paul, 74
Ellis, Albert, 33n, 146
EMDR, 33n, 274n
emoções, 10, 24, 33, 40, 70, 72, 74--94, 102, 108, 113, 224, 239, 259, 266, 276, 284
empacado, sentir-se, 44, 117, 167, 187

empatia, 9, 32, 35, 92-4, 122, 129, 147-8, 181-3, 186n, 189, 194, 214, 225, 239, 267n
empoderamento, 167
endorfinas, 212, 273
engajamento cívico, 210
Engineering Happiness (Sarin e Baucells), 81
epigenética, 215, 247
epinefrina, 32, 56, 78
escuta de apoio, 223
escutar, 223-35
estado de fluxo, 48, 62, 199, 200
Estados Unidos, 36, 246
estagnação, 51
estar sozinho, 194, 238-40
estigma em torno de saúde mental, 18, 23
estilo de vida, 247
estoicos, 206 "e se?", 136, 187, 188, 258
estresse, 9, 17, 22, 29, 32, 38, 56, 76, 96, 130, 162, 196, 212, 282
eventos negativos, personalizar, 133
evolução, 227, 282
exaustão (física e mental), 50, 282
expectativa de vida, 246
expectativas, 40, 62, 77, 81-2, 86, 92-3, 94, 100, 109, 115, 126, 136, 146, 157, 162, 173, 189, 209, 228, 234, 237, 250, 285
experiência vicária, 159, 168
experimentos sociais, 221

F

fadiga de decisão, 109, 186, 245
fadiga mental, 194
fadiga, 22, 41, 166, 186, 188, 217, 253
falsos equivalentes, 136
família, 19, 52, 237, 275, 275n
fator neurotrófico derivado do cérebro (BDNF), 273
feedback fisiológico, 159
feedback, 72, 108, 159, 171, 178, 189, 226, 227
felicidade, 22, 29, 36, 48, 68, 82, 104, 132, 147, 157, 169, 185, 196, 282
Festinger, Leon, 168
filtragem mental, 136
filtragem negativa, 103, 136, 163, 229
flexibilidade cognitiva, 108, 224
flexibilidade, 25, 105, 108, 161, 163, 169, 224, 263
florescer, 17, 33, 38, 54, 121, 154, 282
fluxo ótico, 274n
FOMO (medo de ficar de fora), 49, 190, 197, 203
fracassos como oportunidades de aprendizado, 169
Frankl, Viktor, 68, 95
Fredrickson, Barbara, 129, 221, 222
Friesen, Wallace, 74
fumar, 211n, 246, 258, 261

função imune, 84
futuro, 32, 40, 81, 129, 188, 194, 201

G

Gandhi, Mohandas, 125
gatilhos, 86, 264
generalização exagerada, 163
genética, 31, 211, 246, 247
gentileza, 191, 221
Global Citizen, 270
Global Emotions [relatório], 22
Google Agenda, 231
Gottman, John M., 114, 227
graça, 128, 131, 148, 155, 176, 198
grandiosidade, 133
gratidão, 129-30, 149, 197, 236, 285
Gretzky, Wayne, 118
grupo de networking, 66

H

habilidades sociais, 32, 165, 181
hábitos saudáveis, 18, 44, 124, 142, 217
Health and Retirement Study, 56, 68
Heráclito, 161

hipocampo, 77, 273, 276
hipótese rasante, 181
hobbies, 53, 115, 165, 200
Homem em busca de um sentido, O (Frankl), 68
hormônios do estresse, 32, 123, 163, 231. *Veja também* cortisol; epinefrina; norepinefrina
Horney, Karen, 146
humanidade comum, 142, 144, 169
humor, 134, 222
hygge, 108

insônia, 22, 83, 146, 188, 190
instabilidade econômica, 22
Instituto Cultural Indiano, 52, 55
Instituto de Medicina, 247
Intencionalidade, 183, 186, 223, 240, 248, 250
intervalos, 149, 204, 263-4, 273
inveja, 35, 49, 123, 189, 204
ioga, 26, 34, 88, 94, 108, 167, 250
irritabilidade, 49, 64, 188, 190, 217
isolamento social/retraimento, 22, 190, 209, 211n, 275

I

imagem do corpo, 230
imagens guiadas, 174
imperfeição, aceitar, 129, 138-40
impermanência da vida, 161
impotência aprendida, 79, 139, 155, 158
impotência, sentimentos de, 50, 213n
inadequação, sentimentos de, 149, 153
incerteza, sentimentos de, 49
indecisão, 188
Índice Mundial de Felicidade, 36
inflamação, 83, 211, 273
início da vida/ambientes, 215, 241

J

JOMO (alegria de ficar de fora), 197

K

Kabat-Zinn, Jon, 88n
Konrath, Sara H., 182
kintsugi, 13, 26, 149, 151, 178, 282

L

leitura e livros, 108, 181, 205, 267n
limites, 237
locais de trabalho, 50n, 57, 61, 101n, 212, 217, 249, 269, 274
locus externo de controle, 157
locus interno de controle, 157
longevidade, 9, 56, 246
luz da estrela, 205-6

M

maestria, 37, 271, 272, 279
mágoa, 35, 198, 233
Maier, Steven F., 80
Mandela, Nelson, 112
maravilhamento, conectar-se com, 65, 200-1
maternidade, 10, 70, 79, 139
maximizers versus *satisficers*, 100
mecanismos de enfrentamento, 38, 41, 87, 123, 146, 150, 157, 284
medicações, 10, 36, 51, 242, 265, 269, 279
meditação de escaneamento corporal, 277
meditação, 26, 88, 124, 276
memória, 45, 67, 78, 194, 272, 276
mensagens de texto, 107, 180, 193,

mentalidade de crescimento, 161, 168, 170-1, 260
mentalidade fixa, 161
mente de macaco, 185-7, 191-2, 201
mentores, 42, 126
metrô, usuários do, 227, 243
Milgram, Stanley, 186n
Mindful contra a depressão (Williams, Teasdale, Segal e Kabat-Zinn), 88n
mise en place, conceito de, 257
modelo de saúde baseado em forças, 38
morte, 23, 211, 243, 270
motivação, 65, 67, 68, 74, 128, 154, 223, 245, 246, 256, 260-2, 272,
mulheres, 23, 72

N

natureza, tempo na, 65, 67, 88, 200
Neff, Kristin, 142
negação, 28
nervosismo, 22
neurobiologia, 34
neurodiversidade, 243
neurogênese, 77
norepinefrina, 32, 78, 199
núcleo dorsal de rafe (NDR), 80

O

obesidade, 56, 211n, 246
Otimistas Avestruzes, 97
Overmier, J. Bruce, 80
orçamento, restrições de, 254
oxitocina, 32, 123, 212
otimistas, 17, 28-30, 39, 45, 97, 244, 246, 263, 269
Organização Mundial da Saúde (OMS), 23, 36

P

pais, 18, 19, 51, 125, 163, 198, 210
passado, preso no, 187-8
passividade, 30, 80
pensamento absolutista (tudo ou nada), 104, 136, 163, 177, 229, 253
pensamento mágico, 39, 282
pensamentos distorcidos, 34, 103, 138, 162
perda de peso, 157
perdão, 94, 148, 196, 23-4
perfeccionismo, 124, 146, 162, 189
persistência, 156, 219
perspectivas alternativas, ver, 136
persuasão verbal, 159
pessimistas, 29, 31, 81, 97
petiscos sociais, 222

Pilares do Otimismo Prático, 20, 26, 30, 34, 38, 40, 44, 46, 269
planejamento de atividade, 251-53
planos de ação, criar, 97-98
poder cognitivo, 274n
pontos cegos, identificar, 43
positividade, 20, 26, 28, 39, 221, 222, 224
possibilidade, permanecer na, 39
presente, permanecer, 26, 37, 86, 107, 156, 184, 191, 192, 193, 225
pressão sanguínea, 132, 195, 214, 231, 242, 265, 279
Prevention and Relationship Enhancement Program (PREP), 226n
processamento emocional, 21, 72, 78-9, 87, 92, 94, 253, 275n
procrastinação de vingança na hora de dormir, 264
procrastinação, 51, 68, 98, 139, 165, 250, 259-60, 264
procurar ajuda, 130
produtividade, 37, 57, 78, 126-8, 132, 156, 175, 195, 210, 212, 227, 239, 266
Programa de Saúde Mental do World Trade Center (WTCMHP), 16, 18, 66
programar-se, 252
pronomes plurais, 147
psicologia positiva, 31
psicoterapia, 10, 15, 84, 88n, 172, 211

R

"reflita", elemento da escuta de apoio, 223-35
raciocínio emocional, 104, 136, 138, 229
  emoções, 10, 24, 33, 40, 70, 72, 74-94, 102, 108, 113, 224, 239, 259, 266, 276, 284
  regulação emocional, 18, 21, 37, 45, 72, 95-6, 104-5, 110-4, 146, 177, 213, 229, 269
  Veja também processamento emocional
racismo climático, 22
raiva, 76, 98, 236
raízes culturais, 52
reality shows, 182
recompensas, 132, 146, 205, 252, 258
reconhecimento de escolhas, 58-60
reconhecimento do esforço dos outros, 61
redes sociais, 182-4, 189, 203, 210, 270
redesenho de tarefas, 66
redução de danos, 262
reduzir o ritmo, 61
reestruturação cognitiva, 102-3, 134, 162
rejeição, 112, 147, 190, 216
resiliência, 17, 20, 22, 38, 166
resolução de problemas no mundo real, 269
resolução de problemas, 95-118
responsabilidades, 253-55
respostas emocionais positivas, 193
ressentimento, 35, 83, 233-6
ressignificar, 92, 176, 253
retraimento, 98
reveses, 20, 260, 266
risco de mortalidade, 268
Rogers, Fred, 70
Roosevelt, Eleanor, 119
Rotary Club, 66
rotular, 84, 86, 94, 136
Rumi, 83
ruminação, 33, 39, 78, 88n, 98, 122, 138, 187, 191, 196, 201, 274

S

Sarin, Rakesh, 81
satisficers ou *maximizers*, 99-101
saúde e bem-estar, 9, 18, 42
saúde mental, 9, 14, 18, 23n, 26, 32, 51, 71, 158, 207
Segal, Zindel, 88n
Seligman, Martin, 31, 80, 128
Sêneca, 47
serotonina, 199, 273
Sete princípios para o casamento dar certo (Gottman), 114
sexismo, 10

Shapiro, Francine, 274n
significado, senso de, 51, 55, 58, 239
síndrome do coração partido, 212
sintomas físicos, 16, 22, 30, 130, 142, 188
sistema de ameaça hiperativo, 219
sistema nervoso autônomo, 273
sistemas quebrados/defeituosos, 10
soluções fora da caixa, 114
sono, 9, 24, 56, 107-9, 184, 238, 245, 279
Stress in America Survey, 36
suicídio, 9, 36, 47, 50, 81, 122, 207, 214, 215, 240, 244
suposições, desafiar, 109
Survey Center on American Life, 210

teto de vidro, autoimposto, 162
Thích, Nhất Hạnh, 86, 198
trabalho remoto, 210
trabalho voluntário, 56, 275
tragédias, 280
transtorno do estresse pós-traumático (TEPT), 153, 273, 274n
transtornos de saúde mental periparto, 9, 71
tristeza, 76, 139, 260, 269

U

usuários do metrô, 227

T

Teasdale, John, 88n
tédio, 78
televisão, 185
telômeros, 56
teoria da comparação social, 168
terapia cognitiva baseada em atenção plena (MBCT), 88, 88n
terapia cognitivo-comportamental (TCC), 14, 33, 88n, 91, 102, 134
terapia de exposição, 91

V

validação, 160
valores, 63, 82, 265
vergonha, 29, 50, 76, 87, 89, 98, 121-3, 125, 148, 253, 270
vício, programas para, 253
violência, 22
Virgílio, 152
visão de cinco anos, 137
visualização, 173
vulnerabilidade, 103, 134, 215, 248, 280

W

Ward, William Arthur, 28
Weil, Simone, 179, 206
Whillans, Ashley, 126
Williams, Mark, 88n
Williams, Robin, 210

X

xyz, técnica, 144, 270

Impressão e Acabamento:
GRÁFICA GRAFILAR